· 四川大学精品立项教材 ·

U0384304

医疗器械监管科学导论

Introduction to Regulatory Science of Medical Devices

主　编：

李安渝（四川大学医疗器械监管科学研究院　教授）

副主编：

王云兵（国家生物医学材料工程技术研究中心主任/
　　　　四川大学生物医学工程学院院长）

敖　强（四川大学医疗器械监管科学研究院　教授）

向　瑾（四川大学华西医学院　副教授）

刘齐宏（四川大学医疗器械监管科学研究院　副教授）

张　昭（西安交通大学经济与金融学院　副教授）

编　委：

陈　露（四川大学医疗器械监管科学研究院　助理研究员）

曾　琴（四川大学生物材料工程研究中心　特聘副研究员）

统　筹：

陈爱莉　许亚珍

四川大学出版社
SICHUAN UNIVERSITY PRESS

图书在版编目（CIP）数据

医疗器械监管科学导论 / 李安渝主编 . — 成都：
四川大学出版社，2022.8
四川大学精品立项教材
ISBN 978-7-5690-5634-1

Ⅰ . ①医… Ⅱ . ①李… Ⅲ . ①医疗器械－监管制度－
高等学校－教材 Ⅳ . ① R197.39

中国版本图书馆 CIP 数据核字（2022）第 147295 号

书　　名：医疗器械监管科学导论
　　　　　Yiliao Qixie Jianguan Kexue Daolun
主　　编：李安渝
丛 书 名：四川大学精品立项教材

选题策划：胡晓燕
责任编辑：胡晓燕
责任校对：肖忠琴
装帧设计：墨创文化
责任印制：王　炜

出版发行：四川大学出版社有限责任公司
　　　　　地址：成都市一环路南一段 24 号（610065）
　　　　　电话：(028) 85408311（发行部）、85400276（总编室）
　　　　　电子邮箱：scupress@vip.163.com
　　　　　网址：https://press.scu.edu.cn
印前制作：四川胜翔数码印务设计有限公司
印刷装订：成都市新都华兴印务有限公司

成品尺寸：185mm×260mm
印　　张：13.5
字　　数：327 千字

版　　次：2022 年 12 月 第 1 版
印　　次：2022 年 12 月 第 1 次印刷
定　　价：45.00 元

扫码查看数字版

四川大学出版社
微信公众号

前　言

　　监管科学是一门评估所监管产品的安全性、有效性、质量及性能的新工具、新标准或新方法，也是一门高度交叉、研究范围和应用领域广泛的学科。1991年，美国食品药品监督管理局（FDA）提出用"监管科学"这一概念帮助医药等"科学产品"（包括有形产品、知识和信息）有益地传播，并将其确定为FDA在21世纪要重点推动的学科。2011年，美国FDA发起组织全球监管科学峰会，讨论各国在医药产品开发过程中的热点监管问题，以推进医药产业的健康发展。2012年，以"药物评价和监管领域的新兴技术"为主题的监管科学全球峰会在我国杭州举行。2013年，由国家食品药品监督管理总局主管的中国药品监督管理研究会成立，填补了我国在药品监管政策理论研究与交流领域没有专门学术研究组织和社会团体的空白，推动了我国药品监管科学的发展。

　　医疗器械，是指直接或者间接用于人体的仪器、设备、器具、体外诊断试剂及校准物、材料以及其他类似或者相关的物品，包括所需要的计算机软件。随着全球医疗器械产业的迅猛发展，创新的医疗器械产品层出不穷，研究检验方法日新月异，如何认识、评价和监管创新产品是监管部门以及行业创新发展面临的重大挑战。2016年9月9日，国家食品药品监督管理总局赴四川大学调研，就如何依托大学、科研院所及中国生物材料学会等的相关科研力量，启动中国医疗器械监管科学研究，推动医疗器械科学监管、智慧监管的发展进行了深入讨论并达成初步共识，这代表着中国医疗器械监管科学发展的开启。2018年8月，我国首次召开医疗器械监管科学相关会议，提出创建中国特色医疗器械监管科学体系，并于2019年启动"中国药品监管科学行动计划"，批准设立第一批医疗器械监管科学研究基地。2019年4月26日，中国首个国家药品监督管理局医疗器械监管科学研究基地在四川大学正式落地成立。该基地以国家医疗器械发展规划中的创新产品和新技术为重点，以生物材料及植入器械监管科学研究为切入点，逐步扩大建立覆盖整个医疗器械的监管科学体系，为医疗器械产品特别是创新产品研发与监管体系的发展奠定科学基础。医疗器械监管科学研究要以监管科学人才的培养为基础，目前国内外已有多所大学开展了医疗器械监管科学的本科及研究生教育，并开设了相关

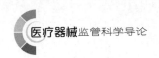

课程。

　　本教材由四川大学及西安交通大学从事医疗器械监管科学教学和科研的教师编写而成。第一章概括介绍了医疗器械及监管科学的基本概念和研究范畴，第二章至第八章是基于医疗器械全生命周期监管各个环节设置的教学内容，分别为医疗器械监管机构与监管法规、医疗器械生物学评价的科学基础、动物试验评价、医疗器械生产质量管理规范、医疗器械临床试验的监管科学研究、医疗器械上市后监管、大数据及人工智能应用。

　　本教材适用对象是生物医学工程专业（医疗器械监管科学方向）的本科生，也可以作为研究生及相关专业科研人员的参考学习用书。在本书撰写过程中，编者参考了一些国内外相关文献，在此对所有作者表示衷心感谢。由于医疗器械监管科学涵盖的领域广泛、涉及的学科发展较快，加之受限于编撰时间和笔者水平，难免有偏颇与疏漏之处，恳请大家批评指正，以利再版时改进。

李安渝　王云兵　敖　强

2022 年 11 月 30 日

目 录

第一章 绪 论……………………………………………………………（ 1 ）

  第一节 医疗器械概述…………………………………………………（ 1 ）

  第二节 监管科学及其发展历程………………………………………（ 7 ）

  第三节 我国监管科学研究现状与挑战………………………………（ 10 ）

  第四节 监管科学研究目标和研究内容………………………………（ 10 ）

第二章 医疗器械监管机构与监管法规……………………………………（ 13 ）

  第一节 医疗器械监管机构……………………………………………（ 13 ）

  第二节 医疗器械监管法规……………………………………………（ 33 ）

第三章 医疗器械生物学评价的科学基础…………………………………（ 58 ）

  第一节 医疗器械生物学评价的背景…………………………………（ 58 ）

  第二节 医疗器械生物学评价的基本原则……………………………（ 61 ）

  第三节 材料表征和样品的选择………………………………………（ 63 ）

  第四节 医疗器械生物学评价试验描述………………………………（ 65 ）

  第五节 我国医疗器械生物学评价的现状和思考……………………（ 69 ）

第四章 动物试验评价………………………………………………………（ 72 ）

  第一节 动物试验在医疗器械安全性评价中的意义…………………（ 72 ）

  第二节 动物试验伦理…………………………………………………（ 72 ）

  第三节 动物试验要求…………………………………………………（ 73 ）

  第四节 实验动物管理法规和动物试验的局限性……………………（ 79 ）

第五章 医疗器械生产质量管理规范………………………………………（ 81 ）

  第一节 总则…………………………………………………………（ 81 ）

  第二节 机构与人员…………………………………………………（ 82 ）

第三节　厂房与设施 ……………………………………………………（83）

第四节　设备 ……………………………………………………………（84）

第五节　文件管理 ………………………………………………………（85）

第六节　设计开发 ………………………………………………………（86）

第七节　采购 ……………………………………………………………（88）

第八节　生产管理 ………………………………………………………（88）

第九节　质量控制 ………………………………………………………（89）

第十节　销售和售后服务 ………………………………………………（91）

第十一节　不合格品控制 ………………………………………………（91）

第十二节　不良事件监测、分析和改进 ………………………………（92）

第六章　医疗器械临床试验的监管科学研究 …………………………（94）

第一节　医疗器械临床试验设计与评价 ………………………………（94）

第二节　医疗器械临床试验的伦理审查 ………………………………（102）

第三节　医疗器械临床试验质量管理 …………………………………（106）

第四节　真实世界证据与医疗器械临床试验评价 ……………………（113）

第七章　医疗器械上市后监管 …………………………………………（117）

第一节　医疗器械上市后监管的必要性 ………………………………（117）

第二节　国外医疗器械上市后监管 ……………………………………（120）

第三节　国内医疗器械上市后监管 ……………………………………（123）

第四节　医疗器械上市后监管的经济学分析 …………………………（128）

第八章　大数据及人工智能应用 ………………………………………（144）

第一节　大数据与人工智能 ……………………………………………（144）

第二节　监管科学中的大数据应用 ……………………………………（147）

第三节　监管科学中的人工智能应用 …………………………………（152）

第四节　监管科学中的循证医学应用 …………………………………（169）

参考文献 …………………………………………………………………（175）

附录1　医疗器械监督管理条例 ………………………………………（180）

附录2　医疗器械经营监督管理办法 …………………………………（199）

第一章　绪　论

第一节　医疗器械概述

一、医疗器械的定义

根据《医疗器械监督管理条例》（国务院令第 739 号）第八章附则：医疗器械，是指直接或者间接用于人体的仪器、设备、器具、体外诊断试剂及校准物、材料以及其他类似或者相关的物品，包括所需要的计算机软件；其效用主要通过物理等方式获得，不是通过药理学、免疫学或者代谢的方式获得，或者虽然有这些方式参与但是只起辅助作用。其目的是：

(1) 疾病的诊断、预防、监护、治疗或者缓解；

(2) 损伤的诊断、监护、治疗、缓解或者功能补偿；

(3) 生理结构或者生理过程的检验、替代、调节或者支持；

(4) 生命的支持或者维持；

(5) 妊娠控制；

(6) 通过对来自人体的样本进行检查，为医疗或者诊断目的提供信息。

二、医疗器械的特点

（一）多学科，跨领域

现代医疗器械是将材料制备技术、现代计算机技术、精密机械技术、激光技术、放射技术、核技术、磁技术、检测传感技术、化学检测技术、生物医学技术和信息技术等结合在一起的高科技产品，具有数字化和计算机化的基本特征，是现代高新技术的结晶。

（二）器械的固有风险

任何医疗器械产品都具有一定的使用风险，被批准上市的医疗器械只是一个"风险

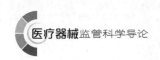

可接受"的产品，即对被批准上市产品的使用风险已经采取控制措施，在现有认识水平下相对符合安全使用要求。与风险有关的因素主要是材料与人体的相容性。制造医疗器械的许多材料源自工业，会带来一些生物相容性、放射性、微生物污染、化学物质残留和降解等问题。并且医疗器械从材料选择到临床应用的跨度很大，应用于人体还要受到内、外环境等复杂因素的影响。所以一种适用于医疗器械的材料，不一定就能完全适用于临床；而化学材料对人体安全性的评价，往往周期较长。

（三）器械的安全性

医疗器械在临床使用中往往存在较大风险，如人工心脏瓣膜及血管内支架在预期设计、使用过程中都存在很大的风险，包括手术操作过程、与其他医疗器械协同、应用人群特性、医师对新医疗器械的熟练程度等。国家对医疗器械产品按其风险实行分类，不同类别的产品依据不同的方式进行管理。第一类指通过常规管理足以保证其安全性、有效性的医疗器械。第二类指对其安全性、有效性应当加以控制的医疗器械。第三类指植入人体，用于支持、维持生命，对人体具有潜在危险，对其安全性、有效性必须严格控制的医疗器械。国务院药品监督管理部门负责组织制定医疗器械分类规则，确定医疗器械产品分类。

三、医疗器械的分类

《医疗器械监督管理条例》指出，国家对医疗器械按照风险程度实行分类管理。第一类是风险程度低，实行常规管理可以保证其安全、有效的医疗器械。第二类是具有中度风险，需要严格控制管理以保证其安全、有效的医疗器械。第三类是具有较高风险，需要采取特别措施严格控制管理以保证其安全、有效的医疗器械。评价医疗器械风险程度，应当考虑医疗器械的预期目的、结构特征、使用方法等因素。

国务院药品监督管理部门负责制定医疗器械的分类规则和分类目录，并根据医疗器械的生产、经营、使用情况，及时对医疗器械的风险变化进行分析、评价，对分类规则和分类目录进行调整。制定、调整分类规则和分类目录，应当充分听取医疗器械注册人、备案人、生产经营企业以及使用单位、行业组织的意见，并参考国际医疗器械分类实践。医疗器械分类规则和分类目录应当向社会公布。

为规范医疗器械分类，原国家食品药品监督管理总局指导制定医疗器械分类目录和确定新的医疗器械的管理类别。根据《医疗器械监督管理条例》制定的《医疗器械分类规则》（国家食品药品监督管理总局令第 15 号）自 2016 年 1 月 1 日起实施，其按照风险程度由低到高，将医疗器械的管理类别依次分为第一类、第二类和第三类。医疗器械风险程度，应当根据医疗器械的预期目的，即产品说明书、标签或者宣传资料载明的使用医疗器械应当取得的作用，通过结构特征、使用形式、使用状态、是否接触人体等因素综合判定。

依据影响风险程度的因素，医疗器械可分为以下几种：

第一，根据结构特征不同，分为无源医疗器械和有源医疗器械。无源医疗器械是指不依靠电能或者其他能源，但是可以通过由人体或者重力产生的能量，发挥其功能的医疗器械［《医疗器械分类规则》第三条（二）］。有源医疗器械是指任何依靠电能或者其他能源，而不是直接由人体或者重力产生的能量，发挥其功能的医疗器械［《医疗器械分类规则》第三条（三）］。

第二，根据是否接触人体，分为接触人体器械和非接触人体器械。

第三，根据不同的结构特征和是否接触人体，以及使用形式分为四类，包括无源接触人体器械、无源非接触人体器械、有源接触人体器械和有源非接触人体器械。无源接触人体器械包括液体输送器械、改变血液体液器械、医用敷料、侵入器械、重复使用手术器械、植入器械、避孕和计划生育器械、其他无源接触人体器械。其中植入器械是指借助手术全部或者部分通过体表侵入人体，接触体内组织、血液循环系统、中枢神经系统等部位的医疗器械，包括介入手术中使用的器材、一次性使用无菌手术器械和暂时或短期留在人体内的器械等。本规则中的侵入器械不包括重复使用手术器械（《医疗器械分类规则》第三条）。无源非接触人体器械包括护理器械、医疗器械清洗消毒器械、其他无源非接触人体器械。有源接触人体器械包括能量治疗器械、诊断监护器械、液体输送器械、电离辐射器械、植入器械、其他有源接触人体器械。有源非接触人体器械包括临床检验仪器设备、独立软件、医疗器械消毒灭菌设备、其他有源非接触人体器械。

第四，根据不同的结构特征、是否接触人体以及使用形式、使用状态或者产生的影响划分：无源接触人体器械，根据使用时限分为暂时使用、短期使用、长期使用；接触人体的部位分为皮肤或腔道（口）、创伤或组织、血液循环系统或中枢神经系统。无源非接触人体器械，根据对医疗效果的影响程度分为基本不影响、轻微影响、重要影响。有源接触人体器械，根据失控后可能造成的损伤程度分为轻微损伤、中度损伤、严重损伤。有源非接触人体器械，根据对医疗效果的影响程度分为基本不影响、轻微影响、重要影响。

对医疗器械的分类，应当根据医疗器械分类判定表（见表1-1、表1-2）进行。有以下情形的，还应当结合相应原则进行分类：

（1）如果同一医疗器械适用两个或者两个以上的分类，应当采取其中风险程度最高的分类；由多个医疗器械组成的医疗器械包，其分类应当与包括风险程度最高的医疗器械一致。

（2）可作为附件的医疗器械，其分类应当综合考虑该附件对配套主体医疗器械安全性、有效性的影响；如果附件对配套主体医疗器械有重要影响，附件的分类应不低于配套主体医疗器械的分类。

（3）监控或者影响医疗器械主要功能的辅助医疗器械，其分类应当与被监控、被影响的医疗器械的分类一致。

（4）以医疗器械作用为主的药械组合产品，按照第三类医疗器械管理。

（5）可被人体吸收的医疗器械，按照第三类医疗器械管理。

（6）对医疗效果有重要影响的有源接触人体器械，按照第三类医疗器械管理。

（7）医用敷料如果有以下情形，按照第三类医疗器械管理，包括：预期具有防组织或器官粘连功能，作为人工皮肤，接触真皮深层或其以下组织受损的创面，用于慢性创面，或者可被人体全部或部分吸收的。

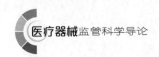
（8）以无菌形式提供的医疗器械，其分类应不低于第二类。

（9）通过牵拉、撑开、扭转、压握、弯曲等作用方式，主动施加持续作用力于人体、可动态调整肢体固定位置的矫形器械（不包括仅具有固定、支撑作用的医疗器械，也不包括配合外科手术中进行临时矫形的医疗器械或者外科手术后或其他治疗中进行四肢矫形的医疗器械），其分类应不低于第二类。

（10）具有计量测试功能的医疗器械，其分类应不低于第二类。

（11）如果医疗器械的预期目的是明确用于某种疾病的治疗，其分类应不低于第二类。

（12）用于在内窥镜下完成夹取、切割组织或者取石等手术操作的无源重复使用手术器械，按照第二类医疗器械管理。此外，体外诊断试剂按照有关规定进行分类。国家食品药品监督管理总局根据医疗器械生产、经营、使用情况，及时对医疗器械的风险变化进行分析、评价，对医疗器械分类目录进行调整。同时，国家食品药品监督管理总局可以组织医疗器械分类专家委员会制定、调整医疗器械分类目录。

表 1-1　医疗器械分类判定表——接触人体器械

		使用状态 使用形式	暂时使用			短期使用			长期使用		
			皮肤/腔道（口）	创伤/组织	血循环/中枢	皮肤/腔道（口）	创伤/组织	血循环/中枢	皮肤/腔道（口）	创伤/组织	血循环/中枢
无源医疗器械	1	液体输送器械	Ⅱ	Ⅱ	Ⅲ	Ⅱ	Ⅱ	Ⅲ	Ⅱ	Ⅲ	Ⅲ
	2	改变血液体液器械	—	—	Ⅲ	—	—	Ⅲ	—	—	Ⅲ
	3	医用敷料	Ⅰ	Ⅱ	Ⅱ	Ⅰ	Ⅱ	Ⅱ	—	Ⅲ	Ⅲ
	4	侵入器械	Ⅱ	Ⅱ	Ⅲ	Ⅱ	Ⅱ	Ⅲ	Ⅱ	Ⅲ	Ⅲ
	5	重复使用手术器械	Ⅰ	Ⅰ	Ⅱ	—	—	—	—	—	—
	6	植入器械							Ⅲ	Ⅲ	Ⅲ
	7	避孕和计划生育器械（不包括重复使用手术器械）	Ⅱ	Ⅱ	Ⅲ	Ⅱ	Ⅱ	Ⅲ	Ⅱ	Ⅲ	Ⅲ
	8	其他无源器械	Ⅰ	Ⅱ	Ⅲ	Ⅱ	Ⅱ	Ⅲ	Ⅱ	Ⅲ	Ⅲ

		使用状态 使用形式	轻微损伤	中度损伤	严重损伤
有源医疗器械	1	能量治疗器械	Ⅱ	Ⅱ	Ⅲ
	2	诊断监护器械	Ⅱ	Ⅱ	Ⅲ
	3	液体输送器械	Ⅱ	Ⅱ	Ⅲ
	4	电离辐射器械	Ⅱ	Ⅱ	Ⅲ
	5	植入器械	Ⅲ	Ⅲ	Ⅲ
	6	其他有源器械	Ⅱ	Ⅱ	Ⅲ

注：1．"Ⅰ""Ⅱ""Ⅲ"分别代表第一类、第二类、第三类医疗器械；

　　2．"—"代表不存在这种情形。

表 1-2 医疗器械分类判定表——非接触人体器械

无源医疗器械	使用状态 / 使用形式		基本不影响	轻微影响	重要影响
	1	护理器械	Ⅰ	Ⅱ	—
	2	清洗消毒器械	—	Ⅱ	Ⅲ
	3	其他无源器械	Ⅰ	Ⅱ	Ⅲ
有源医疗器械	使用状态 / 使用形式		基本不影响	轻微影响	重要影响
	1	临床检验仪器设备	Ⅰ	Ⅱ	Ⅲ
	2	独立软件	—	Ⅱ	Ⅲ
	3	消毒灭菌设备	—	Ⅱ	Ⅲ
	4	其他有源器械	Ⅰ	Ⅱ	Ⅲ

注：1. "Ⅰ""Ⅱ""Ⅲ"分别代表第一类、第二类、第三类医疗器械；

2. "—"代表不存在这种情形。

四、医疗器械目录

为贯彻落实《医疗器械监督管理条例》和《国务院关于改革药品医疗器械审评审批制度的意见》（国发〔2015〕44 号），国家食品药品监督管理总局于 2017 年 8 月 31 日发布《医疗器械分类目录》（以下简称新《分类目录》），自 2018 年 8 月 1 日起施行。

（一）新《分类目录》说明

（1）新《分类目录》按技术专业和临床使用特点分为 22 个子目录，子目录由一级产品类别、二级产品类别、产品描述、预期用途、品名举例和管理类别组成。判定产品的管理类别时，应当根据产品的实际情况，结合新《分类目录》中的产品描述、预期用途和品名举例进行综合判定；产品描述和预期用途是用于判定产品的管理类别，不代表相关产品注册内容的完整表述。注册申请人可以使用新《分类目录》的品名举例，或根据《医疗器械通用名称命名规则》（国家食品药品监督管理总局令第 19 号）拟定产品名称。

（2）新《分类目录》不包括体外诊断试剂。体外诊断试剂产品类别应当按照《体外诊断试剂注册管理办法》（国家食品药品监督管理总局令第 5 号，以下简称 5 号令）、《体外诊断试剂注册管理办法修正案》（国家食品药品监督管理总局令第 30 号，以下简称 30 号令）、《6840 体外诊断试剂分类子目录（2013 版）》及后续发布的分类界定文件中有关体外诊断试剂的分类界定意见进行判定，分类编码继续沿用 6840。

（3）新《分类目录》不包括组合包类产品。组合包类产品的类别应当依据《医疗器械分类规则》（国家食品药品监督管理总局令第 15 号）、5 号令、30 号令等相关规定进

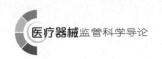

行判定。

（4）《关于发布第一类医疗器械产品目录的通告》（国家食品药品监督管理总局通告2014年第8号）、《食品药品监管总局办公厅关于实施第一类医疗器械备案有关事项的通知》（食药监办械管〔2014〕174号）和2014年5月30日以后发布的医疗器械分类界定文件中有关第一类医疗器械产品的分类界定意见继续有效。自2018年8月1日起，上述文件规定的产品管理类别与新《分类目录》不一致的，以新《分类目录》为准。

（5）自2018年8月1日起，除第（2）项和第（4）项以及既往发布的分类界定文件中不作为医疗器械管理的产品分类界定意见外，原《医疗器械分类目录》（国药监械〔2002〕302号，以下简称原《分类目录》）及既往发布的医疗器械分类界定文件内容及目录废止。

（二）新《分类目录》具体设置

新《分类目录》中22个子目录的具体设置如下：

第一，手术类器械设置4个子目录：通用手术器械分设《01 有源手术器械》和《02 无源手术器械》；因《医疗器械分类规则》中对接触神经和血管的器械有特殊要求，单独设置《03 神经和血管手术器械》；鉴于骨科手术相关器械量大面广，产品种类繁多，单独设置《04 骨科手术器械》。

第二，以有源器械为主器械设置8个子目录，分别是《05 放射治疗器械》《06 医用成像器械》《07 医用诊察和监护器械》《08 呼吸、麻醉和急救器械》《09 物理治疗器械》《10 输血、透析和体外循环器械》《11 医疗器械消毒灭菌器械》《12 有源植入器械》。

第三，以无源器械为主器械设置3个子目录，分别是《13 无源植入器械》《14 注输、护理和防护器械》《15 患者承载器械》。

第四，按照临床科室划分3个子目录，分别是《16 眼科器械》《17 口腔科器械》《18 妇产科、辅助生殖和避孕器械》。

第五，《19 医用康复器械》和《20 中医器械》是根据《医疗器械监督管理条例》中对医用康复器械和中医器械两大类产品的特殊管理规定而单独设置的子目录。

第六，《21 医用软件》是收录医用独立软件产品的子目录。

第七，《22 临床检验器械》放置在最后，为后续体外诊断试剂分类子目录修订预留空间。

五、医疗器械命名

为加强医疗器械监督管理，保证医疗器械通用名称命名科学、规范，根据《医疗器械监督管理条例》，国家食品药品监督管理总局制定了《医疗器械通用名称命名规则》，自2016年4月1日起施行。凡在中华人民共和国境内销售、使用的医疗器械应当使用通用名称，通用名称的命名应当符合该规则。具体内容如下：

（1）医疗器械通用名称应当符合国家有关法律、法规的规定，科学、明确，与产品的真实属性一致。

（2）医疗器械通用名称应当使用中文，符合国家语言文字规范。

（3）具有相同或者相似预期目的、共同技术的同品种医疗器械应当使用相同的通用名称。

（4）医疗器械通用名称由一个核心词和一般不超过3个特征词组成。核心词是对具有相同或者相似的技术原理、结构组成或者预期目的的医疗器械的概括表述。特征词是对医疗器械使用部位、结构特点、技术特点或者材料组成等特定属性的描述。使用部位是指产品在人体的作用部位，可以是人体的系统、器官、组织、细胞等。结构特点是对产品特定结构、外观形态的描述。技术特点是对产品特殊作用原理、机理或者特殊性能的说明或者限定。材料组成是对产品的主要材料或者主要成分的描述。

（5）医疗器械通用名称不得含：①型号、规格；②图形、符号等标志；③人名、企业名称、注册商标或者其他类似名称；④"最佳""唯一""精确""速效"等绝对化、排他性的词语，或者表示产品功效的断言或者保证；⑤说明有效率、治愈率的用语；⑥未经科学证明或者临床评价证明，或者虚无、假设的概念性名称；⑦明示或者暗示包治百病，夸大适用范围，或者其他具有误导性、欺骗性的内容；⑧"美容""保健"等宣传性词语；⑨有关法律、法规禁止的其他内容。此外，根据《中华人民共和国商标法》第十一条第一款的规定，医疗器械通用名称不得作为商标注册。按照医疗器械管理的体外诊断试剂的命名依照《体外诊断试剂注册管理办法》（国家食品药品监督管理总局令第5号）的有关规定执行。

第二节 监管科学及其发展历程

一、监管科学的定义

各国对监管科学的定义不同，目前并未统一。

美国食品药品监督管理局（FDA）对监管科学的定义是，开发新工具、新标准和新方法以评估所有FDA监管产品的安全性、有效性、质量和性能的科学。FDA进行监管科学研究是为了创建数据、工具、模型和方法来促进FDA监管产品的评估或开发，并支持监管决策和发展政策，从而使FDA能够理解和评估风险，准备和应对突发公共卫生事件，并通过提供科学、无偏见的和客观的专业知识，最终确保患者和消费者使用或消费的产品的安全性或减少其危害。

欧洲药品管理局（EMA）对监管科学的定义是，一系列应用于医药质量、安全性和有效性评估，并为医药整个生命周期的监管决策提供信息的科学。它包括基础和应用医学科学及社会科学，并助力开发监管标准和工具。

2019年4月，国家药品监督管理局围绕新时期药品、医疗器械、化妆品监管工作需求，紧盯国际新技术、新产业、新产品发展，启动中国药品监管科学行动计划首批9个重点研究项目。2021年4月27日，国家药品监督管理局召开了中国药品监管科学行

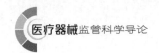

动计划首批重点项目工作汇报会。国家药品监督管理局局长焦红肯定了药品监管科学行动计划首批重点项目研究成果。焦红指出，各司局、各单位要深入总结首批重点项目推进实施的经验，及时将药品监管科学研究成果转化应用，更好地满足当前药品监管和人民群众用药需求。

目前，国内外监管机构的普遍共识是，监管科学是监管机构在面对快速发展的技术进步和危机期间非常规监管决策所带来的挑战时所依据的科学研究，其为监管工作提供科学依据，为监管人员提供新方法、新工具和新标准。

二、发展历程

Alvin Weinberg 是第一个认识到监管科学性质的研究者，并于 1970 年在科学与传播科学方面描述了用于评估电离辐射影响的过程。同时期，Alan Moghissi 在美国环境保护局面临科学问题时，为了描述该机构制定法规所依据的科学和方法论，首次提出了"监管科学"这一概念。

1985 年，Alan Moghissi 倡导成立弗吉尼亚州联邦监管科学研究所，发表了名为"监管科学创新：新科学演变"的文章，广泛描述了监管科学的演变史，以及各界对监管科学的看法，促使 FDA 接受监管科学。

1987 年，日本国立卫生研究所的 Mitsuru Uchiyama 在本国药品相关领域提出"监管科学"，认为监管科学是该研究所的一个新分支学科。然而直到 1995 年，Mitsuru Uchiyama 才用英文在《制药技术》（*Pharmaceutical Technology*）杂志上提出"监管科学"这一概念。

1990 年，美国哈佛大学的 Sheila Jasanoff 首次对"监管科学"这个词进行了广泛而深入的描述，并对监管科学进行了学科构建。

1991 年，FDA 提出用"监管科学"这一概念帮助医药等"科学产品"（包括有形产品、知识和信息）有益地传播，并将其确定为 FDA 在 21 世纪要重点推动的学科。

自 2004 年以来，FDA 连续发布了多个白皮书，系统地回顾、分析并改进了监管策略，不断在监管科学理论基础上进行系统设计和探索研究。FDA 对监管科学开展的基础研究聚焦于新型毒理学拓展，基于人工智能的产品评价体系及大数据和疾病模型的真实世界证据研究。FDA 对医疗器械行业的监管科学研究聚焦于采用创新生物材料的植入器械、人工智能医疗器械以及公共卫生危机的监管科学应用。欧洲药品管理局（EMA）对监管科学的研究重点在于基因治疗和体外诊断试剂的全生命周期监管，医疗器械领域主要跟随美国的研究路径。

为推动监管科学的发展，促进国际交流合作，FDA 自 2011 年发起年度性国际会议"监管科学全球峰会"（Global Summit on Regulatory Science，GSRS），邀请医药业相关监管科学家和行政管理部门的技术专家担任委员，旨在为全球医药创新产品的监管政策制定者、前沿科学家、转化医学以及医药尖端科技创业者提供一个协同创新平台。

2012 年，以"药物评价和监管领域的新兴技术"为主题的监管科学全球峰会在我国杭州举行。2013 年，由国家食品药品监督管理总局主管的中国药品监督管理研究会成立，填补了我国在药品监管政策理论研究与交流领域没有专门学术研究组织和社会团体的空白，推动了我国药品监管科学的发展。同年，天津滨海新区食品药品监管局与天津药物研究院合作建立了天津滨海食品药品监管科学研究中心，这是国内首个监管科学研究中心，旨在利用现代科学技术、方法、标准，研究食品药品的安全性、有效性及质量可控性。

2015年，国家食品药品监督管理总局确定以北京大学为依托平台，申请成立亚太经合组织监管科学卓越中心。该中心的成立为政府、学术界和工业界的合作打造了一个开放的可持续的学术平台，促进我国制药监管的能力建设、协调与合作。

2016年9月9日，国家食品药品监督管理总局赴四川大学调研，张兴栋院士与药监局副局长焦红就如何依托大学科研院所和国家一级学会的相关科研力量，启动中国医疗器械监管科学研究，推动医疗器械科学监管、智慧监管进行了深入探讨并达成了初步共识。这代表着中国医疗器械监管科学发展的开启。

2019年4月26日，中国首个国家药品监督管理局医疗器械监管科学研究基地率先在四川大学正式落地成立，该基地以国家医疗器械发展规划中的创新产品和新技术为重点，以生物材料及植入器械监管科学研究为切入点，逐步扩大建立覆盖整个医疗器械的监管科学体系，最终实现构建中国特色的医疗器械科学体系，为医疗器械产品特别是创新产品的研发与监管、国家科学监管体系的发展奠定科学基础。

2019年，国家药品监督管理局启动"中国药品监管科学行动计划"。首批启动的行动计划项目共九个，分别是细胞和基因治疗产品技术评价与监管体系研究、纳米类药物安全性评价及质量控制研究、以中医临床为导向的中药安全评价研究、上市后药品的安全性监测和评价方法研究、药械组合产品技术评价研究、人工智能医疗器械安全有效性评价研究、医疗器械新材料监管科学研究、真实世界数据用于医疗器械临床评价的方法学研究、化妆品安全性评价方法研究。对首批监管科学重点项目的研究为我国药品监管质量和效率的提升提供了重要的支撑，有力地促进了药品监管能力和水平的提高。

2021年，在系统总结首批监管科学重点项目实施情况的基础上，为了加快创新监管工具、标准和方法，进一步提升药品监管的能力和水平，加快创新产品上市的步伐，更好地满足公众健康需要，国家药品监督管理局审议通过并发布了"中国药品监管科学行动计划"第二批重点项目，分别是中药有效性安全性评价及全过程质量控制研究，干细胞和基因治疗产品评价体系及方法研究，真实世界数据支持中药、罕见病治疗药物创新和临床急需医疗器械评价方法研究，新发突发传染病诊断及治疗产品评价研究，纳米类创新药物、医疗器械安全性有效性和质量控制评价研究，基于远程传输、柔性电子技术及医用机器人的创新医疗器械评价研究，新型生物材料安全性有效性评价研究，化妆品新原料技术指南研究和化妆品安全监测与分析预警方法研究，恶性肿瘤等常见病、多发病诊疗产品评价新工具、新标准和新方法研究，药品、医疗器械警戒技术和方法研究。

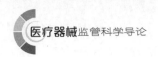

第三节　我国监管科学研究现状与挑战

一、研究现状

按照药品监管科学行动计划方案，国家药品监督管理局计划经过 3～5 年努力，启动一批监管科学重点项目，推出一批药品审评与监管新制度、新工具、新标准、新方法。经过 2 年努力，药品监管科学研究项目已取得重要成果，自首批重点项目启动以来，研究制定新工具、新方法、新标准 103 项，其中已发布 31 项，占比近 1/3。中国药品监管科学行动计划第二批重点项目则按照聚焦前沿、突出重点、强化实效、稳步推进的原则，加快创新监管工具、标准和方法，进一步提升药品监管能力和水平，加快创新产品上市的步伐，更好地满足公众的健康需要。

二、挑战

近年来，随着生物材料技术水平的快速提升，物联网、5G、人工智能与大数据等相关信息与通信技术的高速发展，创新型植入器械和人工智能医疗器械不断涌现。监管部门面对的是不断加快的材料创新周期、不断自我学习的人工智能软件和泛在化网络连接，这对传统监管模式提出了巨大挑战。例如，监管部门要在一个合理的时间内评估可再生植入器械的长期生物相容性，并且需要具备评估不断进化的人工智能系统安全性的技术能力。

新型冠状病毒肺炎疫情展示了在重大公共卫生事件中，监管部门需要在没有完整证据和足够临床试验周期的情况下，对体外诊断试剂和个人防护用品的安全性和有效性作出最为科学的监管决策。一直以来，在医疗器械审评审批中，解决产品安全性和有效性的技术审评问题是监管部门的工作重点。审评审批部门需要不断学习产品相关基础科学，及时关注和掌握创新医疗器械的前沿技术。这个决策可以带来巨大的疫情控制收益，同时也可能埋下公共健康隐患。因此，做好应对全球疫情的能力准备也是监管部门面临的一个重大挑战。

第四节　监管科学研究目标和研究内容

一、研究目标

对于医疗器械监管科学的发展，要在国家药品监督管理局药品监管科学行动计划的指导下，全面落实医疗器械领域的各项工作，并在医疗器械领域构筑监管科学研究与应用体系，推动监管科学在医疗器械监管中的全面应用。医疗器械监管科学研究的规划目标有以下几个。

（一）3~5 年内基本形成创新医疗器械评价及应急审批的能力

在创新型医疗器械监管方面，监管部门通过监管科学新工具、新方法和新标准研发形成对各类技术创新安全性风险的评测能力和评价方法，监管科学研究将为这些工具、方法和标准提供科学依据。在应对重大公共卫生事件中，监管部门将通过建立更加有效的检验检测体系，并结合人工智能和大数据分析技术，大幅提高防疫产品的审批效率和监管能力。在与公众及社会舆论的沟通中，监管部门将通过白皮书、网站等多元化的媒体平台介绍监管科学研究与应用成果、科学监管实际案例等，充分展示监管部门决策机制的科学性和合理性，获得人民群众和社会舆论的充分理解及广泛支持。

（二）5~7 年内形成完整的医疗器械监管科学研究和应用体系

医疗器械监管科学研究必须要有医疗器械全生命周期各相关方的积极参与和努力才能取得重要进步。对此，监管部门将组织科研部门、产业和应用单位等多方人员开展专项交流、专题培训以及学术研讨。例如，美国从 2012 年起就陆续与多家学术机构成立监管科学和创新卓越中心（Centers of Excellence in Regulatory Science and Innovation，CERSI），以完成保护和促进公众健康的使命。上述做法可以为国内的监管科学研究和应用体系建设提供参考。监管部门应当建立监管科学应用的激励机制，支持各相关方积极采纳监管科学的研究成果，并在医疗器械全生命周期中开展应用。医疗器械进出口是全球贸易的重要组成部分，世界各国监管政策的协同是提高医疗器械跨国流通效率的重要因素。监管部门应当推动与各国的监管协同工作，开展跨国监管科学协同发展，支持建设区域性或全球性的医疗器械监管科学协同交流中心，以提高我国监管科学研究的国际化水平。

（三）7~10 年内完成医疗器械产品全生命周期科学监管全覆盖

医疗器械产品全生命周期科学监管是监管部门向前延伸其合规性服务，向后延伸其为产品生产企业提供及时有效、准确的临床应用反馈。这样做不但可以提高审批和监管效率，还可以有力推动企业精准创新。医疗器械产品全生命周期科学监管必须动员科研机构、企业、监管部门、医疗部门以及医疗器械流通渠道等共享准确数据和分析成果，同时利用物联网、大数据、人工智能等先进技术在各个环节实现数据驱动的产品、模式和应用创新。监管部门将作为核心环节，依法合规生成、采集、保存、分析和应用相关数据资源，建立知识图谱和监管模型，通过全生命周期智能监管为全行业参与方提供更加有效的服务。

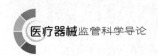

二、研究内容

国家药品监督管理局一直不断深化医疗器械审评审批制度改革，鼓励研发创新，着力加强上市后监管，强化技术审评、标准管理、检验检测、审核查验、不良事件监测等技术支撑机构的建设，使医疗器械监管能力和水平得到不断提升。发展监管科学是产业创新的内在要求，是监管国际化的必然趋势。

我国监管科学要紧跟时代步伐，瞄准国际前沿，创新监管工具、标准、方法以及监管理念、制度和机制，着力解决影响和制约我国医疗器械高质量发展的瓶颈问题，加快推进我国医疗器械治理体系和治理能力的现代化进程；要突出使命导向，认真倾听患者、公众、产业的声音，以系统创新助推创新产品早日上市，更好地满足公众对健康的新需求；要坚持开放共享，建立良好的管理机制，吸引各方高端人才，汇集各方优质资源，推动跨界融合发展，加快推进新工具、新标准、新方法的研究，更好地服务于监管工作、产业发展、人才培养以及公众健康；要把握发展定位，坚持问题导向，在稳步推进监管科学基础理论研究的同时，积极开展监管科学应用研究，直接服务于创新产品监管，以创新医疗器械监管科学研究为切入点，逐步扩展到更宽领域，助推医疗器械的科学审评和有效监管。

第二章 医疗器械监管机构与监管法规

第一节 医疗器械监管机构

医疗器械与人民群众身体健康和生命安全息息相关。党中央、国务院高度重视医疗器械质量安全与创新发展，要求用最严谨的标准、最严格的监管、最严厉的处罚、最严实的问责，确保人民群众用械的安全有效。医疗器械监管的目的是保证医疗器械的安全、有效，保障人体健康和生命安全，促进医疗器械产品创新与产业健康发展。

纵观我国对于医疗器械的监督管理，无论是 2000 年首次制定公布的《医疗器械监督管理条例》（国务院令第 276 号，以下简称《条例》），还是最新修订发布的《条例》（国务院令第 739 号），都可以看出，在医疗器械全生命周期监管中起主导作用的是医疗器械行政监管部门和医疗器械监管技术支撑机构。医疗器械行政监管部门，是指根据法律法规规定的权限和程序，履行行政职责，对医疗器械相关工作进行监督管理的部门。这些部门包括各级地方人民政府、药品监督管理部门、卫生健康主管部门、市场监督管理部门以及出入境检验检疫部门等。医疗器械监管技术支撑机构，是指在医疗器械的监督过程中对行政监管部门的监督工作提供技术支撑的机构，包括医疗器械检验机构、医疗器械技术评审机构、医疗器械不良反应监测技术机构、医疗器械标准管理中心、临床试验机构等。

一、医疗器械行政监管部门

现行《条例》第三条和第四条规定了我国医疗器械行政监管部门。第三条规定，国务院药品监督管理部门负责全国医疗器械监督管理工作。国务院有关部门在各自的职责范围内负责与医疗器械有关的监督管理工作。第四条规定，县级以上地方人民政府应当加强对本行政区域的医疗器械监督管理工作的领导，组织协调本行政区域内的医疗器械监督管理工作以及突发事件应对工作，加强医疗器械监督管理能力建设，为医疗器械安全工作提供保障。县级以上地方人民政府负责药品监督管理的部门负责本行政区域的医疗器械监督管理工作。县级以上地方人民政府有关部门在各自的职责范围内负责与医疗器械有关的监督管理工作。从第三条和第四条规定可以看出，各级药品监督管理部门是医疗器械监督管理工作的主导部门，其他相关部门是医疗器械监督管理工作的辅助部门，在各自的职责范围内辅助医疗器械监督管理工作；同时强调了地方政府对医疗器械监督管理工作的领导作用，以及对突发事件应对工作。因此，药品监督管理是由国家局与省级、市级、县级等地方各级组成的多级监管体系。医疗器械监管有关的各部门存在职能分工与相互协作，共同承担医疗器械相关的监督管理工作。其中国务院有关部门包括国家市场监督管理总局、国家卫生健康委员会、中华人民共和国海关总署（以下简称海关总署）、中华人民共和国公安部（以下简称公安部）等，都是国务院直属部门，为正部级；而国家药品监督管理局归属于国家市场监督管理总局管理，为副部级。与医疗器械监管密切相关的行政监管部门如图2-1所示。

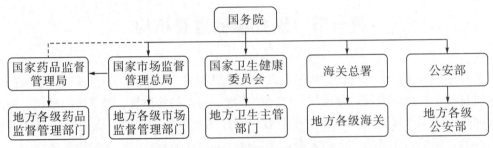

图2-1 医疗器械行政监管部门

（一）国家药品监督管理局

1. 国家药品监督管理局的组建

我国对医疗器械的监管由药品监管部门负责。1998年，根据《国务院关于机构设置的通知》（国发〔1998〕5号），国家药品监督管理局（State Drug Administration）组建，成为国务院直属机构，是国务院药品监督管理的行政执法机构。2000年颁布实施的《条例》明确规定，医疗器械监管由国家药品监督管理局负责。2003年，在国家药品监督管理局的基础上，直属国务院领导的国家食品药品监督管理局（State Food and Drug Administration，SFDA）组建。2008年3月，在第十一届全国人民代表大会第一次会议第四次全体会议上，将原属国务院领导的国家食品药品监督管理局改为卫生部管理。根据《国务院关于部委管理的国家局设置的通知》（国发〔2008〕12号），国家食品药品监督管理局为卫生部管理的国家局。2013年，根据第十二届全国人民代表大会第一次会议批准的《国务院机构改革和职能转变方案》和《国务院关于机构设置的通知》（国发〔2013〕14号），国家食品药品监督管理总局（China Food and Drug Administration，CFDA）成立，为国务院直属机构。2018年，第十三届全国人民代表大会第一次会议批准的《国务院机构改革方案》提出组建国家市场监督管理总局，不再保留国家工商行政管理总局、国家质量监督检验检疫总局、国家食品药品监督管理总局；组建国家药品监督管理局（National Medical Products Administration，NMPA），由国家市场监督管理总局管理，主要负责药品、化妆品、医疗器械的注册并实施监督管理。根据党的十九届三中全会审议通过的《中共中央关于深化党和国家机构改革的决定》《深化党和国家机构改革方案》和第十三届全国人民代表大会第一次会议批准的《国务院机构改革方案》，2018 年 7 月 29 日施行的《国家药品监督管理局职能配置、内设机构和人员编制规定》规定，国家药品监督管理局是国家市场监督管理总局管理的国家局，为副部级。此外，《条例》自 2000 年实施后的多次修订（全面修订、2017 年部分修订、2021 年全面修订）均明确规定负责医疗器械监管的部门为国家药品监督管理局。因此，无论是从我国药品监督管理部门的建立与改革，还是从《条例》的实施与修订，都可以看出以药品监督管理局为主导的监管体系由来已久。

2. 国家药品监督管理局的主要职责和职能转变

国家药品监督管理局主要负责药品、化妆品、医疗器械的注册并实施监督管理。随着时代的发展，伴随机构改革，其职能也在发生相应转变。根据《国家药品监督管理局职能配置、内设机构和人员编制规定》，其主要职责及职能转变如下：

1）主要职责

（1）负责药品（含中药、民族药，下同）、医疗器械和化妆品安全监督管理。拟订监督管理政策规划，组织起草法律法规草案，拟订部门规章，并监督实施。研究拟订鼓励药品、医疗器械和化妆品新技术新产品的管理与服务政策。

（2）负责药品、医疗器械和化妆品标准管理。组织制定、公布国家药典等药品、医疗器械标准，组织拟订化妆品标准，组织制定分类管理制度，并监督实施。参与制定国家基本药物目录，配合实施国家基本药物制度。

（3）负责药品、医疗器械和化妆品注册管理。制定注册管理制度，严格上市审评审批，完善审评审批服务便利化措施，并组织实施。

（4）负责药品、医疗器械和化妆品质量管理。制定研制质量管理规范并监督实施。制定生产质量管理规范并依职责监督实施。制定经营、使用质量管理规范并指导实施。

（5）负责药品、医疗器械和化妆品上市后风险管理。组织开展药品不良反应、医疗器械不良事件和化妆品不良反应的监测、评价和处置工作。依法承担药品、医疗器械和化妆品安全应急管理工作。

（6）负责执业药师资格准入管理。制定执业药师资格准入制度，指导监督执业药师注册工作。

（7）负责组织指导药品、医疗器械和化妆品监督检查。制定检查制度，依法查处药品、医疗器械和化妆品注册环节的违法行为，依职责组织指导查处生产环节的违法行为。

（8）负责药品、医疗器械和化妆品监督管理领域对外交流与合作，参与相关国际监管规则和标准的制定。

（9）负责指导省、自治区、直辖市药品监督管理部门工作。

（10）完成党中央、国务院交办的其他任务。

2）职能转变

（1）深入推进简政放权。减少具体行政审批事项，逐步将药品和医疗器械广告、药物临床试验机构、进口非特殊用途化妆品等审批事项取消或者改为备案。对化妆品新原

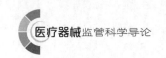

料实行分类管理，高风险的实行许可管理，低风险的实行备案管理。

（2）强化事中事后监管。完善药品、医疗器械全生命周期管理制度，强化全过程质量安全风险管理，创新监管方式，加强信用监管，全面落实"双随机、一公开"和"互联网＋监管"，提高监管效能，满足新时代公众用药用械需求。

（3）有效提升服务水平。加快创新药品、医疗器械审评审批，建立上市许可持有人制度，推进电子化审评审批，优化流程、提高效率，营造激励创新、保护合法权益环境。及时发布药品注册申请信息，引导申请人有序研发和申报。

（4）全面落实监管责任。按照"最严谨的标准、最严格的监管、最严厉的处罚、最严肃的问责"要求，完善药品、医疗器械和化妆品审评、检查、检验、监测等体系，提升监管队伍职业化水平。加快仿制药质量和疗效一致性评价，推进追溯体系建设，落实企业主体责任，防范系统性、区域性风险，保障药品、医疗器械安全有效。

3．国家药品监督管理局的内设机构

国家药品监督管理局内设包括综合和规划财务司、政策法规司、药品注册管理司（中药民族药监督管理司）、药品监督管理司、医疗器械注册管理司、医疗器械监督管理司、化妆品监督管理司、科技和国际合作司（港澳台办公室）、人事司、机关党委、离退休干部局等共11个副司局级机构，其中与医疗器械直接相关的司局有医疗器械注册管理司、医疗器械监督管理司、政策法规司、科技和国际合作司（港澳台办公室）等。

1）医疗器械注册管理司

（1）机构职责。

组织拟订并监督实施医疗器械标准、分类规则、命名规则和编码规则。拟订并实施医疗器械注册管理制度。承担相关医疗器械注册、临床试验审批工作。拟订并监督实施医疗器械临床试验质量管理规范、技术指导原则。承担组织检查研制现场、查处违法行为工作。

（2）处室设置及工作分工。

综合处：负责司内综合事务。协调推进医疗器械审评审批制度改革工作。

注册一处：组织拟订医疗器械注册管理制度并监督实施。承担有源医疗器械、体外诊断试剂注册、高风险有源医疗器械临床试验审批工作。组织开展相关产品研制现场检查，组织查处相关违法行为。

注册二处：组织拟订医疗器械临床试验管理制度、质量管理规范并监督实施。承担无源医疗器械注册、高风险无源医疗器械临床试验审批工作。组织开展相关产品研制现场检查，组织查处相关违法行为。

注册研究处：组织拟订医疗器械标准、分类规则、命名规则和编码规则并监督实施。

2）医疗器械监督管理司

（1）机构职责。

组织拟订并依职责监督实施医疗器械生产质量管理规范，组织拟订并指导实施医疗器械经营、使用质量管理规范。承担组织指导生产现场检查、组织查处重大违法行为工作。组织质量抽查检验，定期发布质量公告。组织开展不良事件监测并依法处置。

（2）处室设置及工作分工。

综合处：负责司内综合事务。开展医疗器械监管制度研究。

监管一处：组织拟订并依职责监督实施有源医疗器械、无源医疗器械生产监管制度和生产质量管理规范。组织指导其生产的现场检查，组织查处其生产环节重大违法行为。

监管二处：组织拟订并依职责监督实施体外诊断试剂及临床检验器械的生产监管制度和生产质量管理规范。组织指导其生产的现场检查，组织查处其生产环节重大违法行为。组织拟订并指导实施医疗器械经营、使用质量管理规范。

监测抽验处：拟订医疗器械不良事件监测管理制度，组织开展不良事件监测并依法处置。组织质量抽查检验，定期发布质量公告。组织开展医疗器械再评价工作。

3）政策法规司

（1）机构职责。

研究药品、医疗器械和化妆品监督管理重大政策。组织起草法律法规及部门规章草案，承担规范性文件的合法性审查工作。承担执法监督、行政复议、行政应诉、重大案件法制审核工作。承担行政执法与刑事司法衔接管理工作。承担普法宣传和涉及世界贸易组织的相关工作。承担全面深化改革的有关协调工作。承担疫苗质量管理体系 QMS 办公室日常工作。

（2）处室设置及工作分工。

综合处：负责司内综合事务。组织开展行政审批制度改革。承担普法宣传工作。

政策研究处：组织开展监管政策和法律制度研究。承担全面深化改革的有关协调工作。承担疫苗质量管理体系 QMS 办公室日常工作。

法规处：组织起草监管法律法规及部门规章草案。承担规范性文件的合法性审查工作。

执法监督处：承担执法监督、行政复议、行政应诉、重大案件法制审核工作。承担行政执法与刑事司法衔接管理工作。

4）科技和国际合作司（港澳台办公室）

（1）机构职责。

组织研究实施药品、医疗器械和化妆品审评、检查、检验的科学工具和方法，研究拟订鼓励新技术新产品的管理与服务政策。拟订并监督实施实验室建设标准和管理规范、检验检测机构资质认定条件和检验规范。组织实施重大科技项目。组织开展国际交流与合作，以及与港澳台地区的交流与合作。协调参与国际监管规则和标准的制定。

（2）处室设置及工作分工。

综合处（港澳台处）：负责司内综合事务。承担外事管理和护照签证管理。承担与港澳台地区的交流与合作。指导开展非官方交流与合作。协助开展境外检查。

科技处：组织研究实施审评、检查、检验评价的科学工具和方法，以及补充检验方法等。拟订并监督实施实验室建设标准和管理规范、检验检测机构资质认定条件和检验规范。组织实施重大科技项目和国际合作项目。

国际组织处：承担与国际组织和机构间的交流与合作。协调参与国际监管规则和标

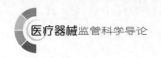

准的制定。

双边合作处：组织开展政府间的双边交流与合作。承担相关合作协议的拟订和实施等工作。组织开展监管法规外文文本的审定工作。

（二）国家市场监督管理总局

1. 国家市场监督管理总局的组建

2018 年 3 月，根据中共中央印发的《深化党和国家机构改革方案》，将国家工商行政管理总局的职责、国家质量监督检验检疫总局的职责、国家食品药品监督管理总局的职责、国家发展和改革委员会的价格监督检查与反垄断执法职责、商务部的经营者集中反垄断执法以及国务院反垄断委员会办公室等职责整合，组建国家市场监督管理总局，作为国务院直属机构，负责市场综合监督管理，承担反垄断统一执法，组织实施质量强国战略，负责工业产品质量安全、食品安全、特种设备安全监管，统一管理计量标准、检验检测、认证认可工作等。

考虑到药品监管的特殊性，国家药品监督管理局单独设置，由国家市场监督管理总局管理，主要负责药品、化妆品、医疗器械的注册并实施监督管理。将国家质量监督检验检疫总局的出入境检验检疫管理职责和队伍划入海关总署。

为强化知识产权创造、保护、运用，将国家知识产权局的职责、国家工商行政管理总局商标管理的职责、国家质量监督检验检疫总局原产地地理标志管理的职责整合，重新组建国家知识产权局，由国家市场监督管理总局管理。

保留国务院食品安全委员会、国务院反垄断委员会，具体工作由国家市场监督管理总局承担。

国家认证认可监督管理委员会、国家标准化管理委员会职责划入国家市场监督管理总局，对外保留牌子。

不再保留国家工商行政管理总局、国家质量监督检验检疫总局、国家食品药品监督管理总局。

2. 国家市场监督管理总局的主要职责和职能转变

根据《国家市场监督管理总局职能配置、内设机构和人员编制规定》，国家市场监督管理总局主要负责市场综合监督管理，反垄断统一执法，组织实施质量强国战略，工业产品质量安全、食品安全、特种设备安全监管，统一管理计量标准、检验检测以及认证认可工作等。其主要职责及职能转变如下：

1）主要职责

（1）负责市场综合监督管理。起草市场监督管理有关法律法规草案，制定有关规章、政策、标准，组织实施质量强国战略、食品安全战略和标准化战略，拟订并组织实施有关规划，规范和维护市场秩序，营造诚实守信、公平竞争的市场环境。

（2）负责市场主体统一登记注册。指导各类企业、农民专业合作社和从事经营活动的单位、个体工商户以及外国（地区）企业常驻代表机构等市场主体的登记注册工作。建立市场主体信息公示和共享机制，依法公示和共享有关信息，加强信用监管，推动市场主体信用体系建设。

（3）负责组织和指导市场监管综合执法工作。指导地方市场监管综合执法队伍整合和建设，推动实行统一的市场监管。组织查处重大违法案件。规范市场监管行政执法行为。

（4）负责反垄断统一执法。统筹推进竞争政策实施，指导实施公平竞争审查制度。依法对经营者集中行为进行反垄断审查，负责垄断协议、滥用市场支配地位和滥用行政权力排除、限制竞争等反垄断执法工作。指导企业在国外的反垄断应诉工作。承担国务院反垄断委员会日常工作。

（5）负责监督管理市场秩序。依法监督管理市场交易、网络商品交易及有关服务的行为。组织指导查处价格收费违法违规、不正当竞争、违法直销、传销、侵犯商标专利知识产权和制售假冒伪劣行为。指导广告业发展，监督管理广告活动。指导查处无照生产经营和相关无证生产经营行为。指导中国消费者协会开展消费维权工作。

（6）负责宏观质量管理。拟订并实施质量发展的制度措施。统筹国家质量基础设施建设与应用，会同有关部门组织实施重大工程设备质量监理制度，组织重大质量事故调查，建立并统一实施缺陷产品召回制度，监督管理产品防伪工作。

（7）负责产品质量安全监督管理。管理产品质量安全风险监控、国家监督抽查工作。建立并组织实施质量分级制度、质量安全追溯制度。指导工业产品生产许可管理。负责纤维质量监督工作。

（8）负责特种设备安全监督管理。综合管理特种设备安全监察、监督工作，监督检查高耗能特种设备节能标准和锅炉环境保护标准的执行情况。

（9）负责食品安全监督管理综合协调。组织制定食品安全重大政策并组织实施。负责食品安全应急体系建设，组织指导重大食品安全事件应急处置和调查处理工作。建立健全食品安全重要信息直报制度。承担国务院食品安全委员会日常工作。

（10）负责食品安全监督管理。建立覆盖食品生产、流通、消费全过程的监督检查制度和隐患排查治理机制并组织实施，防范区域性、系统性食品安全风险。推动建立食品生产经营者落实主体责任的机制，健全食品安全追溯体系。组织开展食品安全监督抽检、风险监测、核查处置和风险预警、风险交流工作。组织实施特殊食品注册、备案和监督管理。

（11）负责统一管理计量工作。推行法定计量单位和国家计量制度，管理计量器具及量值传递和比对工作。规范、监督商品量和市场计量行为。

（12）负责统一管理标准化工作。依法承担强制性国家标准的立项、编号、对外通报和授权批准发布工作。制定推荐性国家标准。依法协调指导和监督行业标准、地方标准、团体标准制定工作。组织开展标准化国际合作和参与制定、采用国际标准工作。

（13）负责统一管理检验检测工作。推进检验检测机构改革，规范检验检测市场，完善检验检测体系，指导协调检验检测行业发展。

（14）负责统一管理、监督和综合协调全国认证认可工作。建立并组织实施国家统一的认证认可和合格评定监督管理制度。

（15）负责市场监督管理科技和信息化建设、新闻宣传、国际交流与合作。按规定承担技术性贸易措施有关工作。

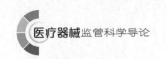

（16）管理国家药品监督管理局、国家知识产权局。

（17）完成党中央、国务院交办的其他任务。

2）职能转变

（1）大力推进质量提升。加强全面质量管理和国家质量基础设施体系建设，完善质量激励制度，推进品牌建设。加快建立企业产品质量安全事故强制报告制度及经营者首问和赔偿先付制度，创新第三方质量评价，强化生产经营者主体责任，推广先进的质量管理方法。全面实施企业产品与服务标准自我声明公开和监督制度，培育发展技术先进的团体标准，对标国际提高国内标准整体水平，以标准化促进质量强国建设。

（2）深入推进简政放权。深化商事制度改革，改革企业名称核准、市场主体退出等制度，深化"证照分离"改革，推动"照后减证"，压缩企业开办时间。加快检验检测机构市场化社会化改革。进一步减少评比达标、认定奖励、示范创建等活动，减少行政审批事项，大幅压减工业产品生产许可证，促进优化营商环境。

（3）严守安全底线。遵循"最严谨的标准、最严格的监管、最严厉的处罚、最严肃的问责"要求，依法加强食品安全、工业产品质量安全、特种设备安全监管，强化现场检查，严惩违法违规行为，有效防范系统性风险，让人民群众买得放心、用得放心、吃得放心。

（4）加强事中事后监管。加快清理废除妨碍全国统一市场和公平竞争的各种规定和做法，加强反垄断、反不正当竞争统一执法。强化依据标准监管，强化风险管理，全面推行"双随机、一公开"和"互联网＋监管"，加快推进监管信息共享，构建以信息公示为手段、以信用监管为核心的新型市场监管体系。

（5）提高服务水平。加快整合消费者投诉、质量监督举报、食品药品投诉、知识产权投诉、价格举报专线。推进市场主体准入到退出全过程便利化，主动服务新技术新产业新业态新模式发展，运用大数据加强对市场主体服务，积极服务个体工商户、私营企业和办事群众，促进大众创业、万众创新。

3. 国家市场监督管理总局的内设机构

国家市场监督管理总局内设机构包括办公厅、综合规划司、法规司、执法稽查局、登记注册局（小微企业个体工商户专业市场党建工作办公室）、信用监督管理司、竞争政策协调司、反垄断执法一司、反垄断执法二司、价格监督检查和反不正当竞争局（规范直销与打击传销办公室）、网络交易监督管理司、广告监督管理司、质量发展局、产品质量安全监督管理司、食品安全协调司、食品生产安全监督管理司、食品经营安全监督管理司、特殊食品安全监督管理司、食品安全抽检监测司、特种设备安全监察局、计量司、标准技术管理司、标准创新管理司、认证监督管理司、认可与检验检测监督管理司、新闻宣传司、科技和财务司、人事司、国际合作司（港澳台办公室）、机关党委、离退休干部办公室等共31个机构，其中与医疗器械直接相关的包括广告监督管理司、信用监督管理司、认证监督管理司等。

1）广告监督管理司

拟订广告业发展规划、政策并组织实施。拟订实施广告监督管理的制度措施，组织指导药品、保健食品、医疗器械、特殊医学用途配方食品广告审查工作。组织监测各类媒介广告发布情况。组织查处虚假广告等违法行为。指导广告审查机构和广告行业组织的工作。2019年12月24日，国家市场监督管理总局制定出台了《药品、医疗器械、保健食品、特殊医学用途配方食品广告审查管理暂行办法》（国家市场监督管理总局令第21号），其中第四条规定，国家市场监督管理总局负责组织指导药品、医疗器械、保健食品和特殊医学用途配方食品广告审查工作。各省、自治区、直辖市市场监督管理部门、药品监督管理部门（以下称广告审查机关）负责药品、医疗器械、保健食品和特殊医学用途配方食品广告审查。同时，为方便各地结合工作实际做好广告审查工作，规定广告审查机关在法定职权范围内，依法可以委托其他行政机关具体实施广告审查。

2）信用监督管理司

（1）主要职责。

拟订信用监督管理的制度措施。组织指导对市场主体登记注册行为的监督检查工作。组织指导信用分类管理和信息公示工作，承担国家企业信用信息公示系统的建设和管理工作。建立经营异常名录和"黑名单"，承担市场主体监督管理信息和公示信息归集共享、联合惩戒的协调联系工作。

（2）规范市场信用监管。

信息公开和失信惩戒是近些年兴起的非常重要的监管手段。国家市场监督管理总局相继审议通过了《市场监督管理严重违法失信名单管理办法》（国家市场监督管理总局令第44号）、《市场监督管理信用修复管理办法》（国市监信规〔2021〕3号）、《市场监督管理行政处罚信息公示规定》（国家市场监督管理总局令第45号）。这"两个办法一个规定"的出台，通过依法依规设列严重违法失信名单列入领域和情形、明确列入标准、强化信用约束和惩戒、规范列入程序、建立信用修复机制、建立行政处罚信息公示制度等，进一步健全完善严重违法失信名单管理制度。严重违法失信名单管理是信用监管的重要内容，是实施信用约束和失信联合惩戒的重要依据，是提升市场监管效能的重要手段。进一步强化严重违法失信名单管理，实现"利剑高悬"，促使市场主体知敬畏、存戒惧、守规矩，提升守法诚信意识和水平，将对提升市场监管效能、维护公平竞争的市场秩序、促进高质量发展发挥重要作用。通过信息公示，有效展现企业信用状态，充分调动社会力量加强对企业的监督，推动社会诚信体系建设。通过健全完善信用修复制度，鼓励违法失信当事人重塑信用，激发市场主体活力，构建放管结合、宽严相济、进退有序的市场监管部门信用监管新格局。

3）认证监督管理司

现行《条例》第七十五条规定，医疗器械检验机构资质认定工作按照国家有关规定实行统一管理。经国务院认证认可监督管理部门会同国务院药品监督管理部门认定的检验机构，方可对医疗器械实施检验。负责药品监督管理的部门在执法工作中需要对医疗器械进行检验的，应当委托有资质的医疗器械检验机构进行，并支付相关费用。因此认证监督管理司、认可与检验检测监督管理司与医疗器械监管相关。

认证监督管理司的主要职责是拟订实施认证和合格评定监督管理制度，规划指导认证行业发展并协助查处认证违法行为，组织参与认证和合格评定国际或区域性组织活动。

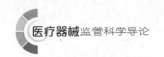

认可与检验检测监督管理司的主要职责是拟订实施认可与检验检测监督管理制度；组织协调检验检测资源整合和改革工作，规划指导检验检测行业发展并协助查处认可与检验检测违法行为；组织参与认可与检验检测国际或区域性组织活动。

（三）国家卫生健康委员会

1. 国家卫生健康委员会的组建

根据党的十九届三中全会审议通过的《中共中央关于深化党和国家机构改革的决定》《深化党和国家机构改革方案》和第十三届全国人民代表大会第一次会议批准的《国务院机构改革方案》，将国家卫生和计划生育委员会、国务院深化医药卫生体制改革领导小组办公室、全国老龄工作委员会办公室的职责，工业和信息化部牵头的《烟草控制框架公约》履约工作职责，国家安全生产监督管理总局的职业安全健康监督管理职责整合，组建国家卫生健康委员会，作为国务院组成部门。2018 年 3 月 27 日，国家卫生健康委员会正式挂牌成立，为正部级。

2. 国家卫生健康委员会的主要职责和职能转变

国家卫生健康委员会贯彻落实党中央关于卫生健康工作的方针政策和决策部署，在履行职责的过程中坚持和加强党对卫生健康工作的集中统一领导。根据《国家卫生健康委员会职能配置、内设机构和人员编制规定》（2018 年），国家卫生健康委员会的主要职责及职能转变如下：

1）主要职责

（1）组织拟订国民健康政策，拟订卫生健康事业发展法律法规草案、政策、规划，制定部门规章和标准并组织实施。统筹规划卫生健康资源配置，指导区域卫生健康规划的编制和实施。制定并组织实施推进卫生健康基本公共服务均等化、普惠化、便捷化和公共资源向基层延伸等政策措施。

（2）协调推进深化医药卫生体制改革，研究提出深化医药卫生体制改革重大方针、政策、措施的建议。组织深化公立医院综合改革，推进管办分离，健全现代医院管理制度，制定并组织实施推动卫生健康公共服务提供主体多元化、提供方式多样化的政策措施，提出医疗服务和药品价格政策的建议。

（3）制定并组织落实疾病预防控制规划、国家免疫规划以及严重危害人民健康公共卫生问题的干预措施，制定检疫传染病和监测传染病目录。负责卫生应急工作，组织指导突发公共卫生事件的预防控制和各类突发公共事件的医疗卫生救援。

（4）组织拟订并协调落实应对人口老龄化政策措施，负责推进老年健康服务体系建设和医养结合工作。

（5）组织制定国家药物政策和国家基本药物制度，开展药品使用监测、临床综合评价和短缺药品预警，提出国家基本药物价格政策的建议，参与制定国家药典。组织开展食品安全风险监测评估，依法制定并公布食品安全标准。

（6）负责职责范围内的职业卫生、放射卫生、环境卫生、学校卫生、公共场所卫生、饮用水卫生等公共卫生的监督管理，负责传染病防治监督，健全卫生健康综合监督体系。牵头《烟草控制框架公约》履约工作。

（7）制定医疗机构、医疗服务行业管理办法并监督实施，建立医疗服务评价和监督管理体系。会同有关部门制定并实施卫生健康专业技术人员资格标准。制定并组织实施医疗服务规范、标准和卫生健康专业技术人员执业规则、服务规范。

（8）负责计划生育管理和服务工作，开展人口监测预警，研究提出人口与家庭发展相关政策建议，完善计划生育政策。

（9）指导地方卫生健康工作，指导基层医疗卫生、妇幼健康服务体系和全科医生队伍建设。推进卫生健康科技创新发展。

（10）负责中央保健对象的医疗保健工作，负责党和国家重要会议与重大活动的医疗卫生保障工作。

（11）管理国家中医药管理局，代管中国老龄协会，指导中国计划生育协会的业务工作。

（12）完成党中央、国务院交办的其他任务。

2）职能转变

国家卫生健康委员会应当牢固树立大卫生、大健康理念，推动实施健康中国战略，以改革创新为动力，以促健康、转模式、强基层、重保障为着力点，把以治病为中心转变到以人民健康为中心，为人民群众提供全方位全周期健康服务。一是更加注重预防为主和健康促进，加强预防控制重大疾病工作，积极应对人口老龄化，健全健康服务体系。二是更加注重工作重心下移和资源下沉，推进卫生健康公共资源向基层延伸、向农村覆盖、向边远地区和生活困难群众倾斜。三是更加注重提高服务质量和水平，推进卫生健康基本公共服务均等化、普惠化、便捷化。四是协调推进深化医药卫生体制改革，加大公立医院改革力度，推进管办分离，推动卫生健康公共服务提供主体多元化、提供方式多样化。

3．国家卫生健康委员会的内设机构

国家卫生健康委员会内设办公厅、人事司、规划发展与信息化司、财务司、法规司、体制改革司、疾病预防控制局、医政医管局、基层卫生健康司、卫生应急办公室（突发公共卫生事件应急指挥中心）、科技教育司、综合监督局、药物政策与基本药物制度司、食品安全标准与监测评估司、老龄健康司、妇幼健康司、职业健康司、人口监测与家庭发展司、宣传司、国际合作司、保健局、机关党委、离退休干部局等共23个机构。根据《条例》有关规定，卫生健康主管部门依据职责对医疗器械使用行为进行监督管理，因此与医疗器械监管比较密切的内设机构是医政医管局。医政医管局的主要职责是拟订医疗机构及医务人员、医疗技术应用、医疗质量和安全、医疗服务、采供血机构管理以及行风建设等行业管理政策规范、标准并监督实施，承担推进护理、康复事业发展工作；拟订公立医院运行监管、绩效评价和考核制度。

（四）海关总署

2018年3月27日，根据党的十九届三中全会审议通过的《中共中央关于深化党和国家机构改革的决定》《深化党和国家机构改革方案》和第十三届全国人民代表大会第一次会议批准的《国务院机构改革方案》，国家质量监督检验检疫总局的出入境检验检

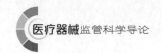

疫管理职责和队伍划入海关总署。2018 年 4 月，出入境检验检疫管理职责和队伍划入海关总署，于 2018 年 4 月 20 日起实现一口对外一次办理。海关总署是国务院直属机构，为正部级。

1. 海关总署的主要职责和职能转变

海关总署贯彻落实党中央关于海关工作的方针政策和决策部署，在履行职责过程中坚持和加强党对海关工作的集中统一领导。其主要职责及职能转变如下：

1）主要职责

（1）负责全国海关工作。拟订海关（含出入境检验检疫，下同）工作政策，起草相关法律法规草案，制定海关规划、部门规章、相关技术规范。

（2）负责组织推动口岸"大通关"建设。会同有关部门制定口岸管理规章制度，组织拟订口岸发展规划并协调实施，牵头拟订口岸安全联合防控工作制度，协调开展口岸相关情报收集、风险分析研判和处置工作。协调口岸通关中各部门的工作关系，指导和协调地方政府口岸工作。

（3）负责海关监管工作。制定进出境运输工具、货物和物品的监管制度并组织实施。按规定承担技术性贸易措施相关工作。依法执行进出口贸易管理政策，负责知识产权海关保护工作，负责海关标志标识管理。组织实施海关管理环节的反恐、维稳、防扩散、出口管制等工作。制定加工贸易等保税业务的海关监管制度并组织实施，牵头审核海关特殊监管区域的设立和调整。

（4）负责进出口关税及其他税费征收管理。拟订征管制度，制定进出口商品分类目录并组织实施和解释。牵头开展多双边原产地规则对外谈判，拟订进出口商品原产地规则并依法负责签证管理等组织实施工作。依法执行反倾销和反补贴措施、保障措施及其他关税措施。

（5）负责出入境卫生检疫、出入境动植物及其产品检验检疫。收集分析境外疫情，组织实施口岸处置措施，承担口岸突发公共卫生等应急事件的相关工作。

（6）负责进出口商品法定检验。监督管理进出口商品鉴定、验证、质量安全等。负责进口食品、化妆品检验检疫和监督管理，依据多双边协议实施出口食品相关工作。

（7）负责海关风险管理。组织海关贸易调查、市场调查和风险监测，建立风险评估指标体系、风险监测预警和跟踪制度、风险管理防控机制。实施海关信用管理，负责海关稽查。

（8）负责国家进出口货物贸易等海关统计。发布海关统计信息和海关统计数据，组织开展动态监测、评估，建立服务进出口企业的信息公共服务平台。

（9）负责全国打击走私综合治理工作。依法查处走私、违规案件，负责所管辖走私犯罪案件的侦查、拘留、执行逮捕、预审工作，组织实施海关缉私工作。

（10）负责制定并组织实施海关科技发展规划、实验室建设和技术保障规划。组织相关科研和技术引进工作。

（11）负责海关领域国际合作与交流。代表国家参加有关国际组织，签署并执行有关国际合作协定、协议和议定书。

（12）垂直管理全国海关。

（13）完成党中央、国务院交办的其他任务。

2）职能转变

（1）加强监管，严守国门安全。以风险管理为主线，加快建立风险信息集聚、统一分析研判和集中指挥处置的风险管理防控机制，监管范围从口岸通关环节向出入境全链条、宽领域拓展延伸，监管方式从分别作业向整体集约转变，进一步提高监管的智能化水平和精准度，切实保障经济安全，坚决将洋垃圾、走私象牙等危害生态安全和人民健康的货物物品以及传染病、病虫害等拒于国门之外。

（2）简政放权，促进贸易便利。整合海关作业内容，进一步减少审批事项，减少事中作业环节和手续，推进"查检合一"，拓展"多查合一"，优化通关流程，压缩通关时间。整合各类政务服务资源与数据，加快推进国际贸易"单一窗口"，实现企业"一次登录、全网通办"。加快"互联网＋海关"建设，通关证件资料一地备案、全国通用，一次提交、共享复用。加快建设服务进出口企业的信息公共服务平台，收集梳理各国进出口产品准入标准、技术法规、海关监管政策措施等，为进出口企业提供便捷查询咨询等服务，实现信息免费或低成本开放。

（3）深化口岸改革。从国家安全和整体利益大局出发，优化口岸布局，整合距离相近的口岸，关闭业务量小的口岸，严格控制新开口岸，减少口岸无序竞争和低水平重复建设。

2. 海关总署的内设机构

海关总署内设办公厅（国家口岸管理办公室）、政策法规司、综合业务司、自贸区和特殊区域发展司、风险管理司、关税征管司、卫生检疫司、动植物检疫司、进出口食品安全局、商品检验司、口岸监管司、统计分析司、企业管理和稽查司、缉私局（全国打击走私综合治理办公室）、国际合作司（港澳台办公室）、财务司、科技发展司、督察内审司、人事教育司、政治部、机关党委（思想政治工作办公室）、离退休干部局等共22个机构。海关总署由45个直属海关、2个境外机关及13个直属企事业单位等多个机构组成。具体机构组成可参见《海关总署职能配置、内设机构和人员编制规定》（2018年）。其中商品检验司与医疗器械监管密切相关。

商品检验司的主要职能是拟订进出口商品法定检验和监督管理的工作制度，承担进口商品安全风险评估、风险预警和快速反应工作；承担国家实行许可制度的进口商品验证工作，监督管理法定检验商品的数量、重量鉴定；依据多双边协议承担出口商品检验相关工作。

《条例》第五十八条规定，出入境检验检疫机构依法对进口的医疗器械实施检验；检验不合格的，不得进口。国务院食品药品监督管理部门应当及时向国家出入境检验检疫部门通报进口医疗器械的注册和备案情况。进口口岸所在地出入境检验检疫机构应当及时向所在地设区的市级人民政府负责药品监督管理的部门通报进口医疗器械的通关情况。因此，出入境检验检疫部门也是医疗器械行政监管部门之一。实际上，除少部分一类医疗器械产品外，绝大多数进口医疗器械都在《出入境检验检疫机构实施检验检疫的进出境商品目录》内，即属于法检的范畴。

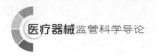

（五）公安部

公安部是国务院组成部门，是全国公安工作的最高领导机关和指挥机关。公安部设有办公厅、情报指挥、研究室、督察审计、人事训练、新闻宣传、经济犯罪侦查、治安管理、刑事侦查、反恐怖、食品药品犯罪侦查、特勤、铁路公安、网络安全保卫、监所管理、警务保障、交通管理、法制、国际合作、装备财务、禁毒、科技信息化等局级机构，分别承担有关业务工作。海关总署缉私局、中国民用航空局公安局列入公安部序列，分别接受公安部和海关总署、公安部和中国民用航空局双重领导，以公安部领导为主。

《条例》第八十三条规定，伪造、变造、买卖、出租、出借相关医疗器械许可证件的，由原发证部门予以收缴或者吊销，没收违法所得；违法所得不足 1 万元的，并处 5 万元以上 10 万元以下罚款；违法所得 1 万元以上的，并处违法所得 10 倍以上 20 倍以下罚款；构成违反治安管理行为的，由公安机关依法予以治安管理处罚。公安机关也是医疗器械行政监管部门之一，负责组织指导医疗器械犯罪案件的侦查工作。

（六）医疗器械行政监管部门间的职责分工

1. 国家药品监督管理局与国家市场监督管理总局的有关职责分工

国家药品监督管理局负责制定药品、医疗器械和化妆品监管制度，并负责药品、医疗器械和化妆品研制环节的许可、检查和处罚。省级药品监督管理部门负责药品、医疗器械和化妆品生产环节的许可、检查和处罚，以及药品批发许可、零售连锁总部许可、互联网销售第三方平台备案及检查和处罚。市县两级市场监管部门负责药品零售、医疗器械经营的许可、检查和处罚，以及化妆品经营和药品、医疗器械使用环节质量的检查和处罚。

2. 国家药品监督管理局与国家卫生健康委员会的有关职责分工

国家药品监督管理局会同国家卫生健康委员会组织国家药典委员会并制定国家药典，建立重大药品不良反应和医疗器械不良事件相互通报机制和联合处置机制。

3. 国家药品监督管理局与出入境检验检疫部门的有关职责分工

出入境检验检疫机构依法对进口的医疗器械实施检验；检验不合格的，不得进口。国务院食品药品监督管理部门应当及时向国家出入境检验检疫部门通报进口医疗器械的注册和备案情况。进口口岸所在地出入境检验检疫机构应当及时向所在地设区的市级人民政府负责药品监督管理的部门通报进口医疗器械的通关情况。

4. 国家药品监督管理局与公安部的有关职责分工

公安部负责组织指导药品、医疗器械和化妆品犯罪案件侦查工作。国家药品监督管理局与公安部建立行政执法和刑事司法工作衔接机制。药品监督管理部门发现违法行为涉嫌犯罪的，按照有关规定及时移送公安机关，公安机关应当迅速进行审查，并依法作出立案或者不予立案的决定。公安机关依法提请药品监督管理部门作出检验、鉴定、认定等协助的，药品监督管理部门应当予以协助。

总之，药品监督管理部门是医疗器械监管的主导部门，有关部门如市场监督管理部门、卫生健康主管部门、海关、公安机关等是医疗器械监管的辅助部门，应在各自职责范围内参与医疗器械监管工作。参与医疗器械监管的行政机构间不仅存在职责分工，也存在监管信息互通、跨部门协同互助等联合协作机制。比如药监部门与出入境部门的进口器械信息互通、药监部门与卫健部门的不良事件信息互通，应努力打通这些跨部门之间的信息通道，让监管信息、情报信息更加四通八达，监管更加精准。又比如《条例》第二十六条规定，医疗器械临床试验机构应当具备的条件以及备案管理办法和临床试验质量管理规范，由国务院药品监督管理部门会同国务院卫生主管部门制定并公布，说明监管机构除信息互通外，也存在跨部门协同互助，有利于促进医疗器械的科学监管。总而言之，医疗器械监管的行政机构是由包括中央及省级、市级、县级等各级地方人民政府与有关部门构成的多级监管体系，以药品监督管理部门为主导，跨部门协同互助，根据法律法规规定的权限和程序，履行行政职责，实现医疗器械监督管理。

二、医疗器械监管技术支撑机构

医疗器械作为多学科交叉的前沿高新技术产品，具有非常明显的产品特性与技术特征，需要建立相应的技术规范，并有相应的技术支持机构负责执行和落实。因此，医疗器械监管技术支撑机构是指在医疗器械的监督过程中对行政监管部门监督工作提供技术支撑的机构。这些机构包括中国食品药品检定研究院（国家药品监督管理局医疗器械标准管理中心，中国药品检验总所）、医疗器械质量监督检验中心、国家药品监督管理局医疗器械技术审评中心、国家药品监督管理局药品评价中心（国家药品不良反应监测中心）、国家药品监督管理局食品药品审核查验中心、医疗器械标准化技术委员会、临床试验机构等技术机构，依职责承担实施医疗器械监管所需的医疗器械标准管理、分类界定、检验、核查、监测与评价等相关工作。

（一）中国食品药品检定研究院（国家药品监督管理局医疗器械标准管理中心，中国药品检验总所）

中国食品药品检定研究院的前身是 1950 年成立的中央人民政府卫生部药物食品检验所和生物制品检定所。1961 年，两所合并为卫生部药品生物制品检定所。1998 年，由卫生部成建制划转为国家药品监督管理局直属事业单位。2010 年，经中央编办批准更名为中国食品药品检定研究院，加挂"国家食品药品监督管理局医疗器械标准管理中心"的牌子，对外使用"中国药品检验总所"的名称。2018 年，根据中央编办关于国家药品监督管理局所属事业单位机构编制的批复，中国食品药品检定研究院（国家药品监督管理局医疗器械标准管理中心，中国药品检验总所）为国家药品监督管理局所属公益二类事业单位（保留正局级）。目前，中国食品药品检定研究院是国家检验药品生物制品质量的法定机构和最高技术仲裁机构。

1. 主要职责

（1）承担食品、药品、医疗器械、化妆品及有关药用辅料、包装材料与容器（以下统称为食品药品）的检验检测工作。组织开展药品、医疗器械、化妆品抽验和质量分析工作。负责相关复验、技术仲裁。组织开展进口药品注册检验以及上市后有关数据收集分析等工作。

（2）承担药品、医疗器械、化妆品质量标准、技术规范、技术要求、检验检测方法的制修订以及技术复核工作。组织开展检验检测新技术新方法新标准研究。承担相关产品严重不良反应、严重不良事件原因的实验研究工作。

（3）负责医疗器械标准管理相关工作。

（4）承担生物制品批签发相关工作。

（5）承担化妆品安全技术评价工作。

（6）组织开展有关国家标准物质的规划、计划、研究、制备、标定、分发和管理工作。

（7）负责生产用菌毒种、细胞株的检定工作。承担医用标准菌毒种、细胞株的收集、鉴定、保存、分发和管理工作。

（8）承担实验动物饲育、保种、供应和实验动物及相关产品的质量检测工作。

（9）承担食品药品检验检测机构实验室间比对以及能力验证、考核与评价等技术工作。

（10）负责研究生教育培养工作。组织开展对食品药品相关单位质量检验检测工作的培训和技术指导。

（11）开展食品药品检验检测国际（地区）交流与合作。

（12）完成国家局交办的其他事项。

2. 内设机构

中国食品药品检定研究院（国家药品监督管理局医疗器械标准管理中心，中国药品检验总所）内设办公室、综合业务处、食品检定所、技术监督中心、中药民族药检定所、化学药品检定所、生物制品检定所、医疗器械检定所、体外诊断试剂检定所、药用辅料和包装材料检定所、实验动物资源研究所、标准物质和标准化管理中心、安全评价研究所、医疗器械标准管理研究所、化妆品安全技术评价中心、仪器设备管理中心、检验机构能力评价研究中心（质量管理中心）、科研管理处等共29个机构。其中与医疗器械监管密切相关的包括医疗器械检定所、体外诊断试剂检定所、医疗器械标准管理研究所。

医疗器械检定所的主要职责是承担医疗器械（不含体外诊断试剂，本部分下同）的相关检验检测工作；组织开展医疗器械安全监管所需的相关复验和技术仲裁等工作；承担医疗器械质量标准、产品技术要求的制修订及技术复核工作；承担医疗器械标准物质研究和标定工作；开展医疗器械检验检测、质量控制以及技术要求等相关新方法、新技术研究。医疗器械检定所内设生物材料室、光机电室、质量评价室等科室。其中生物材料室主要负责植入材料、人工器官、组织工程产品、介入材料、医用卫生材料等无源医疗器械的理化性能和生物性能检验；而光机电室负责无源医用光学器具、有源眼科光学仪器、医用激光仪器设备以及有源机电类医疗器械和医用软件等领域的医疗器械检验。

体外诊断试剂检定所的主要职责是承担体外诊断试剂的相关检验检测和批签发工作；组织开展体外诊断试剂安全监管所需的相关复验和技术仲裁等工作；承担体外诊断

试剂质量标准及产品技术要求的技术复核工作；开展体外诊断试剂标准物质研究和标定工作；开展体外诊断试剂检验检测、质量控制以及技术要求等相关新方法、新技术研究。

医疗器械标准管理研究所的主要职责是承担国家药品监督管理局医疗器械标准管理中心日常工作；组织开展医疗器械标准体系研究，提出标准工作政策及规划建议；组织开展医疗器械标准的制修订工作；承担医疗器械标准拟定的相关事务性工作；承担医疗器械命名、编码和分类技术研究工作；承担药械组合产品属性界定工作；承担全国医疗器械标准相关机构的业务指导工作。

（二）医疗器械质量监督检验中心

医疗器械质量监督检验中心是我国医疗器械监管的重要技术支撑机构，承担着医疗器械注册检验、医疗器械生物学评价检测等重要任务，负责医疗器械相关国家标准的技术审核、修订或起草。目前，我国已经形成了以国家级医疗器械检验中心为支柱、省级医疗器械检验机构为补充的检验体系，在医疗器械安全有效性评价中发挥着不可替代的作用。这些医疗器械质量监督检验中心分布在北京、济南、上海、沈阳、天津、武汉、杭州和广州等地，包括中检所医疗器械质量监督检验中心、北京医疗器械质量监督检验中心、北大医疗器械质量监督检验中心、济南医疗器械质量监督检验中心、上海医疗器械质量监督检验中心、沈阳医疗器械质量监督检验中心、天津医疗器械质量监督检验中心、武汉医疗器械质量监督检验中心、杭州医疗器械质量监督检验中心、广州医疗器械质量监督检验中心等。

（三）国家药品监督管理局医疗器械技术审评中心

国家药品监督管理局医疗器械技术审评中心是国家药品监督管理局下设的直属事业单位。

1. 机构职能

（1）负责申请注册的国产第三类医疗器械产品和进口医疗器械产品的受理和技术审评工作；负责进口第一类医疗器械产品的备案工作。

（2）参与拟订医疗器械注册管理相关法律法规和规范性文件。组织拟订相关医疗器械技术审评规范和技术指导原则并组织实施。

（3）承担再生医学与组织工程等新兴医疗产品涉及医疗器械的技术审评。

（4）协调医疗器械审评相关检查工作。

（5）开展医疗器械审评相关理论、技术、发展趋势及法律问题研究。

（6）负责对地方医疗器械技术审评工作进行业务指导和技术支持。

（7）组织开展相关业务咨询及学术交流，开展医疗器械审评相关的国际（地区）交流与合作。

（8）承办国家局交办的其他事项。

2. 内设机构

国家药品监督管理局医疗器械技术审评中心内设办公室、质量管理部、综合业务部

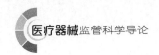

（合规部）、项目管理部、审评一部、审评二部、审评三部、审评四部、审评五部、审评六部、临床与生物统计一部、临床与生物统计二部共12个机构，各机构职能见表2-1。

表2-1 内设机构及其职能

内设机构	机构职能
办公室	负责中心行政事务和综合协调工作。拟订管理制度和发展规划并组织实施。承担中心会议、公文、印章、档案管理及政务信息、新闻宣传、督查督办、安全保密、应急管理、信访接待、法律事务和后勤保障工作。组织起草综合性文稿。负责中心审评信息化建设。承办中心交办的其他事项
质量管理部	负责建立中心审评质量管理体系并保持有效运行。负责制定医疗器械审评工作制度并监督实施。统筹协调医疗器械技术指导原则制修订工作。指导地方审评机构质量管理体系建设。承办中心交办的其他事项
综合业务部（合规部）	负责医疗器械审评报告的制发。承担医疗器械审评咨询专家库的日常管理。组织开展创新、优先等医疗器械特别审批申请的审查，业务咨询服务以及与医疗器械监督管理相关的政策研究、学术交流和科研活动。组织协调地方医疗器械技术审评的业务指导和技术支持。协调医疗器械产品注册质量管理体系核查和临床试验核查。承办中心交办的其他事项
项目管理部	负责医疗器械注册申请项目的受理及资料管理。负责医疗器械延续注册和简单变更注册申请事项的审评。组织实施立卷审查、项目管理人制度和项目小组团队审评制度，督导审评进度。组织开展与行政相对人的沟通交流。承办中心交办的其他事项
审评一部	负责对申请注册的医用X射线设备等有源医疗器械开展审评。组织拟定并实施相关医疗器械产品技术指导原则。承办中心交办的其他事项
审评二部	负责对申请注册的医用超声设备等有源医疗器械开展审评。组织拟定并实施相关医疗器械产品技术指导原则。承办中心交办的其他事项
审评三部	负责对申请注册的心血管、普通外科无源植入器械等无源医疗器械开展审评。承担再生医学与组织工程等新兴医疗产品涉及相关无源医疗器械的技术审评。组织拟定并实施相关医疗器械产品技术指导原则。承办中心交办的其他事项
审评四部	负责对申请注册的骨科、口腔科无源植入医疗器械等无源医疗器械开展审评。承担再生医学与组织工程等新兴医疗产品涉及相关无源医疗器械的技术审评。组织拟定并实施相关医疗器械产品技术指导原则。承办中心交办的其他事项
审评五部	负责对申请注册的体外循环器械、注输器械等无源医疗器械开展审评。承担再生医学与组织工程等新兴医疗产品涉及相关无源医疗器械的技术审评。组织拟定并实施相关医疗器械产品技术指导原则。承办中心交办的其他事项
审评六部	负责对申请注册的临床检验仪器和体外诊断试剂开展审评。组织拟定并实施相关医疗器械产品技术指导原则。承办中心交办的其他事项
临床与生物统计一部	负责医疗器械注册临床评价资料的审评，并提供统计学、流行病学、临床医学等专业支持。组织拟定并实施医疗器械临床评价相关技术指导原则。承办中心交办的其他事项
临床与生物统计二部	负责体外诊断试剂注册临床评价资料的审评，并提供统计学、流行病学、临床医学等专业支持。组织拟定并实施体外诊断试剂临床评价相关技术指导原则。承办中心交办的其他事项

（四）国家药品监督管理局药品评价中心（国家药品不良反应监测中心）

国家药品监督管理局药品评价中心（国家药品不良反应监测中心）为国家药品监督管理局下设的直属事业单位。

1. 机构职责

（1）组织制定修订药品不良反应、医疗器械不良事件、化妆品不良反应监测与上市后安全性评价以及药物滥用监测的技术标准和规范。

（2）组织开展药品不良反应、医疗器械不良事件、化妆品不良反应、药物滥用监测工作。

（3）开展药品、医疗器械、化妆品的上市后安全性评价工作。

（4）指导地方相关监测与上市后安全性评价工作。组织开展相关监测与上市后安全性评价的方法研究、技术咨询和国际（地区）交流合作。

（5）参与拟订、调整国家基本药物目录。

（6）参与拟订、调整非处方药目录。

（7）承办国家局交办的其他事项。

2. 内设机构

国家药品监督管理局药品评价中心（国家药品不良反应监测中心）内设办公室（人事党务处）、综合业务处、化学药品监测和评价一部、化学药品监测和评价二部（生物制品监测与评价部）、中药监测和评价部、医疗器械监测和评价一部、医疗器械监测和评价二部、化妆品监测和评价部等共8个机构，其中与医疗器械密切相关的包括医疗器械监测和评价一部、医疗器械监测和评价二部。医疗器械监测和评价一部承担有源类、体外诊断类医疗器械不良事件监测与上市后安全性评价；医疗器械监测和评价二部承担无源类医疗器械不良事件监测与上市后安全性评价工作。

（五）国家药品监督管理局食品药品审核查验中心

国家药品监督管理局食品药品审核查验中心为国家药品监督管理局下设的直属事业单位。

1. 主要职责

（1）组织制定修订药品、医疗器械、化妆品检查制度规范和技术文件。

（2）承担药物临床试验、非临床研究机构资格认定（认证）和研制现场检查。承担药品注册现场检查。承担药品生产环节的有因检查。承担药品境外检查。

（3）承担医疗器械临床试验监督抽查和生产环节的有因检查。承担医疗器械境外检查。

（4）承担化妆品研制、生产环节的有因检查。承担化妆品境外检查。

（5）承担国家级检查员考核、使用等管理工作。

（6）开展检查理论、技术和发展趋势研究、学术交流及技术咨询。

（7）承担药品、医疗器械、化妆品检查的国际（地区）交流与合作。

（8）承担市场监管总局委托的食品检查工作。

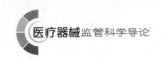

（9）承办国家局交办的其他事项。

2. 内设机构

国家药品监督管理局食品药品审核查验中心内设办公室、信息管理处、检查一处、检查二处、检查三处、检查四处、检查五处、检查六处、人事处（党委办公室）、财务处等共10个机构。其中与医疗器械密切相关的是检查五处，其职能包括：组织制修订医疗器械检查制度规范和技术文件；组织开展医疗器械生产环节的有因检查；承担相关检查员的考核、使用等管理工作；开展相关领域境外检查、国际（地区）交流合作及相关技术研究；承办中心交办的其他事项。

（六）医疗器械标准化技术委员会

医疗器械标准是一种重要的技术规范，贯穿于医疗器械研制、生产、经营、使用和监督管理的各个环节。《医疗器械标准管理办法》（国家食品药品监督管理总局令第33号）规定，国家药品监督管理局根据医疗器械标准化工作的需要，依法组建医疗器械标准化技术委员会，负责全国医疗器械标准化工作的技术指导和协调，其主要职责是：

（1）开展医疗器械标准研究工作，提出本专业领域标准发展规划、标准体系意见。

（2）承担本专业领域医疗器械标准起草、征求意见、技术审查等组织工作，并对标准的技术内容和质量负责。

（3）承担本专业领域医疗器械标准的技术指导工作，协助解决标准实施中的技术问题。

（4）负责收集、整理本专业领域的医疗器械标准资料，并建立技术档案。

（5）负责本专业领域医疗器械标准实施情况的跟踪评价。

（6）负责本专业领域医疗器械标准技术内容的咨询和解释。

（7）承担本专业领域医疗器械标准的宣传、培训、学术交流和相关国际标准化活动。

（七）临床试验机构

通过临床试验获得有效数据是评估医疗器械是否安全有效的重要方法之一。《条例》第二十六条规定，开展医疗器械临床试验，应当按照医疗器械临床试验质量管理规范的要求，在具备相应条件的临床试验机构进行，并向临床试验申办者所在地省、自治区、直辖市人民政府药品监督管理部门备案。医疗器械临床试验机构应当具备的条件以及备案管理办法和临床试验质量管理规范，由国务院药品监督管理部门会同国务院卫生主管部门制定并公布。

2017年11月发布的《医疗器械临床试验机构条件和备案管理办法》（2017年第145号公告），明确对符合医疗器械临床试验质量管理规范要求、具备开展医疗器械临床试验相应能力水平的医疗器械临床试验机构施行备案管理。临床试验机构应当具备的条件：具有二级甲等以上机构资质，设置专门的临床试验管理部门、人员、管理体系等；由药品监督管理部门建立医疗器械临床试验机构备案信息系统，用于临床试验机构登记备案、备案管理供各方查询。

截至2022年12月19日，已有1208家机构完成医疗器械临床试验机构备案。

第二节　医疗器械监管法规

医疗器械直接关系到人民群众的生命健康。党中央、国务院高度重视医疗器械质量安全与创新发展，基于医疗器械全生命周期监管的法规体系建立对保障医疗器械质量安全、推动行业健康发展至关重要。医疗器械监管体系的构建始于2000年《医疗器械监督管理条例》的颁布与实施，并在多年的实践中不断发展完善、改革创新，逐渐形成了基于《医疗器械监督管理条例》及其配套文件的法律法规体系，对医疗器械的研制、注册、生产、流通、使用、不良反应监测等全生命周期各个环节进行依法监管。

我国的法律法规体系中，宪法处于最高法律地位，往下依次是法律、行政法规、部门规章、规范性文件，以及地方性法规、规章与规范性文件。与药品、疫苗、中医药有相应法律不同，目前医疗器械没有专门的法律文件，但是有与医疗器械监管工作相关联的其他法律文件，如《行政处罚法》《行政许可法》《行政复议法》《产品质量法》等与医疗器械监管关系密切，是医疗器械监管的重要法律依据。国务院颁发的《医疗器械监督管理条例》作为行政法规，是医疗器械监管体系的顶层设计，与其配套的一系列法律法规、规范性文件构成了整个医疗器械监管的法规体系（见图2-2）。我国医疗器械监管法规体系中，下位法规是对上位法规的细化，如部门规章《医疗器械生产监督管理》是对《医疗器械监督管理条例》中生产环节监管的具体实施细则。因此下面将主要围绕《医疗器械监督管理条例》及其配套文件对医疗器械的全生命周期监管进行介绍。

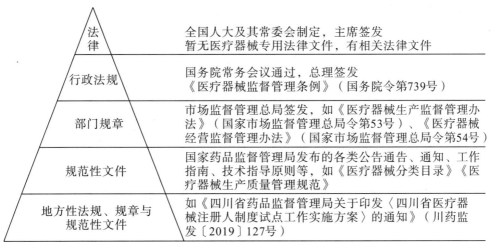

图 2-2　医疗器械监督管理法规体系

一、《医疗器械监督管理条例》

《医疗器械监督管理条例》是医疗器械监督管理的"基本法"，对保障医疗器械质量

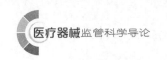

安全，推动行业健康发展起到了很好的作用。随着医疗器械产业的发展，国家对《医疗器械监督管理条例》进行了多次修订以适应新形势的需要。

（一）《医疗器械监督管理条例》的修订过程

2000 年国务院制定了《医疗器械监督管理条例》，2014 年、2017 年分别进行了全面修订和部分修改。近年来，随着医疗器械产业的快速发展，原条例难以适应新形势的需要，党中央、国务院对药品医疗器械审评审批制度改革作出一系列重大决策部署，从制度层面进一步促进行业创新，更好满足人民群众对高质量医疗器械的期待。2017 年 10 月 8 日，中共中央办公厅、国务院办公厅印发了《关于深化审评审批制度改革鼓励药品医疗器械创新的意见》，对深化医疗器械审评审批制度改革工作提出具体意见。2017 年 9 月，国家食品药品监督管理总局正式启动《医疗器械监督管理条例》修订工作。2018 年 1 月，局务会议审议通过《医疗器械监督管理条例修正案（草案修订稿）》，并于 5 月由国家市场监督管理总局报送国务院。2020 年 9 月，司法部提请国务院常务会议审议《医疗器械监督管理条例（修订草案）》。2020 年 12 月，国务院第 119 次常务会议审议通过新条例。2021 年 2 月 9 日，总理签署公布了国务院令第 739 号——新版《医疗器械监督管理条例》，自 2021 年 6 月 1 日起施行。《医疗器械监督管理条例》的修订过程如图 2－3 所示。

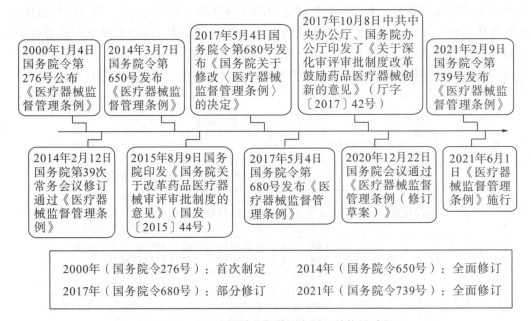

图 2－3 《医疗器械监督管理条例》的修订过程

（二）《医疗器械监督管理条例》的修订结果

医疗器械与人民群众生命健康密切相关，保障医疗器械安全是严肃的政治问题、重大的经济问题、基本的民生问题、严谨的技术问题。《医疗器械监督管理条例》（以下简称《条例》）修订的总体思路在于落实药品医疗器械审评审批制度改革要求，夯实企业主体责任；巩固"放管服"改革成果，优化审批备案程序，对创新医疗器械优先审批，释放市场创新活力，减轻企业负担；将风险管理理念贯穿医疗器械全生命周期；完善监管制度，加强对医疗器械的全生命周期和全过程监管，提高监管效能；加大对违法行为的处罚力度，提高违法成本。《条例》的修订是在深刻认识医疗器械监管工作面临的新形势和加快推进从制械大国到制械强国跨越新要求的基础上，结合新发展阶段、新发展理念等给医疗器械监管带来的机遇和挑战，以"四个最严"要求为根本遵循，守底线保安全、追高线促发展，深化医疗器械监管改革创新，推进医疗器械全生命周期质量监管。

1. 落实注册人、备案人制度，强化企业主体责任

《条例》全面实施医疗器械注册人制度。医疗器械注册人制度是国际社会普遍采用的现代医疗器械管理制度，也是最近一次《条例》修订的核心制度之一。《条例》第十三条规定，医疗器械注册人、备案人应当加强医疗器械全生命周期质量管理，对研制、生产、经营、使用全过程中医疗器械的安全性、有效性依法承担责任。明确持有医疗器械注册证（备案证）的为医疗器械注册人（备案人），注册人（备案人）对医疗器械设计开发、临床试验、生产制造、销售配送、不良事件报告等承担全生命周期的法律责任；受委托研发、临床试验、生产制造等主体的要求和责任范围也将进一步明确。医疗器械注册人（备案人）制度对注册人、备案人、受托人之间的责任义务作出了具体规定，强化了主体责任。

2. 落实改革举措，鼓励行业创新发展

《条例》总则第八条规定，国家制定医疗器械产业规划和政策，将医疗器械创新纳入发展重点，对创新医疗器械予以优先审评审批，支持创新医疗器械临床推广和使用，推动医疗器械产业高质量发展。第九条规定，国家完善医疗器械创新体系，支持医疗器械的基础研究和应用研究，促进医疗器械新技术的推广和应用，在科技立项、融资、信贷、招标采购、医疗保险等方面予以支持。支持企业设立或者联合组建研制机构，鼓励企业与高等学校、科研院所、医疗机构等合作开展医疗器械的研究与创新，加强医疗器械知识产权保护，提高医疗器械自主创新能力。美国的《21世纪治愈法案》提出"改善治疗方式，以患者为中心"的理念，通过豁免临床、附带条件审批、罕见病优先审批、拓展性临床试验等加速 FDA 药品和医疗器械审批。我国的《关于深化审评审批制度改革鼓励药品医疗器械创新的意见》（厅字〔2017〕42号）也提出相应举措，鼓励药品医疗器械创新，提高产业竞争力。《条例》对一系列鼓励创新的举措进行了规定，包括临床试验（第二十四条、第二十五条、第二十六条等）、优化审评审批（第二十四条、第二十五条、第二十七条等）、附条件审批（第十九条）、紧急授权使用（第二十九条、第一百零五条等）等，完善了医疗器械的创新体系。

医疗器械产业是关系国计民生的重要产业，只有产业发展了，才能守护产品安全，保障公众健康。国家药品监督管理部门通过鼓励创新，加快高端医疗器械的关键核心技术攻克，加快高端医疗器械装备自主，促进医疗器械产业做大做强，进一步守护产品安全，保障公众健康。

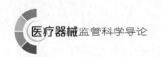

3. 风险管理理念贯穿医疗器械全生命周期

风险管理是医疗器械监督管理的基本原则之一。《条例》第五条规定，医疗器械监督管理遵循风险管理、全程管控、科学监管、社会共治的原则；第六条规定，国家对医疗器械按照风险程度实行分类管理，按照风险程度高低将医疗器械分为三类。科学分类是有效监管的基础，医疗器械风险程度越高的越要严格管理。国家药品监督管理部门根据医疗器械的类别，在不同环节施行注册、备案、许可等管理（见表2-2）。如一类医疗器械实行产品备案管理，二类、三类医疗器械实行产品注册管理。具有高风险的三类医疗器械产品，由国家药品监督管理局审查，批准后发给医疗器械注册证。

表 2-2　基于风险程度分类分级管理

注册		一类医疗器械	二类医疗器械	三类医疗器械
	国产	市（市场局）备案	省（药监局）注册	国家（药监局）注册
	进口	国家（药监局）注册（其中一类医疗器械备案）		
生产		市（市场局）备案	省（药监局）许可	
经营		—	市（市场局）备案	市（市场局）许可

注：对产品安全性、有效性不受流通过程影响的二类医疗器械，可以免于经营备案。

4. 完善监管制度，提高监管效能

首先，注册人（备案人）制度体现了全生命周期的风险管理理念，有利于监管力量集中分布到高风险产品与关键监管环节，该放的放、该管的管，以有效加强监管的针对性，提高监管的效能，减少监管的随意性；有利于注册人、备案人更清楚地了解在哪些环节和关键点上着力，明确责任，有的放矢。

其次，《条例》从加强队伍建设、创新监管手段、促进协同监管多个方面入手，着力完善医疗器械监管制度，提高监管科学性、有效性、规范性。《条例》规定国家建立职业化专业化检查员制度，加强对医疗器械的监督检查（第六十八条）。除了加强队伍建设，通过增设延伸检查、失信惩戒、告诫、责任约谈、责令限期整改等多元化监管手段（第六十九条、第七十二条），创新监管手段；进一步明确药品监管、卫生健康等部门的职责分工和信息共享与协作机制（第七十一条、第七十三条、第七十七条等），促进协同监管；通过增强对监管部门和地方政府的责任约谈制度（第七十四条），强化问责；规定分步实施医疗器械唯一标识制度，加强全生命周期监管，推进监管体系的不断完善和监管能力的现代化发展。

5. 加大处罚力度，提高违法成本

《条例》明确提高了违法成本，严惩违法行为。新《条例》大幅提高了罚款力度，对于涉及质量安全的违法行为，最高可处以货值金额30倍的罚款；加大了行业和市场禁入处罚力度，对违法情节严重或者造成严重后果的情形，规定了限制申请医疗器械许可、吊销生产经营许可证、一定期限内禁止从事相关活动等处罚措施，并进一步提高了资格罚的幅度；增加了"处罚到人"规定，对于大部分医疗器械违法行为都严格落实了"处罚到人"的要求。

此外，《条例》科学设定法律责任，确保处罚适当。根据违法行为的性质、情节、主观恶性和社会危害程度，对各类违法行为处罚力度作了相应区分，对严重违法行为从严从重处罚，对一般违法行为则给予相对较轻的处罚，合理划分处罚层级，确保法律责任轻重均衡，过罚相当。如第八十七条规定，医疗器械经营企业、使用单位履行了条例规定的进货检查等义务，有充分证据证明其不知道所经营、使用的医疗器械为无证产品，并能如实说明进货来源的，收缴其不符合法定要求的医疗器械，可以免除行政处罚。

我国医疗器械产业经历了由产业起步到初具规模，再到规模高速增长、新技术新产品涌现、高端医疗萌发成长的发展历程。在新的时代背景下，医疗器械监管要实现法规高速迭代、监管国际对话、标准国际同步，优化审评审批程序，强调事中事后监管，鼓励支持创新等，以保证医疗器械的安全、有效，保障人体健康和生命安全，促进医疗器械产业发展。《条例》的修订过程与修订结果正是对产业发展变化与监管需求变化的体现。

总之，《条例》在鼓励创新、防控安全风险、落实资格处罚等方面都做了细致的规定。围绕《条例》主要制度贯彻落实，国家药品监督管理部门修订出台了一系列的配套规章，形成了以《条例》为"基本法"的医疗器械全生命周期监管法规体系。

二、《医疗器械监督管理条例》配套法规体系

医疗器械全生命周期包括产品的研制、生产、经营、使用以及退市等几个环节。根据产品是否上市，可将医疗器械全生命周期监管分为上市前监管和上市后监管。上市前监管包括产品的研制、临床试验、注册与备案、生产等环节。上市后监管包括经营与使用、不良事件监测与召回、监督检查等环节。此外，从产品研制注册开始，建立全程可追溯的医疗器械唯一标识系统，是加强医疗器械全生命周期监管的重要一环。针对医疗器械全生命周期的各个环节，医疗器械监管机构依据相应法律法规修订或发布了相应的规范性文件。围绕《条例》主要制度的贯彻落实，医疗器械全生命周期不同环节对应的主要法律法规见表2-3所示。

表2-3　医疗器械全生命周期监管法律法规

上市前	法律法规	上市后	法律法规
研制	医疗器械标准管理办法	经营	医疗器械经营监督管理办法
命名	医疗器械通用命名规则		医疗器械网络销售监督管理办法
分类	医疗器械分类规则	广告	药品、医疗器械、保健食品、特殊医学用途配方食品广告审查管理暂行办法
临床试验	医疗器械临床试验质量管理规范		
注册	医疗器械注册与备案管理办法	使用	医疗器械使用质量监督管理办法
	体外诊断试剂注册管理办法	不良事件监测	医疗器械不良事件监测和再评价管理办法
	医疗器械说明书和标签管理规定	召回	医疗器械召回管理办法
生产	医疗器械生产监督管理办法	监督检查	药品医疗器械飞行检查办法
唯一标识系统	医疗器械唯一标识系统规则		市场监督管理严重违法失信名单管理办法

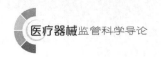

（一）医疗器械标准管理

医疗器械标准是一种重要的技术规范，是医疗器械在研制、生产、经营、使用和监督管理等活动中遵循的统一的技术标准。2002年，国家药品监督管理局发布施行《医疗器械标准管理办法（试行）》（国家药品监督管理局令第31号），对指导我国医疗器械标准化管理工作、规范标准制修订以及促进标准实施等起到了积极的推动作用。随着医疗器械标准化工作的不断推进，国家药品监督管理局于2010年组建成立了医疗器械标准管理的专职机构，进一步加强了对医疗器械标准的组织管理。2014年6月，国务院颁布《医疗器械监督管理条例》（国务院令第650号），取消注册产品标准，以"产品技术要求"替代"注册产品标准"，明确产品技术要求的法律地位，改变了原由医疗器械国家标准、行业标准和注册产品标准组成的三级标准体系，医疗器械标准体系随之发生变化。国家食品药品监督管理总局组织对《医疗器械标准管理办法（试行）》进行修订，于2017年2月21日发布了《医疗器械标准管理办法》（国家食品药品监督管理总局令第33号，以下简称《办法》），自2017年7月1日起施行。现行《办法》对医疗器械标准的定义、分类、标准管理职责、标准制定与修订、标准实施与监督、团体标准等都作出了规定。

首先，《办法》总则第四条、第五条对医疗器械标准的分类依据与分类种类进行了规定，明确了我国的医疗器械标准体系。医疗器械标准按照效力可以分为强制性标准和推荐性标准，按照规范对象可以分为基础标准、方法标准、管理标准和产品标准。对保障人体健康和生命安全的技术要求，应当制定为医疗器械强制性国家标准和强制性行业标准；对满足基础通用、与强制性标准配套、对医疗器械产业起引领作用等需要的技术要求，可以制定为医疗器械推荐性国家标准和推荐性行业标准。

其次，《办法》对国家药品监督管理部门、医疗器械标准管理中心、医疗器械标准技术委员会等各自承担的标准化职责和工作内容进行了明确；对医疗器械标准制修订的程序进行了细化，包括立项、起草、征求意见、审查、批准发布、复审和废止等环节，以确保标准质量。标准复审制度中，医疗器械标准化技术委员会应当对已发布实施的医疗器械标准开展复审工作，根据科学技术进步、产业发展以及监管需要对其有效性、适用性和先进性及时组织复审，提出复审结论。复审结论分为继续有效、修订或者废止。复审周期原则上不超过5年。

再次，《办法》明确了强制性标准、推荐性标准与产品技术要求的实施和监督要求，强调强制性标准在医疗器械监管中的地位，明确了医疗器械推荐性标准和产品技术要求的实施和监督要求。

最后，《办法》鼓励企业、社会团体、教育科研机构及个人等社会各方参与标准制修订工作与标准执行监督工作，鼓励依法成立的社会团体制定发布团体标准。对于违反强制性标准以及产品技术要求的行为，单位和个人有权对其进行举报或者反映。

（二）医疗器械分类管理

医疗器械分类管理是国际通行的管理模式。科学合理的医疗器械分类是医疗器械注册、生产、经营、使用全过程监管的重要基础。对于医疗器械，我国实行的是分类规则指导下的分类目录制，分类规则和分类目录并存，以分类目录优先。

《医疗器械分类规则》（以下简称《分类规则》）和《医疗器械分类目录》（以下简称《分类目录》）是对医疗器械管理类别的规定，是医疗器械监管工作的重要依据。

1.《分类规则》

《分类规则》的修订与《条例》的修订密切相关。随着首版《条例》（国务院令第276号）于2000年颁布实施，《分类规则》（局令第15号）也于2000年发布实施。《条例》于2014年进行第一次全面修订后，2015年《分类规则》的部分条款和分类判定表予以修订，与之相应的，《分类目录》也进行了修订。根据《分类规则》，医疗器械按照风险程度实行分类管理。第一类是风险程度低，实行常规管理可以保证其安全、有效的医疗器械。第二类是具有中度风险，需要严格控制管理以保证其安全、有效的医疗器械。第三类是具有较高风险，需要采取特别措施严格控制管理以保证其安全、有效的医疗器械。评价医疗器械风险程度，应当考虑医疗器械的预期目的，根据结构特征、使用形式、使用状态、是否接触人体等因素综合判定。

《分类规则》在指导《分类目录》的制定和确定新的产品注册类别方面发挥着积极作用。《分类规则》明确了由国务院药品监督管理部门负责制定医疗器械的分类规则和分类目录，并根据医疗器械生产、经营、使用情况，及时对医疗器械的风险变化进行分析、评价，对分类目录进行调整。

2.《分类目录》

医疗器械的科学分类是实现有效监管、合理配置监管资源的重要基础。随着医疗器械产业的发展，新技术、新标准、新风险等不断出现，需要不断调整现行的分类目录以提高医疗器械精准分类，实现科学监管。实践证明，《分类目录》动态调整是践行医疗器械科学监管理念的工作基础。为了加强医疗器械分类管理，规范《分类目录》动态调整工作，根据《条例》和《分类规则》，国家药品监督管理局组织制定了《医疗器械分类目录动态调整工作程序》[《国家药监局关于发布医疗器械分类目录动态调整工作程序的公告》（2021年第60号）]，明确《分类目录》动态调整工作原则，即应当根据医疗器械风险变化情况，参考国际经验，遵循符合最新科学认知、立足监管实际、鼓励创新、推动产业高质量发展的原则进行调整。

《分类目录》动态调整工作程序的制定，是国家药品监管部门贯彻落实医疗器械分类改革，紧贴监管工作重点和产业诉求，促进医疗器械行业高质量发展的重大举措。未来，随着动态调整工作的持续深入，《分类目录》必将更加科学、专业、精准、权威，为医疗器械精准化管理提供依据，更好地服务于医疗器械科学监管，促进相关产业良性发展。

此外，与《分类规则》不同，此前国家食品药品监督管理局并未将体外诊断试剂分类规则作为单独的文件发布，而是将有关内容先后写入了《关于印发体外诊断试剂注册管理办法（试行）的通知》（国食药监械〔2007〕229号）和《体外诊断试剂注册管理办法》（国家食品药品监督管理总局令第5号，以下简称5号令）。随着条例的修订，为了规范体外诊断试剂分类管理，根据《条例》配套规章规范性文件修订工作部署，将5

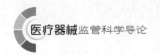

号令中有关体外诊断试剂分类的内容剥离，形成独立的《体外诊断试剂分类规则》。

（三）医疗器械命名

规范医疗器械命名是医疗器械监管的重要基础性工作。使用通用名称有助于生产、流通、使用、监管各方对医疗器械产品进行高效的识别，是正确使用和科学监管的前提。2014年《条例》（国务院令第650号）第二十六条规定，医疗器械应当使用通用名称。通用名称应当符合国务院食品药品监督管理部门制定的医疗器械命名规则。

该《条例》发布后，国家食品药品监管总局借鉴全球医疗器械术语系统（GMDN）的构建思路和相关标准，参照药品通用名称的命名格式和内容，组织制定了《医疗器械通用名称命名规则》（以下简称《规则》）。经过系统研究和广泛征求意见，《规则》于2015年12月21日以总局令第19号发布，2016年4月1日起施行。《规则》明确医疗器械通用名称应当符合国家有关法律、法规的规定，与产品的真实属性相一致。《规则》规定通用名称应当使用中文，并符合国家语言文字规范；通用名称由一个核心词和一般不超过三个特征词组成。核心词是对具有相同或者相似的技术原理、结构组成或者预期目的的医疗器械的概括表述。特征词是对医疗器械使用部位、结构特点、技术特点或者材料组成等特定属性的描述。使用部位是指产品在人体的作用部位，可以是人体的系统、器官、组织、细胞等。结构特点是对产品特定结构、外观形态的描述。技术特点是对产品特殊作用原理、机理或者特殊性能的说明或者限定。材料组成是对产品的主要材料或者主要成分的描述。通用名称用来反映具有相同或者相似的预期目的、共同技术的同品种医疗器械的共性特征。医疗器械通用名称不得作为商标注册。各医疗器械制造商在设计医疗器械时应根据产品特点选择适宜的术语，组合生成通用名称。

医疗器械命名与分类、标识编码共同构成医疗器械监管的重要基础。命名解决产品是什么的问题，分类解决产品的风险问题，标识编码解决产品的唯一性识别和追溯问题，三者相互关联，在医疗器械全生命周期监管中发挥着重要作用。

（四）临床试验与临床评价

1.《医疗器械临床试验质量管理规范》

2016年，国家食品药品监督管理总局会同国家卫生和计划生育委员会发布了《医疗器械临床试验质量管理规范》（国家食品药品监督管理总局、国家卫生和计划生育委员会令第25号）（以下简称《规范》）。《规范》的实施，确立了医疗器械临床试验的准则，对加强医疗器械临床试验管理、维护受试者权益起到了积极的作用。近年来，随着医疗器械审评审批制度改革的不断深入，医疗器械临床试验机构由资质认定改为备案管理等多项改革政策相继出台，《规范》中的一些内容已经不再适用，一些条款也存在可操作性不强的问题。为落实医疗器械审评审批制度改革要求，配合新修订的《医疗器械监督管理条例》实施，积极转化适用国际医疗器械监管协调文件，国家药品监督管理部门于2019年启动了《规范》的修订工作，以适应医疗器械临床试验管理工作需求。2022年3月24日，国家药品监督管理局会同国家卫生健康委员会组织修订的《规范》（国家药品监督管理局、国家卫生健康委员会2022年第28号公告）发布，并于2022年

5月1日实施。

新修订的《规范》适用于在中华人民共和国境内，为申请医疗器械（含体外诊断试剂）注册而开展的医疗器械临床试验的相关活动。《规范》涵盖了医疗器械临床试验全过程，包括医疗器械临床试验的设计方案、实施、监察、稽查、检查，数据采集、记录、保存、分析、总结和报告等。《规范》对伦理委员会伦理审查的原则与伦理审查要求进行了规定；明确了医疗器械临床试验机构应当具有相应的临床试验管理部门，承担医疗器械临床试验的管理工作；对研究者应当具备的条件和承担的责任进行了强调，突出申办者主体责任，要求申办者的质量管理体系应当覆盖医疗器械临床试验全过程；对临床试验方案和试验报告的一般性要求、内容、签章要求等进行了概述，明确了多中心临床试验的定义与要求，对临床试验记录的基本原则、病理报告填写、电子数据采集都作出了相应的要求。

国家药品监督管理局为配合《规范》的实施，进一步指导临床试验开展，制定了《医疗器械临床试验方案范本》《医疗器械临床试验报告范本》《体外诊断试剂临床试验方案范本》《体外诊断试剂临床试验报告范本》《医疗器械/体外诊断试剂临床试验严重不良事件报告表范本》《医疗器械/体外诊断试剂临床试验基本文件目录》六个文件，与《规范》同步实施。

2. 临床评价

《医疗器械监督管理条例》要求，医疗器械产品注册时应当提交临床评价资料，但是符合条例第二十四条规定的免于进行临床评价的情形，可以免于提交临床评价资料。《医疗器械注册与备案管理办法》（国家市场监督管理总局令第47号）（以下简称《办法》）第三章第二节指出，医疗器械注册与备案应当进行临床评价，临床评价包括列入《免于进行临床试验的医疗器械目录》产品的临床评价、同品种医疗器械临床评价和开展医疗器械临床试验的临床评价三种途径。临床试验只是完成临床评价的其中一条路径，并且也是周期长、投入大的一条路径。因此，采用最有效的方式获取证明符合医疗器械安全和性能基本原则所需的最少量信息，有助于注册申请人消除或减轻不必要的负担，使患者能够及早并持续获得安全有效的医疗器械。

为加强医疗器械产品注册工作的监督和指导，进一步提高注册审查质量，根据《办法》，2021年9月8日，国家药品监督管理局组织制定了《医疗器械临床评价技术指导原则》《决策是否开展医疗器械临床试验技术指导原则》《医疗器械临床评价等同性论证技术指导原则》《医疗器械注册申报临床评价报告技术指导原则》《列入免于临床评价医疗器械目录产品对比说明技术指导原则》5项技术指导原则。

《医疗器械临床评价技术指导原则》分为主要定义和概念、临床评价及临床试验三部分。首先，主要定义和概念对临床试验、临床数据、临床评价、临床证据的概念以及关系进行了阐述。其中，临床评价指采用科学合理的方法对临床数据进行分析评价，以确认医疗器械在其适用范围下的安全性、临床性能和/或有效性的持续进行的活动；临床试验是指为评价医疗器械的安全性、临床性能和/或有效性，在一例或多例受试者中开展的系统性的试验或研究。因此，如图2-4所示，"临床试验"和"临床评价"是两项活动，而"临床数据"和"临床证据"分别是两项活动的结果，临床评价报告及其相关数据形成临床证据。其次，临床评价部分明确了临床评价的基本原则、临床评价的数据/文件来源（第 1 阶段）、临床数据的评估（第 2 阶段）、临床数据的分析（第 3 阶段）、临床评价报告等内容。最后，临床试验部分对其定义、范围以及是否需要开展临床试验的一般原则等内容进行了论述。

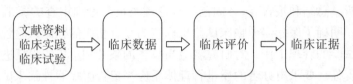

图 2—4　数据生成及临床评价过程

决策是否开展医疗器械临床试验是综合考虑产品的适用范围、技术特征、生物学特性、风险程度及已有研究数据等来确定开展临床试验必要性的过程。《决策是否开展医疗器械临床试验技术指导原则》提出，如果非临床研究的结果和/或现有临床数据不足以证明产品对医疗器械安全和性能的基本原则的符合性，则可能需要开展临床试验。同时，该指导原则明确临床使用具有高风险的第三类医疗器械、新型医疗器械时，可考虑免于开展临床试验的情形。

《医疗器械临床评价等同性论证技术指导原则》从产品描述和研发背景、对比器械的选择、等同性论证的基本要求等方面，为注册申请人进行等同性论证及药品监管部门对等同性论证资料进行技术审评提供技术指导。

《医疗器械注册申报临床评价报告技术指导原则》针对上市前临床评价，阐明用于医疗器械注册申报的临床评价报告需包含的主要内容，并细化相应要求，为注册人编写上市前临床评价报告及药品监管部门审评上市前临床评价报告提供技术指导。

《列入免于临床评价医疗器械目录产品对比说明技术指导原则》适用于列入《免于临床评价医疗器械目录》（以下简称《目录》）的第二类、第三类医疗器械注册时的对比说明，不适用于按医疗器械管理的体外诊断试剂。该技术指导原则在"对比说明要求"中明确，对于列入《目录》的产品，注册申请人需提交申报产品相关信息与《目录》所述内容的对比资料和申报产品与已获准境内注册的《目录》中医疗器械的对比说明。

临床评价以科学的态度区分了临床试验和临床评价，并分别提出了要求，体现了科学监管的理念。除列入《目录》的产品外，医疗器械产品注册、备案均应当进行临床评价。临床评价可通过列入《免于进行临床试验的医疗器械目录》产品的临床评价、同品种医疗器械临床评价和开展医疗器械临床试验的三种临床评价途径进行。临床评价报告是证明产品安全有效的重要证据，免于临床试验不等于免于临床评价，无论是通过文献检索、临床经验还是临床试验所得的临床数据，都需要采用科学合理的方法对其进行分析评价，对医疗器械的安全性和有效性进行确认。同时，临床评价过程是一个持续的过程，从上市前的注册与备案到上市后的监测与再评价，临床评价贯穿医疗器械全生命周期，应作为质量管理体系的一部分。

（五）注册与备案

1996 年，国家医药管理局发布了《医疗器械注册管理办法》（局令第 16 号），这是我国第一次对医疗器械实施注册管理。该办法形成了我国医疗器械按照风险程度分类分级管理的雏形。2004 年，国家食品药品监督管理总局对《医疗器械注册管理办法》进行了修订，进一步明确了在我国境内销售、使用的医疗器械均应按《医疗器械注册管理办法》的规定申请注册，未注册的医疗器械不得销售使用。2007 年，国家食品药品监督管理总局颁布《体外诊断试剂注册管理办法》，对划归医疗器械管理的体外诊断试剂的注册工作作出了明确规定。为了配合 2014 年 6 月 1 日实施的《医疗器械监督管理条例》（国务院令第 650 号）中医疗器械注册制度的新发展，修订的《医疗器械注册管理办法》（国家食品药品监督管理总局令第 4 号）和《体外诊断试剂注册管理办法》（国家食品药品监督管理总局令第 5 号）发布。随着审评审批制度的改革深化，新的《医疗器械监督管理条例》（国务院令 739 号）发布实施，需要对医疗器械（体外诊断试剂）的注册管理办法进行修订。2021 年 7 月 22 日，国家市场监督管理总局第 11 次局务会议审议通过《医疗器械注册与备案管理办法》（局令第 47 号）与《体外诊断试剂注册与备案管理办法》（局令第 48 号），自 2021 年 10 月 1 日起施行。

1. 《医疗器械注册与备案管理办法》

为了规范医疗器械注册与备案行为，保证医疗器械的安全、有效和质量可控，根据《医疗器械监督管理条例》（国务院令第 739 号）制修订的《医疗器械注册与备案管理办法》（国家市场监督管理总局令第 47 号，以下简称《管理办法》）于 2021 年 8 月 26 日公布，2021 年 10 月 1 日起施行。

医疗器械注册是指医疗器械注册申请人（以下简称申请人）依照法定程序和要求提出医疗器械注册申请，药品监督管理部门依据法律法规，基于科学认知，进行安全性、有效性和质量可控性等审查，决定是否同意其申请的活动。医疗器械备案是指医疗器械备案人（以下简称备案人）依照法定程序和要求向药品监督管理部门提交备案资料，药品监督管理部门对提交的备案资料存档备查的活动。第一类医疗器械实行产品备案管理，第二类和第三类医疗器械实行注册管理。

《管理办法》规定注册人、备案人应当加强医疗器械全生命周期质量管理，对研制、生产、经营、使用全过程中医疗器械的安全性、有效性和质量可控性依法承担责任，提出申请人、备案人应当建立与产品相适应的质量管理体系，并保持有效运行。《管理办法》鼓励创新，实行优先审批，对创新产品注册、应急注册、优先注册等特殊注册程序做了明确规定。《管理办法》还提出持续推进审评审批制度改革，建立以技术审评为主导，核查、检验、监测与评价等为支撑的医疗器械注册管理技术体系；建立健全沟通交流制度；建立专家咨询制度。《管理办法》规定国家药品监督管理局建立并分步实施医疗器械唯一标识制度，申请人、备案人应当按照相关规定提交唯一标识相关信息，保证数据真实、准确、可溯源。对于未按照要求对发生的变化进行备案的，由原来的"1 万以下"罚款增加至"1 万以上 3 万以下"，加大了处罚力度。总之，《管理办法》对医疗器械注册、特殊注册程序、医疗器械备案、监督管理、法律责任等均作出了明确规定。

1）医疗器械注册

根据《管理办法》，医疗器械注册包括"产品研制""临床评价""注册体系核查""产品注册"四个小节。

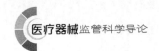

首先，要求医疗器械研制应当遵循风险管理原则，保证产品在正常使用中受益大于风险。申请注册或者进行备案，应当提交研制活动中产生的非临床证据。医疗器械非临床研究过程中确定的功能性、安全性指标及方法应当与产品预期使用条件、目的相适应，研究样品应当具有代表性和典型性。必要时，应当进行方法学验证、统计学分析。申请注册或者进行备案提交的医疗器械产品检验报告可以是申请人、备案人的自检报告，也可以是委托有资质的医疗器械检验机构出具的检验报告。注册检验报告既可以委托有资质的医疗器械检验机构提供，也可以是注册人/备案人的自检报告，注册检验放开是《医疗器械监督管理条例》修订后的变化。

其次，除了列入免于进行临床评价的医疗器械目录的产品，医疗器械产品注册、备案均应进行临床评价。开展医疗器械临床评价，可以通过开展临床试验，或者通过对同品种医疗器械临床文献资料、临床数据进行分析评价，证明医疗器械的安全性、有效性。通过临床试验开展临床评价的，临床评价资料包括临床试验方案、伦理委员会意见、知情同意书、临床试验报告等。临床试验需提起实验申请。免于临床评价是此处修订的亮点，相比原来的"免于进行临床试验"，"免于临床评价"可以进一步缓解注册的工作量。

再次，申请人应当在申请注册时提交与产品研制、生产有关的质量管理体系相关资料，受理注册申请的药品监督管理部门在产品技术审评时认为有必要对质量管理体系进行核查的，应当组织开展质量管理体系核查，并根据需要调阅原始资料。核查过程中还应同时对检验用产品和临床试验产品的真实性进行核查，重点查阅设计开发过程相关记录，以及检验用产品和临床试验产品生产过程的相关记录。提交自检报告的，应当对申请人、备案人或者受托机构研制过程中的检验能力、检验结果等进行重点核查。

最后，申请人应当在完成支持医疗器械注册的安全性、有效性研究，做好接受质量管理体系核查的准备后，提出医疗器械注册申请，并按照相关要求，通过在线注册申请等途径向药品监督管理部门提交下列注册申请资料，包括产品风险分析资料，产品技术要求，产品检验报告，临床评价资料，产品说明书以及标签样稿，与产品研制、生产有关的质量管理体系文件，证明产品安全、有效所需的其他资料。受理注册申请的药品监督管理部门应当在技术审评结束后作出是否批准的决定。对符合安全、有效、质量可控要求的，准予注册，发给医疗器械注册证，注册证有效期为5年。对用于治疗罕见疾病、严重危及生命且尚无有效治疗手段的疾病和应对公共卫生事件等急需的医疗器械，药品监督管理部门可以作出附条件批准决定，并在医疗器械注册证中载明有效期、上市后需要继续完成的研究工作及完成时限等相关事项。附条件审批有利于特殊情况下产品的快速上市，保障老百姓的需求。

2）特殊注册程序

在总结近年来改革成果的基础上，增设特殊注册程序专章，对创新产品注册、优先注册和应急注册作出规定，明确每个通道的纳入范围、程序及支持政策等。

首先，对创新医疗器械实行特别审批，鼓励医疗器械的研究与创新，推动医疗器械产业高质量发展。申请人申请适用创新产品注册程序的医疗器械需要符合下列要求：

（1）申请人通过其主导的技术创新活动，在中国依法拥有产品核心技术发明专利权，或者依法通过受让取得在中国发明专利权或其使用权，且申请适用创新产品注册程序的时间在专利授权公告日起 5 年内；或者核心技术发明专利的申请已由国务院专利行政部门公开，并由国家知识产权局专利检索咨询中心出具检索报告，载明产品核心技术方案具备新颖性和创造性。

（2）申请人已完成产品的前期研究并具有基本定型产品，研究过程真实和受控，研究数据完整和可溯源。

（3）产品主要工作原理或者作用机理为国内首创，产品性能或者安全性与同类产品比较有根本性改进，技术上处于国际领先水平，且具有显著的临床应用价值。为鼓励医疗器械研发创新，促进医疗器械新技术的推广和应用，推动医疗器械产业高质量发展，国家药品监督管理局发布了《创新医疗器械特别审查程序》（国家药品监督管理局 2018 年第 83 号公告），自 2018 年 12 月 1 日起施行。对于创新医疗器械，在产品注册申请受理前以及技术审评过程中要提供全程对接服务，应申请人的要求就重大技术问题、重大安全性问题、临床试验方案、阶段性临床试验结果的总结与评价以及其他需要沟通交流的重要问题及时沟通、提供指导。国家药品监督管理局在标准不降低、程序不减少的前提下，优先予以审评审批。截至 2021 年 12 月 7 日，已有 132 项创新医疗器械获得国家药监局批准。《创新医疗器械特别审查程序》为创新医疗器械设置特别审批通道，对鼓励医疗器械创新，促进医疗器械新技术的推广和应用，推动医疗器械产业发展起到了积极作用。

其次，申请适用优先注册程序的医疗器械需要满足下列情形之一：

（1）诊断或者治疗罕见病、恶性肿瘤且具有明显临床优势，诊断或者治疗老年人特有和多发疾病且目前尚无有效诊断或者治疗手段，专用于儿童且具有明显临床优势，或者临床急需且在我国尚无同品种产品获准注册的医疗器械。

（2）列入国家科技重大专项或者国家重点研发计划的医疗器械。

（3）国家药品监督管理局规定的其他可以适用优先注册程序的医疗器械。为保障医疗器械临床使用需求，国家食品药品监督管理总局发布《医疗器械优先审批程序》（国家食品药品监督管理总局 2016 年第 168 号），自 2017 年 1 月 1 日起施行。

再次，对突发公共卫生事件应急所需且在我国境内尚无同类产品上市，或者虽在我国境内已有同类产品上市但产品供应不能满足突发公共卫生事件应急处理需要的医疗器械实施应急注册。为有效预防、及时控制和消除突发公共卫生事件的危害，确保突发公共卫生事件应急所需医疗器械尽快完成审批，国家药品监督管理局组织修订了《医疗器械应急审批程序》（国家药品监督管理局 2021 年第 157 号），自 2021 年 12 月 29 日起施行。《医疗器械应急审批程序》明确应急审批适用于"突发公共卫生事件应急所需，且在我国境内尚无同类产品上市，或虽在我国境内已有同类产品上市，但产品供应不能满足突发公共卫生事件应急处理需要，并经国家药监局确认的境内第三类和进口第二类、第三类医疗器械的审批"。

优先审批程序与应急审批程序、创新审批程序的目的和内容不同。优先审批程序是为保障医疗器械临床使用需求，对治疗罕见病、恶性肿瘤、老年病，儿童专用，临床急需以及列入国家科技重大专项或重点研发计划等情形的医疗器械，设置优先审批通道。

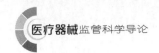

应急审批程序是为保证应对突发公共卫生事件的需要，在规定时限内快速完成医疗器械注册审批相关工作。创新医疗器械特别审批程序是针对具有核心技术发明专利、国际领先、国内首创、具有显著的临床应用价值等情形的医疗器械，按照早期介入、专人负责、加强沟通、优先办理的原则予以支持。优先审批程序与创新医疗器械特别审批程序并行运行，申请人可以根据产品具体情况选择适合的程序进行申请。若为已经按照《医疗器械应急审批程序》《创新医疗器械特别审批程序（试行）》进行审批的注册申请项目，不执行优先审批程序。

2. 《体外诊断试剂注册与备案管理办法》

体外诊断试剂是整个医疗器械产品的重要组成部分，新修订的《体外诊断试剂注册与备案管理办法》与《医疗器械注册与备案管理办法》同步施行，对体外诊断试剂的分类规则、临床评价、临床试验、变更注册以及标准品检验等多个部分进行了细化和修订。

体外诊断试剂是指按医疗器械管理的体外诊断试剂，包括在疾病的预测、预防、诊断、治疗监测、预后观察和健康状态评价的过程中，用于人体样本体外检测的试剂、试剂盒、校准品、质控品等产品，可以单独使用，也可以与仪器、器具、设备或者系统组合使用。按照药品管理的用于血源筛查的体外诊断试剂、采用放射性核素标记的体外诊断试剂不属于本办法管理范围。因此，《体外诊断试剂注册与备案管理办法》（国家市场监督管理总局令第 48 号）管理的是按照医疗器械管理的体外诊断试剂。而按照药品管理的用于血源筛查的体外诊断试剂、采用放射性核素标记的体外诊断试剂以及仅用于科研的诊断试剂，都不在该办法的管理范围之内。

《体外诊断试剂注册与备案管理办法》的内容除与医疗器械注册备案管理的共性外，还对体外诊断试剂不同包装规格的检验、报告、使用国家标准品的情形、临床评价和临床试验的途径等方面提出了特殊要求。比如医疗器械免于进行临床评价的，可以免于提交临床评价资料；而体外诊断试剂免于进行临床评价的，还是需要提交临床评价资料。这是由于体外诊断试剂具有复杂的组成成分和反应体系，细微的组分变化就会引起巨大的临床差异，因此体外诊断试剂产品很难像医疗器械一样仅仅通过比对产品信息来保证产品的安全、有效。此外，与《体外诊断试剂注册管理办法》（国家食品药品监督管理总局令第 5 号）相比，《体外诊断试剂注册与备案管理办法》将有关体外诊断试剂分类的内容剥离，形成独立的《体外诊断试剂分类规则》。

（六）医疗器械标签与说明书

为规范医疗器械说明书和标签，保证医疗器械使用的安全，国家药品监督管理局发布了《医疗器械说明书和标签管理规定》（国家食品药品监督管理总局令第 6 号，以下简称《规定》），自 2014 年 10 月 1 日起实施。

医疗器械说明书是指由医疗器械注册人或者备案人制作，随产品提供给用户，涵盖该产品安全有效的基本信息，用以指导正确安装、调试、操作、使用、维护、保养的技术文件。医疗器械标签是指在医疗器械或者其包装上附有的用于识别产品特征和标明安全警示等信息的文字说明及图形、符号。《规定》强调，医疗器械说明书和标签的内容应当科学、真实、完整、准确，与产品特性、注册资料一致，且标签与说明书有关内容应相符合；对疾病名称、专业名词、诊断治疗过程和结果的表述，应当采用国家统一发布或者规范的专用词汇，度量衡单位应当符合国家相关标准的规定。《规定》对医疗器械说明书和标签一般应包含的内容、不得含有的内容、有关注意事项、警示以及提示性内容等都做了明确的说明。因位置或者大小受限，医疗器械标签至少应当标注产品名称、型号、规格、生产日期和使用期限或者失效日期，并在标签中明确"其他内容详见说明书"。《规定》强调由消费者自行使用的医疗器械还应当具有安全使用的特别说明，以给予消费者足够的指导和警示，保证其安全使用。《规定》明确说明书应当在医疗器械注册或者备案时提交食品药品监督管理部门审查或者备案，经注册审查的医疗器械说明书的内容不得擅自更改。

说明书和标签承载着医疗器械产品的重要信息，直接关系到医疗器械使用的安全有效。说明书和标签的不规范标注会给医疗器械使用者带来较多的风险，影响用械安全。因此，规范的说明书与标签对保证医疗器械的安全使用至关重要。

（七）医疗器械生产监督管理

医疗器械的安全有效关乎人民群众的生命健康，医疗器械的生产过程直接影响产品的质量安全。为加强医疗器械生产监督管理，规范医疗器械生产行为，保证医疗器械安全、有效，根据《医疗器械监督管理条例》，国家药品监督管理局制定了《医疗器械生产监督管理办法》。伴随条例的修订，《医疗器械生产监督管理办法》也进行了相应修订。2021年3月26日，国家药品监督管理局发布了关于《医疗器械生产监督管理办法（修订草案征求意见稿）》公开征求意见。2022年3月10日，国家市场监督管理总局发布了修订后的《医疗器械生产监督管理办法》（国家市场监督管理总局令第53号，以下简称《办法》），自2022年5月1日起实施。

《办法》规定，根据医疗器械风险程度对医疗器械生产实施分类管理。从事第二类、第三类医疗器械生产活动，应当经所在地省、自治区、直辖市药品监督管理部门批准，依法取得医疗器械生产许可证；从事第一类医疗器械生产活动，应当向所在地设区的市级负责药品监督管理的部门办理医疗器械生产备案。

《办法》落实注册人制度的相关要求，明确医疗器械注册人、备案人和受托生产企业的责任划分，明确医疗器械注册人、备案人和受托生产企业质量管理责任划分，增加双方委托协议应当包括的内容，细化对风险管控、培训、供应商审核、工艺变更、验证和确认、追溯、唯一标识等方面的要求，引入生产放行和上市放行，以确保双方建立有效衔接的医疗器械生产质量管理体系。医疗器械注册人、备案人在境内上市的医疗器械，其生产活动及其监督管理应当遵守本办法，并对境外检查做了规定。

《办法》对生产环节中国家药品监督管理局，省、自治区、直辖市药品监督管理部门及其派出机构，设区的市级药品监督管理部门的监管事权作出了进一步明确。《办法》规定药品监督管理部门依法设立或者指定的医疗器械审评、检查、检验、监测与评价等技术机构在各自职责范围内为医疗器械生产监管提供技术支持。依据"产品属人、生产属地"的监管原则，以联合检查和委托检查相结合的方式实行跨区域监管，明确医疗器

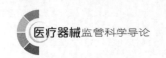

械注册人、备案人、受托生产企业所在地药品监督管理部门的检查职权和方式。

《办法》依据风险级别对医疗器械生产实行分级管理。《办法》规定药品监督管理部门依据产品和企业的风险程度，对医疗器械注册人、备案人、受托生产企业实行分级管理、动态调整。国家药品监督管理局组织制定重点监管产品目录。省、自治区、直辖市药品监督管理部门结合实际确定本行政区域重点监管产品目录。省、自治区、直辖市药品监督管理部门依据重点监管产品目录以及医疗器械生产质量管理状况，结合医疗器械不良事件、产品投诉举报以及企业信用状况等因素，组织实施分级监督管理工作。《办法》规定省、自治区、直辖市药品监督管理部门应当制定年度医疗器械生产监督检查计划，确定医疗器械监督管理的重点，明确检查频次和覆盖范围，综合运用监督检查、重点检查、跟踪检查、有因检查和专项检查等多种形式强化监督管理。《办法》规定药品监督管理部门应当对企业的整改情况开展跟踪检查，可以对企业提交的整改报告进行书面审查，也可以对企业的问题整改、责任落实、纠正预防措施等进行现场复查。

《办法》强化医疗器械全生命周期的管理，采用生产报告制度，落实企业的主体责任，明确规定医疗器械注册人、备案人、受托生产企业应向所在地药品监督管理部门报告开始生产、暂停生产、恢复生产的情况。《办法》规定医疗器械注册人、备案人、受托生产企业应当每年对质量管理体系的运行情况进行自查，按照国家药品监督管理局的规定，每年向所在地药品监督管理部门提交自查报告。《办法》规定医疗器械注册人、备案人、受托生产企业的生产条件发生重大变化，不符合医疗器械质量管理体系要求的，应当立即采取整改措施；可能影响医疗器械安全、有效的，应当立即停止生产活动，并向所在地药品监督管理部门报告；委托生产的，受托生产企业应当及时将变更情况告知医疗器械注册人、备案人。

《办法》规定国家药品监督管理局信息管理机构负责医疗器械生产监管信息化建设工作，通过国家医疗器械监管数据共享平台，实现医疗器械全生命周期信息共享及协同应用；地方药品监督管理部门应当充分利用国家医疗器械数据共享平台，确保信息的有效衔接，对医疗器械监管数据进行收集、汇总和分析，实现精准监管；医疗器械注册人、备案人和受托生产企业应当加强信息化建设，协同建立产品追溯体系，提高生产活动的信息化管理水平。

《医疗器械生产监督管理办法》贯彻落实《医疗器械监督管理条例》的主要精神，全面推行医疗器械注册人制度，将简政放权和防控风险贯穿始终，通过优化许可流程更大程度地激发市场活力、促进高端医疗器械本土生产，同时转变监管理念，加强风险管理，建立落实以企业为质量责任主体的事中事后监管模式。

（八）医疗器械经营和网络销售监管

1. 《医疗器械经营监督管理办法》

随着《医疗器械监督管理条例》（国务院令 739 号）的修订发布，国家药品监督管理局相应启动了《医疗器械经营监督管理办法》的修订工作。2021 年 3 月 26 日，国家药品监督管理局起草了《医疗器械经营监督管理办法（修订草案征求意见稿）》，并向社会公开征求意见。2022 年 3 月 10 日，国家市场监督管理总局发布了修订后的《医疗器械经营监督管理办法》（国家市场监督管理总局令第 54 号，以下简称《办法》），自 2022 年 5 月 1 日起实施。

《办法》规定医疗器械注册人、备案人可以自行销售其注册、备案的医疗器械，也可以委托医疗器械经营企业销售。医疗器械注册人、备案人自行销售其注册、备案的医疗器械，应当符合本办法规定的经营条件。医疗器械注册人、备案人委托销售的，应当委托符合条件的医疗器械经营企业，并签订委托协议，明确双方的权利和义务。医疗器械经营按照风险程度实行分类管理。第一类医疗器械经营不需要许可和备案，第二类医疗器械经营实行备案管理，第三类医疗器械经营实行许可管理。从事医疗器械经营活动，应当具备与经营范围和经营规模相适应的质量管理机构或者质量管理人员、经营场所、贮存条件、质量管理制度以及专业指导、技术培训和售后服务的质量管理机构或者人员，保证经营条件和经营活动持续符合要求。从事第三类医疗器械经营的企业还应当具有符合医疗器械经营质量管理制度要求的计算机信息管理系统，保证经营的产品可追溯。

《办法》规定设区的市级负责药品监督管理的部门自受理经营许可申请后应当对申请资料进行审查，必要时按照医疗器械经营质量管理规范的要求开展现场核查，并自受理之日起 20 个工作日内作出决定。符合规定条件的，作出准予许可的书面决定，并于 10 个工作日内发给医疗器械经营许可证；不符合规定条件的，作出不予许可的书面决定，并说明理由。对于同时申请三类经营许可和办理二类经营备案程序的，提交一次资料，一并完成现场核查规定。对产品安全性、有效性不受流通过程影响的第二类医疗器械，可以免予经营备案。

《办法》明确省、自治区、直辖市药品监督管理部门负责监督和指导本行政区域医疗器械经营监督管理工作，组织对辖区医疗器械经营监督管理工作进行考核。设区的市级和县级药品监督管理部门负责本行政区域医疗器械经营活动的监督检查。设区的市级药品监督管理部门应当建立本行政区域医疗器械经营企业监管名录，明确市级和县级药品监督管理部门的监管对象，并对外公布。药品监督管理部门应当对有下列情形的医疗器械经营企业进行重点监督检查：上一年度监督检查中发现存在严重问题的，因违反有关法律、法规受到行政处罚的，风险会商确定的重点检查企业有不良信用记录的，新开办或者经营条件发生重大变化的医疗器械批发企业和第三类医疗器械零售企业为其他医疗器械注册人、备案人和生产经营企业专门提供贮存、运输服务的，以及其他需要重点监督检查的情形。

《办法》规定医疗器械注册人、备案人、经营企业对存在的医疗器械质量安全风险未采取有效措施消除的，药品监督管理部门可以对医疗器械注册人、备案人、经营企业的法定代表人或者企业负责人进行责任约谈。对人体造成伤害或者有证据证明可能危害人体健康的医疗器械，或者严重违反医疗器械经营质量管理规范、可能对产品质量产生直接影响的，药品监督管理部门可以采取责令暂停销售、责令召回等紧急控制措施。对拒不执行药品监督管理部门作出暂停销售、责令召回等决定的，企业被约谈后拒不按照要求整改的，药品监督管理部门可以将医疗器械经营企业及其法定代表人或者主要负责人列入失信人员名单，并向社会公开。

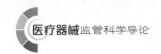

《医疗器械经营监督管理办法》贯彻落实《医疗器械监督管理条例》的主要精神，通过规范医疗器械经营活动，落实企业主体责任，简化许可办理资料和程序，明确监督检查事权，强化监管措施等，保障医疗器械产品质量安全。

2.《医疗器械网络销售监督管理办法》

随着"互联网＋"行动不断向前推进，医疗器械产业与互联网的融合不断加快，医疗器械网络销售日趋活跃。为加强医疗器械网络销售和医疗器械网络交易服务监督管理，保障公众用械安全，国家食品药品监督管理总局于2017年12月20日发布了《医疗器械网络销售监督管理办法》（国家食品药品监督管理总局令第38号）（以下简称《办法》），自2018年3月1日起施行。

《办法》共五十条，包括立法宗旨，适用范围，从事医疗器械网络销售的企业、医疗器械网络交易服务第三方平台提供者的义务，监督管理以及法律责任等内容。《办法》规定从事医疗器械网络销售的企业，应当是依法取得医疗器械生产许可、经营许可或者办理备案的医疗器械生产经营企业，以及符合《医疗器械监督管理条例》和《办法》的医疗器械上市许可持有人（即医疗器械注册人或者备案人，以下简称持有人），其网络销售活动应当通过自建网站或者医疗器械网络交易服务第三方平台开展，且医疗器械生产经营许可证件或者备案凭证、医疗器械注册证或者备案凭证应在其主页面及相应产品页面显著位置展示。从事医疗器械网络销售的企业，应当向所在地设区的市级食品药品监督管理部门备案，其经营范围不得超出其生产经营许可或者备案的范围，应当按照医疗器械标签和说明书标明的条件贮存和运输医疗器械，确保贮存和运输过程中的质量安全。

从事医疗器械网络交易服务的第三方平台提供者应当依法取得互联网药品信息服务资格证书，具备与其规模相适应的办公场所以及数据备份、故障恢复等技术条件，设置专门的医疗器械网络质量安全管理机构或者配备医疗器械质量安全管理人员。医疗器械网络交易服务第三方平台提供者应当建立包括入驻平台的企业核实登记、质量安全监测、交易安全保障、网络销售违法行为制止及报告、严重违法行为平台服务停止、安全投诉举报处理、消费者权益保护、质量安全信息公告等管理制度。

医疗器械网络交易服务第三方平台提供者应当记录在其平台上开展的医疗器械交易信息，记录应当保存至医疗器械有效期后2年；无有效期的，保存时间不得少于5年；植入类医疗器械交易信息应当永久保存。相关记录应当真实、完整、可追溯。

《医疗器械网络销售监督管理办法》从制度层面明确了医疗器械网络销售主体责任和监管责任，对强化医疗器械网络销售监管手段和措施、不断规范经营行为、严厉打击网络医疗器械销售违规行为意义重大。

（九）医疗器械使用质量监督管理

使用环节的医疗器械质量对确保用械安全有效至关重要。为加强医疗器械使用质量监督管理，保证医疗器械使用安全、有效，国家食品药品监督管理总局制定颁布了《医疗器械使用质量监督管理办法》（国家食品药品监督管理总局令第18号）（以下简称《办法》），于2016年2月1日起施行。

《办法》是我国第一部根据《医疗器械监督管理条例》，针对使用环节医疗器械质量管理及其监督管理制定的规章。《办法》规定县级以上地方食品药品监督管理部门负责本行政区域的医疗器械使用质量监督管理工作；医疗器械使用单位承担本单位使用医疗器械的质量管理责任。《办法》明确了医疗器械采购、验收、贮存、使用、维护、转让等与使用质量密切相关的各个环节的管理规定，要求医疗器械使用单位建立覆盖质量管理全过程的医疗器械使用管理制度，并每年对质量管理工作进行全面自查。

《办法》规定使用单位要对医疗器械采购实行统一管理，严格查验供货商资质和产品证明文件，妥善保存相关记录和资料，并建立医疗器械使用前质量检查制度。规定使用单位应具有与医疗器械品种、数量相适应的储存场所、设施及条件，并对贮存的医疗器械进行定期检查并记录。

在加强医疗器械维护维修管理方面，《办法》规定医疗器械使用单位应当建立医疗器械维护维修管理制度。《办法》详细规定了使用单位自行维护维修、委托维修服务机构维护维修、约定生产经营企业维护维修等不同情形的管理要求，明确规定在使用单位自行维护维修或者委托维修服务机构维护维修时，生产经营企业应当严格按照合同约定，提供维护手册、维修手册、软件备份、故障代码表、备件清单、零部件、维修密码等维护维修必需的材料和信息。

《办法》对医疗器械转让和捐赠管理进行了明确规定。《办法》规定使用单位转让医疗器械应当确保所转让的医疗器械安全、有效，对及时移交说明书、使用和维修记录档案复印件等资料，受让方应当参照相关要求进行进货查验。针对越来越多的医疗器械捐赠行为，《办法》对捐赠方和受赠方均提出了要求，规定捐赠方应当提供医疗器械的相关合法证明文件，受赠方应严格查验供货商资质和产品证明文件，并规定使用单位之间的捐赠参照转让管理。

《办法》按照风险管理原则，强化分类监管和信用监管。设区的市级食品药品监督管理部门应当编制并实施本行政区域的医疗器械使用单位年度监督检查计划，确定监督检查的重点、频次和覆盖率。对存在较高风险的医疗器械、有特殊储运要求的医疗器械以及有不良信用记录的医疗器械使用单位等，应当实施重点监管。

《医疗器械使用质量监督管理办法》不仅是深化医疗器械监管体制机制改革的一个重要成果，更是对医疗器械实施"全过程"监管理念的具体体现，对加强医疗器械监督管理、保障用械安全非常重要。

（十）广告审查办法

为加强药品、医疗器械、保健食品和特殊医学用途配方食品广告监督管理，规范广告审查工作，维护广告市场秩序，保护消费者合法权益，国家市场监督管理总局制定出台了《药品、医疗器械、保健食品、特殊医学用途配方食品广告审查管理暂行办法》（国家市场监督管理总局令第 21 号）（以下简称《办法》），于 2020 年 3 月 1 日起施行。

《办法》共三十四条，对药品、医疗器械、保健食品、特殊医学用途配方食品（简称"三品一械"）广告审查的立法依据、适用范围、主管部门、内容标准、审查程序、发布要求、法律责任等做了系统全面的规定。

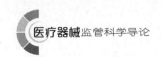

《办法》对"三品一械"广告审查管理机构职能与分工进行了明确规定。《办法》规定国家市场监督管理总局负责组织指导"三品一械"广告审查工作。省、自治区、直辖市市场监督管理部门、药品监督管理部门（以下称广告审查机关）负责"三品一械"广告审查。同时，为方便各地结合工作实际做好广告审查工作，规定广告审查机关在法定职权范围内可以委托其他行政机关具体实施广告审查。

《办法》对"三品一械"广告审查标准有明确规定。《办法》规定医疗器械广告内容应当以产品注册证明文件或者备案凭证、产品说明书中的内容为准。广告中涉及医疗器械名称、适用范围、作用机理或者结构及组成等内容的，不得超出注册证明文件或者备案凭证、注册或者备案的产品说明书范围。同时以列举＋兜底的方式规定了"三品一械"广告中不得出现的内容和情形：使用或者变相使用国家机关、国家机关工作人员、军队单位或者军队人员的名义或者形象，或者利用军队装备、设施等从事广告宣传；使用科研单位、学术机构、行业协会，或者专家、学者、医师、药师、临床营养师、患者等的名义或者形象作推荐、证明；声称或者暗示广告商品为保障健康所必需；涉及表示功效、安全性的断言或者保证；含有"热销、家庭必备"等诱导性内容，"评比、推荐、获奖"等综合性评价内容，"无效退款"等保证性内容，怂恿消费者任意、过量使用药品、保健食品和特殊医学用途配方食品的内容；含有医疗机构及医疗服务等内容以及法律、行政法规规定不得含有的其他内容。此外，还对广告中应当显著标明的内容进行了规定，包括需要显著标明的内容，以及广告批准文号，非处方药标识，保健食品标志、适宜人群和不适宜人群，特殊医学用途配方食品的适用人群等。《办法》规定医疗器械产品注册证中有禁忌内容、注意事项的，广告应当显著标明"禁忌内容或者注意事项详见说明书"。对于推荐给个人自用的医疗器械，广告应当显著标明"请仔细阅读产品说明书或者在医务人员的指导下购买和使用"。

《办法》规定申请"三品一械"广告审查，应当提交广告审查表、与发布内容一致的广告样稿、申请人的主体资格证明材料、产品注册证明文件、生产许可文件以及与广告有关的知识产权证明，即可办理。广告审查工作自受理之日起十个工作日内完成。审查批准后，广告审查机关应当通过本部门网站以及其他方便公众查询的方式，在十个工作日内向社会公开。

《办法》规定"三品一械"广告批准文号的有效期与产品注册证明文件、备案凭证或者生产许可文件最短的有效期要一致。产品注册证明文件、备案凭证或者生产许可文件未规定有效期的，广告批准文号有效期不得超过两年。

《办法》对于违反规定的行为，将依据《中华人民共和国广告法》及其他有关法律法规相应条款进行处罚。市场监督管理部门对违反规定的行为作出行政处罚决定后，依法通过国家企业信用信息公示系统向社会公示。

（十一）不良事件监测与再评价

医疗器械不良事件，是指已上市的医疗器械，在正常使用情况下发生的导致或者可能导致人体伤害的各种有害事件；不良事件监测，是指对医疗器械不良事件的收集、报告、调查、分析、评价和控制的过程。医疗器械再评价，是指对已注册或者备案、上市销售的医疗器械的安全性、有效性进行重新评价，并采取相应措施的过程。医疗器械不良事件监测和再评价是实施医疗器械上市后监管的重要工作内容，是强化医疗器械全生命周期监管、实现科学监管、提高监管成效的重要举措。为此，早在 2008 年我国就颁布实施了《医疗器械不良事件监测和再评价管理办法（试行）》，这也是我国第一个对不良事件监测与再评价管理的专门性法规文件，对不良事件监测与再评价的不同主体在监测中的职责与要求等做了相应规定。随着医疗器械产业发展与政府职能改革，2017 年10 月，中共中央办公厅、国务院办公厅印发《关于深化审评审批制度改革鼓励药品医疗器械创新的意见》（以下简称《意见》），提出建立上市许可持有人直接报告不良事件制度，完善医疗器械再评价制度。2018 年 8 月 13 日，国家市场监督管理总局和国家卫生健康委员会审议通过《医疗器械不良事件监测和再评价管理办法》（国家市场监督管理总局、国家卫生健康委员会令第 1 号）（以下简称《办法》），自 2019 年 1 月 1 日起施行。其是落实《意见》的重要举措，以强化医疗器械不良事件监测、再评价等上市后监管手段为核心，将不良事件监测制度的法律层级从规范性文件提升至部门规章，从制度层面进一步明确医疗器械不良事件监测和再评价企业的主体责任与监管责任。

《办法》规定医疗器械上市许可持有人（以下简称持有人）应当具有保证医疗器械安全有效的质量管理能力和相应责任能力，建立医疗器械不良事件监测体系，向医疗器械不良事件监测技术机构（以下简称监测机构）直接报告医疗器械不良事件。由持有人授权销售的经营企业、医疗器械使用单位应当向持有人和监测机构报告医疗器械不良事件。持有人应当对发现的不良事件进行评价，根据评价结果完善产品质量，并向监测机构报告评价结果和完善质量的措施；需要原注册机关审批的，应当按规定提交申请。境外持有人指定的代理人应当承担境内销售的进口医疗器械的不良事件监测工作，配合境外持有人履行再评价义务。

《办法》规定持有人、经营企业和二级以上医疗机构应当注册为国家医疗器械不良事件监测信息系统用户，主动维护其用户信息，报告医疗器械不良事件，并且持有人、经营企业、使用单位应当保存医疗器械不良事件监测记录。《办法》规定持有人应当对上市医疗器械安全性进行持续研究，对产品的不良事件报告、监测资料和国内外风险信息进行汇总、分析，评价该产品的风险与受益，记录采取的风险控制措施，撰写上市后定期风险评价报告。

《办法》规定国家药品监督管理局建立国家医疗器械不良事件监测信息系统，加强医疗器械不良事件监测信息网络和数据库建设。省、自治区、直辖市药品监督管理部门应当建立医疗器械不良事件监测体系，完善相关制度，配备相应监测机构和人员，开展医疗器械不良事件监测工作。《办法》规定国家药品监督管理局负责全国医疗器械不良事件监测和再评价的监督管理工作，会同国务院卫生行政部门组织开展全国范围内影响较大并造成严重伤害或者死亡以及其他严重后果的群体医疗器械不良事件的调查和处理工作，并依法采取紧急控制措施。省、自治区、直辖市药品监督管理部门负责本行政区域内医疗器械不良事件监测和再评价的监督管理工作，会同同级卫生行政部门和相关部门组织开展本行政区域内发生的群体医疗器械不良事件的调查和处理工作，并依法采取紧急控制措施。

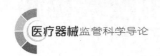

为与 2021 年 6 月 1 日实施的《医疗器械监督管理条例》（国务院令第 739 号）中提出的医疗器械"注册人、备案人"制度等相关表述保持一致，国家药品监督管理局对《办法》进行了局部修改，于 2021 年 11 月 23 日发布了《医疗器械不良事件监测和再评价管理办法（修正案草案）》（征求意见稿）。草案中，将"医疗器械持有人"修改为"医疗器械注册人、备案人"，将"境外持有人指定的代理人"修改为"境外医疗器械注册人、备案人指定的我国境内企业法人"，将"卫生行政部门"修改为"卫生健康主管部门"。

（十二）医疗器械召回

医疗器械作为一种特殊的商品，其安全有效与人民群众的身体健康和生命安全密切相关。若产品在正常使用情况下存在可能危及人体健康和生命安全的不合理风险，将其召回是维护消费者安全和权益的有力保证。为加强医疗器械监督管理，控制存在缺陷的医疗器械产品，消除医疗器械安全隐患，保证医疗器械的安全、有效，保障人体健康和生命安全，根据《医疗器械监督管理条例》，国家食品药品监督管理总局制定颁布了《医疗器械召回管理办法》（国家食品药品监督管理总局令第 29 号）（以下简称《办法》），自 2017 年 5 月 1 日起施行。《办法》包括总则、医疗器械缺陷的调查与评估、主动召回、责令召回、法律责任、附则共六章三十七条内容。

医疗器械召回，是指医疗器械生产企业按照规定的程序对其已上市销售的某一类别、型号或者批次的存在缺陷的医疗器械产品，采取警示、检查、修理、重新标签、修改并完善说明书、软件更新、替换、收回、销毁等方式进行处理的行为。所谓缺陷产品，是指正常使用情况下存在可能危及人体健康和生命安全的不合理风险的产品，或者不符合强制性标准、经注册或者备案的产品技术要求的产品，或者不符合医疗器械生产、经营质量管理有关规定，导致可能存在不合理风险的产品以及其他需要召回的产品。

《办法》规定医疗器械生产企业是控制与消除产品缺陷的责任主体，确定医疗器械产品存在缺陷的，应当主动对缺陷产品实施召回。生产企业应当建立健全医疗器械召回管理制度，收集医疗器械安全相关信息，对可能的缺陷产品进行调查、评估，及时召回缺陷产品。进口医疗器械的境外制造厂商在中国境内指定的代理人应当将仅在境外实施医疗器械召回的有关信息及时报告给国家食品药品监督管理总局；经营企业、使用单位应当积极协助生产企业对缺陷产品进行调查、评估，主动配合生产企业履行召回义务，按照召回计划及时传达、反馈医疗器械召回信息，控制和收回缺陷产品。

《办法》规定国家食品药品监督管理总局负责监督全国医疗器械召回的管理工作。召回医疗器械的生产企业所在地省、自治区、直辖市食品药品监督管理部门负责医疗器械召回的监督管理，其他省、自治区、直辖市食品药品监督管理部门配合做好本行政区域内医疗器械召回的有关工作。国家食品药品监督管理总局和省、自治区、直辖市食品药品监督管理部门应该采取有效途径向社会公布缺陷产品信息和召回信息，必要时向同级卫生行政部门通报相关信息。

《办法》规定根据医疗器械缺陷的严重程度，将医疗器械召回分为一级、二级、三级，并根据召回级别与医疗器械的销售和使用情况，科学设计召回计划并组织实施，同时向社会发布产品召回信息。实施一级召回的，医疗器械召回公告应当在国家食品药品监督管理总局网站和中央主要媒体上发布；实施二级、三级召回的，医疗器械召回公告应当在省、自治区、直辖市食品药品监督管理部门网站发布。医疗器械生产企业未主动召回有缺陷产品的，食品药品监督管理部门将责令其召回医疗器械。

《办法》规定医疗器械生产企业因违反法律法规、规章规定造成上市医疗器械存在缺陷的，依法应当给予行政处罚。对于采取召回措施主动消除或者减轻危害后果的，食品药品监督管理部门按照相关规定给予从轻或者减轻处罚。违法行为轻微并及时纠正，没有造成危害后果的，不予处罚；但不免除其依法应当承担的其他法律责任。

《医疗器械召回管理办法》的发布与执行，为及时控制上市后的医疗器械风险，保护公众用械安全提供了法律保障。医疗器械召回制度的施行不仅是控制医疗器械风险、促进生产技术进步、完善产品设计的有效方法，也是推动生产企业提高产品质量意识、规范市场竞争秩序的重要措施。

（十三）飞行检查

为加强药品和医疗器械监督检查，强化安全风险防控，根据《中华人民共和国药品管理法》《中华人民共和国药品管理法实施条例》《医疗器械监督管理条例》等有关法律法规，国家食品药品监督管理总局制定发布《药品医疗器械飞行检查办法》（国家食品药品监督管理总局令第 14 号，以下简称《办法》），自 2015 年 9 月 1 日起施行。

医疗器械飞行检查，是指食品药品监督管理部门针对医疗器械研制、生产、经营、使用等环节开展的不预先告知的监督检查。《办法》规定国家食品药品监督管理部门负责组织实施全国范围内的药品医疗器械飞行检查。地方各级食品药品监督管理部门负责组织实施本行政区域内的药品医疗器械飞行检查。

《办法》规定有下列情形之一的，食品药品监督管理部门可以开展药品医疗器械飞行检查：投诉举报或者其他来源的线索表明可能存在质量安全风险的，检验发现存在质量安全风险的，药品不良反应或者医疗器械不良事件监测提示可能存在质量安全风险的，对申报资料真实性有疑问的，涉嫌严重违反质量管理规范要求的，企业有严重不守信记录的，其他需要开展飞行检查的情形。

《办法》规定食品药品监督管理部门派出的检查组应当由 2 名以上检查人员组成，检查组实行组长负责制。检查组到达检查现场后，应当出示相关证件和受食品药品监督管理部门委派开展监督检查的执法证明文件。飞行检查过程中形成的记录及依法收集的相关资料、实物等，可以作为行政处罚中认定事实的依据。需要抽样检验的，按规定抽样，并由具备资质的技术机构进行检验或者鉴定。抽样检验由组织实施飞行检查的食品药品监督管理部门承担。

《办法》按照风险，分层设计了风险管控措施。检查组在检查过程中遇到下列情形之一的，应当立即报请组织实施飞行检查的食品药品监督管理部门及时作出处理决定：需要增加检查力量或者延伸检查范围的，需要采取产品召回或者暂停研制、生产、销售、使用等风险控制措施的，需要立案查处的，涉嫌犯罪需要移送公安机关的，以及其

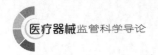

他需要报告的事项。

《办法》规定根据飞行检查结果，食品药品监督管理部门可以依法采取限期整改、发告诫信、约谈被检查单位、监督召回产品、收回或者撤销相关资格认证认定证书，以及暂停研制、生产、销售、使用等风险控制措施。若违法行为涉嫌犯罪的，由负责立案查处的食品药品监督管理部门移送公安机关，并抄送同级检察机关。

《办法》对被检查单位"拒绝、逃避监督检查"的不配合情形进行了细化，包括：拖延、限制、拒绝检查人员进入被检查场所或者区域的，或者限制检查时间的；无正当理由不提供或者延迟提供与检查相关的文件、记录、票据、凭证、电子数据等材料的；以声称工作人员不在、故意停止生产经营等方式欺骗、误导、逃避检查的；拒绝或者限制拍摄、复印、抽样等取证工作的；其他不配合检查的情形。明确这些情形将由药品监督管理部门按照《中华人民共和国药品管理法实施条例》《医疗器械监督管理条例》等有关规定从重处罚。

《药品医疗器械飞行检查办法》将医疗器械研制、生产、经营和使用全过程纳入飞行检查的范围，突出了飞行检查的依法、独立、客观、公正；以问题为导向，以风险管控为核心，按照"启得快、办得顺、查得严、处得快、罚得准"的要求，详细规定了启动、检查、处理等相关工作程序；严格各方责任和义务，提升了飞行检查的科学性、有效性和权威性。

（十四）信用监管

《医疗器械监督管理条例》第七十八条规定，负责药品监督管理的部门应当通过国务院药品监督管理部门在线政务服务平台依法及时公布医疗器械许可、备案、抽查检验、违法行为查处等日常监督管理信息。负责药品监督管理的部门建立医疗器械注册人、备案人、生产经营企业、使用单位信用档案，对有不良信用记录的增加监督检查频次，依法加强失信惩戒。由此可以看出，信息公开和失信惩戒是近些年兴起的非常重要的监管手段。

为了规范市场监督管理部门严重违法失信名单管理，强化信用监管，夸大社会监督，促进诚信自律，国家市场监督管理总局制定颁布了《市场监督管理严重违法失信名单管理办法》（国家市场监督管理总局令第 44 号，以下简称《办法》），自 2021 年 9 月 1 日起施行。

《办法》规定当事人违反法律、行政法规，性质恶劣、情节严重、社会危害较大，受到市场监督管理部门较重行政处罚的，由市场监督管理部门依照本办法规定列入严重违法失信名单，通过国家企业信用信息公示系统公示，并实施相应管理措施。《办法》明确，受到市场监督管理部门较重行政处罚的，具有生产、销售未经注册的第二、三类医疗器械的行为，或者其他违反医疗器械法律、行政法规规定，严重危害人民群众身体健康和生命安全的违法行为，将列入严重违法失信名单，并在信用系统公示。《办法》规定对列入严重失信名单后满一年的当事人，在已经自觉履行行政处罚决定中规定的义务、主动消除危害后果和不良影响、未再受到市场监督管理部门较重行政处罚的情况下，可向市场监督管理部门申请提前移出。严重违法失信名单管理是信用监管的重要内容，是实施信用约束和失信联合惩戒的重要依据，是提升市场监管效能的重要手段。

配合《市场监督管理严重违法失信名单管理办法》，国家市场监督管理总局还出台了《市场监督管理信用修复管理办法》（国市监信规〔2021〕3号）、《市场监督管理行政处罚信息公示规定》（国家市场监督管理总局令第45号），通过健全完善信用修复制度，鼓励违法失信当事人重塑信用，激发市场主体活力，构建放管结合、宽严相济、进退有序的市场监管部门信用监管新格局；通过信息公示，有效展现企业信用状态，充分调动社会力量加强对企业的监督，推动社会诚信体系建设。这"两个办法一个规定"的出台，通过依法依规设列严重违法失信名单列入领域和情形、明确列入标准、强化信用约束和惩戒、规范列入程序、建立信用修复机制、建立行政处罚信息公示制度等，进一步健全完善了严重违法失信名单管理制度。

（十五）医疗器械唯一标识系统

为了加强医疗器械全生命周期的监督管理，创新监管模式，国家药品监督管理局发布《医疗器械唯一标识系统规则》（国家药品监督管理局2019年第66号公告，以下简称《规则》），自2019年10月1日起实施。《规则》共18条，明确了医疗器械唯一标识系统建设的目的、适用对象、建设原则、各方职责和有关要求。

医疗器械唯一标识（Unique Device Identification，UDI）是医疗器械产品的电子身份证，唯一标识数据载体是储存或传输医疗器械唯一标识的媒介，唯一标识数据库是储存医疗器械唯一标识的产品标识与关联信息的数据库，三者共同组成医疗器械唯一标识系统。《规则》明确国家药品监督管理局负责医疗器械唯一标识系统制度建设，促进医疗器械全生命周期监管；规定注册人/备案人负责按照规则创建和维护医疗器械唯一标识，利用医疗器械唯一标识加强产品全过程管理；规定唯一标识包含产品标识和生产标识，应与产品识别要求一致，必须符合唯一性、稳定性和可扩展性的原则。为更好地落实发码机构相关职责要求，《规则》规定发码机构应当为中国境内的法人机构，并规定发码机构应当向注册人/备案人提供执行其标准的流程并指导实施，将编码标准上传至医疗器械唯一标识数据库并动态维护，每年1月31日前向国家药品监督管理局提交按照其标准创建的唯一标识上一年度的报告。此外，还规定国家药品监督管理局负责组织建立医疗器械唯一标识数据库，供公众查询。数据的真实性、准确性和完整性对于医疗器械的正确识别至关重要，《规则》强调了医疗器械注册人/备案人应当对数据的真实性和准确性负责。

建立医疗器械唯一标识系统，有利于运用信息化手段实现对医疗器械在生产、经营和使用各环节的快速、准确识别，有利于实现产品监管数据的共享和整合，有利于创新监管模式、提升监管效能，有利于加强医疗器械全生命周期管理，实现政府监管与社会治理相结合，形成社会共治的局面，进一步提升公众用械安全有效的保障水平。

第三章 医疗器械生物学评价的科学基础

第一节 医疗器械生物学评价的背景

一、医疗器械生物学评价发展历程

近年来，我国医疗器械和生物医用材料产业发展迅猛，创新型医疗器械产品层出不穷，创新发展稳步推进，产业结构不断优化，国际化程度逐步提高，朝着高质量发展迈出了新步伐。2020 年，据国家药监局南方医药经济研究所分析，我国医疗器械产业营业收入首次突破 1 万亿元大关。预计"十四五"期间，我国医疗器械产业将实现约13%的年均复合增长率。尤其是新型冠状病毒肺炎疫情下，医疗防护用品、检测试剂和生命支持设备等医疗器械需求大增，拉动了近两年我国医疗器械产业营业收入的快速增长。此外，随着产业高速发展，新材料、新工艺、新技术、新产品（如可诱导组织再生的产品、吸收植入物、增材制造产品、纳米材料产品、新型药械组合产品、动物源产品等）不断涌现，导致一些传统的针对惰性生物材料的生物相容性评价方法存在不适用或者评价方法不足的情况，对医疗器械安全性评价的新技术、新方法的开发和研究面临巨大挑战。目前，各国监管部门非常重视医疗器械生物学评价及其发展，探索评价医疗器械尤其是创新型医疗器械产品安全性、有效性的新方法、新技术、新工具是保障人类生命健康并促进医疗器械产业发展进步的当务之急。

早在 1976 年，美国国会即立法授权 FDA 管理医疗器械，并实行售前审批制度。1979 年，美国国家标准局和口腔协会发布口腔材料生物学评价标准。1982 年，美国材料试验协会发布生物材料和医疗器械的生物学评价项目选择标准。1984 年，国际标准化组织（ISO）颁布口腔材料生物学评价标准。1986 年，美国、英国和加拿大的毒理学和生物学专家制定了生物材料和医疗器械生物学评价指南。1987 年，美国药典委员会发布了医用塑料的生物学评价试验方法（体外）。1988 年，美国药典委员会发布了医用塑料的生物学评价试验方法（体内）。1989 年，英国发布了生物材料和医疗器械生物学评价标准。1990 年，德国发布了生物材料生物学评价标准。1992 年，日本发布了生物材料和医疗器械生物学评价指南。我国从 20 世纪 80 年代开始进行生物材料的生物学评价研究。1997 年，我国开始将 ISO 10993 医疗器械生物学评价系列标准转化成国家推荐标准，即 GB/T 16886 医疗器械生物学评价系列标准。该系列标准是我国医疗器械生物学评价的基本标准，也是目前我国广泛使用的生物材料和医疗器械生物学评价的标准体系。目前，GB/T 16886（ISO 10993）医疗器械生物学评价标准伴随着产品的更新迭代、创新型产品的涌现以及评价技术方法的完善，正不断更新中。

尤其针对直接或间接与人体接触的医疗器械和生物材料产品，生物学评价是确保其在人体安全使用的重要基础。自 1989 年 ISO 制定生物材料和医疗器械生物学评价标准以来，经过几十年的发展，生物学评价方法已经发生了重大变革，从最初单纯的试验转变为专业和复杂的研究工作，从简单的产品检测延伸为产品设计开发的输入，从上市前的安全性评价转变为全生命周期的评价。医疗器械生物学评价的发展离不开各国监管部门、研发机构和医疗器械企业的密切沟通和合作。医疗器械生物学评价是评价医疗器械产品安全性，特别是其生物学安全性的重要内容，也是医疗器械生产企业设计开发阶段需要重点考虑的方面，更是审评机构在技术审评时需要关注的内容，且是医疗器械监管的重要范畴。因此，医疗器械生物学评价方法的更新和完善需要全行业的参与，共同推进相关指南的编制工作和相关基础性研究工作，提高医疗器械技术审评的科学化、规范化水平，从而进一步促进行业发展。

二、生物相容性评价

医疗器械或生物医用材料产品接触人体后，作为异体，可潜在性地威胁人类生命健康。因此，生物相容性评价是医疗器械生物安全性评价的重要内容，贯穿其全生命周期，是产品安全性、有效性的重要保障。自 1992 年第一版正式发布开始，ISO 10993-1 中一直未给出生物相容性的定义。随着人们认知水平的不断提高，直到 2018 年，ISO 10993-1：2018 中正式给出了生物相容性定义，即某一医疗器械或材料在特定应用中具有适宜宿主反应的能力。这一定义主要强调了两方面的内容：一方面是生物相容性离不开医疗器械或材料的特定使用条件。一种使用条件下具有良好生物相容性的医疗器械或材料在另一种使用条件下的结果可能大相径庭。另一方面是适宜的宿主反应能力。某一医疗器械或材料的宿主反应不是控制得越低越好，不应离开该器械或材料的总体设计，应兼顾其使用性能、功能性和安全性。ISO 10993-1：2018 主张从产品设计之初就选择生物相容性较好的生物材料产品，强调了生物相容性评价的重要性。同时，过度的控制或评价也会增加生产成本，从而间接剥夺部分患者的使用权利，且制约行业发展。因此，如何合理地进行生物相容性评价是医疗器械科学监管的关键。此外，在新型生物材料中，如组织诱导性生物材料，适宜的宿主反应可以诱导植入物的降解和修复组织的重塑和再生，这也是生物相容性的关注点之一。

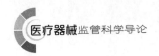

三、全生命周期生物学评价

国际标准化组织医疗器械生物学评价技术委员会（ISO/TC194）根据医疗器械的特点制定了 ISO 10993 系列标准，给出了不同类别医疗器械需要考虑的生物学危害以及基本的评价原则和评价方法。我国对此系列标准进行了等同转化，发布了 GB/T 16886 系列标准及相关配套的行业标准，供相关企业开发产品及审评机构开展审评工作时参照使用。根据上述标准要求，企业应根据产品的使用时间、接触方式及产品本身特点对其可能引起的生物学危害进行识别、评价、控制，并纳入医疗器械风险管理的范畴，以确保其不会产生生物学方面的危害。

GB/T 16886.1—2011 中强调应在全生命周期内对某一医疗器械进行生物学评价。这一理念与医疗器械监管理念和风险控制理念高度一致，打破了一直以来过分强调对上市前医疗器械进行生物学评价的一贯做法，明晰了生物学评价与风险管理之间的关系。新标准将生物学评价视为风险管理过程范畴内的一组设计验证活动，将其延伸到产品设计、原材料筛选、上市前评价、上市后监测的整个过程。因此，我们可以将生物学评价的结果用于指导新产品的设计和开发。这样既可以加快产品更新迭代的进程，降低成本，又可以减少实验动物的使用数量，符合动物福利的原则要求，进一步明确了在医疗器械全生命周期监管中生物学评价对确保产品临床安全性的重要作用。

四、毒理学风险评估的重要性

医疗器械生物安全性评价是医疗器械风险管理至关重要的部分，主要目的是保障医疗器械安全有效地服务于人类健康。但是绝对的生物安全性或者生物相容性对任一产品来说都是难以达到的。GB/T 16886（ISO 10993）强调生物材料或医疗器械产品的风险可控性。因此，生物学评价需要对人体可接受的材料引起的毒性和可接受材料的性质和剂量水平做出评估。GB/T 16886（ISO 10993）系列标准明确指出医疗器械生物学评价是建立在材料表征基础之上的，具体的流程是材料的物理化学性能表征，已有数据的评审辅以必要的生物相容性试验，然后进行毒理学风险评定［包括遗传毒性、致癌性和生殖毒性试验（GB/T 16886.3）、刺激与皮肤致敏试验（GB/T 16886.10）、医疗器械免疫毒理学试验（GB/T 16886.20）、全身毒性试验（GB/T 16886.11）、降解产物与可沥滤物毒代动力学研究设计（GB/T 16886.16）等］，最后完成全部评价。因此，在这个过程中，毒理学风险评估占据了绝对重要的地位。材料的毒理学风险评估实现了从体外到体内、从静态到动态、从局部到全身，且需要考虑与人体作用时间和部位的更全面的试验要求。一方面，新标准中增加了众多与生物学风险相关的毒理学术语，如可耐受摄入量（TI）、可耐受接触量（TE）、允许限量（AL）、毒理学关注阈值（TTC）等。正确使用这些毒理学阈值，对医疗器械或材料的可沥滤物或可浸提物中的靶物质进行毒理学风险评估，将会为豁免不必要的生物学试验提供可靠的证据。另一方面，在生物学评价基本原则中，新标准强调对已有信息的评定，识别出潜在危害，分析数据缺口，包括是否有数据以及已有数据的充分性（如原材料的生物相容性数据是否能代表医疗器械成品等），以最终确定生物学评价的程度和必要性。一般来说，当可以通过已有临床数据获得充分信息对医疗器械或材料进行毒理学风险评定时，相关生物安全性试验通常是不必要的。因此，这实际上也是对从事生物学评价人员的毒理学知识背景提出了更高的要求。此外，除了考虑材料本身的毒理学，还应考虑材料在聚合加工或者医疗器械产品组装成形过程中残留的低分子物质或反应助剂（包括引发剂、催化剂、添加剂及中间产物、单体等）在材料植入体内后对机体的毒性反应。医疗器械的毒理学风险评估的方法有待进一步发展。

第二节　医疗器械生物学评价的基本原则

医疗器械生物学评价的主要目的是保护人类安全地使用医疗器械，避免病人使用中所产生的潜在生物学风险。第一，医疗器械生物学评价系列标准强调尽可能地采用对所有来源的已有数据进行评审与必要时选择补充试验相结合的方式，对各医疗器械的使用安全性进行全面的生物学评价，减少不必要的生物学试验。第二，进行生物学评价之前，评价人员必须要认识到医疗器械的种类繁多。由术语"医疗器械"的定义可以看出，医疗器械可以是由具有一种以上物理形态的单一材料组成的，也可以是由多种材料制成的多个组件组成的复杂仪器或器械组件。此外，医疗器械的生物学作用虽然不是主要由药理学、免疫学或代谢手段获得的，但这些手段可能参与并起一定的辅助作用，因此也要考虑与材料的免疫、代谢相关的生物安全性评价试验。第三，在医疗器械生物学评价标准中，为了对医疗器械进行完整的生物学安全性评价，要先对医疗器械在预期使用中与人体组织接触的性质和时间进行分类，以矩阵形式指示各类医疗器械所需考虑的一组生物学数据。第四，生物学危害的范围既广泛又复杂，要选择具有代表性的组分。第五，考虑组织与组成材料的相互作用时，不能完全脱离器械的总体设计。一个器械组织作用方面最好的材料未必能使器械有好的性能，材料与组织间的作用仅是在选择材料时考虑的特性之一。在进行生物学评价时，要考虑执行器械功能时材料与组织间的相互作用。

材料与组织间的相互作用是指一种材料在某种应用中导致的生物学反应，但在其他应用中未必会出现。生物学试验一般基于体外和半体外的方法以及动物模型，不能完全断定在人体内也会出现同样的反应。因此只能以警示的方式判断器械用于人体时的预期反应和作用。另外，个体间对同种材料反应方式的差异性表明，即使是经证实安全风险小、效果好的材料，也会使一些患者产生不良反应。

随着科学技术的进步和对组织反应基本机理的掌握，在能获得与体内模型同等信息的情况下，应优先采用化学分析试验和体外模型，以尽可能减少实验动物的使用数量，最大限度地保护动物伦理。因此，GB/T 16886（ISO 10993-1）的主要目的是为策划医疗器械生物学评价提供框架和指导建议，并不是硬性规定一套试验方法。因为这样做会出现两种可能：一种是使新医疗器械的开发和应用受到不必要的限制，另一种是使生产

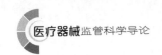

企业或患者对医疗器械的使用产生虚假的安全感（因为绝对的生物安全性一般是难以达到的）。此外，过度评价会增加器械的生产成本，从而间接剥夺患者的使用权利。在一些被证明是特殊应用的情况下，生产领域或使用领域的专家可以在具体的产品标准中建立特殊的试验方法和指标。

医疗器械生物学评价的基本原则如下：

（1）预期用于人体的任何材料或器械的选择和评价应是按 ISO 14971 开展的风险管理过程中生物学评价程序的组成部分。生物学评价应由掌握理论知识和具有经验的专业人员来策划、实施并形成文件。风险管理计划应对生物学评价所需的专业技术资质进行识别，并对从事生物学安全评价的人员进行识别。该评价程序应包括以文件形式发布的决定，评定下列方面的优缺点和适宜性等：①各种候选材料的物理特性和化学特性；②任何临床使用史或人体接触数据；③产品和组成材料、裂解产物和代谢物的任何现有的毒理学和其他生物学安全性数据；④试验程序。评价可包括相关的临床前和临床经验研究以及实际试验，采用这样的评价，如果材料与设计中的器械在规定的使用途径和物理形态中具有可证实的临床安全使用史，就可以给出不必进行试验的结论。

（2）在选择制造器械所用的材料时，应首先考虑材料特性对其用途的适应性，包括化学、毒理学、物理学、电学、形态学和机械等性能。

（3）器械总体生物学评价应考虑以下方面：

①制造所用材料。

②预期的添加剂、工艺污染物和残留物（环氧乙烷残留见 ISO 10993-7）。

③可沥滤物质（见 ISO 10993-17）。

④降解产物（见 ISO 10993-9，聚合物、陶瓷和金属降解产物基本原理分别见 ISO 10993-13、ISO 10993-14 和 ISO 10993-15）。

⑤其他组件及其在最终产品中的相互作用。

⑥最终产品的性能与特点。

⑦最终产品的物理特性，包括但不限于多孔性、颗粒大小、形状和表面形态。应在进行生物学试验前鉴别材料化学成分并考虑其化学表征（见 ISO 10993-18）。对器械的物理作用如形貌和表面特征等是否影响生物相容性，应加以考虑（见 ISO 10993-19）。对于植入器械，在进行风险评价时，除了要考虑全身作用，还要考虑局部作用。

（4）在选择生物学评价所需的试验和数据以及对其进行解释时，应考虑材料的化学成分，包括接触条件和该器械及其组件与人体接触的性质、程度、频次和时间，以便于确定器械的类别并选择适宜的试验。生物学评价的必要性主要根据接触性质、程度、时间和频次及对材料所识别出的危害来确定。

（5）对每种材料和最终产品都应考虑所有潜在的生物学危害，但这并不意味着所有的潜在危害试验都是必需的或可操作的。试验结果并不能保证材料和最终产品无生物学危害，因此，在生物学研究之后还要在器械的临床使用中对非预期的人体不良反应或不良事件进行观察。潜在生物学危害范围很广，包括短期作用（如急性毒性，对皮肤、眼和黏膜表面的刺激，导致溶血和血栓的形成）和长期或特异性毒性作用〔如亚慢性或慢性毒性作用、致敏、变应性、遗传毒性、致癌性（致肿瘤）和对生殖的影响（包括致畸性）〕。

（6）所有体外或体内试验都应根据最终使用来选择。所有试验都应在公认的现行有效的实验室质量管理规范（如 GLP）下进行，以确保试验结果的准确性和可重复性。试验数据应由有能力、有经验的专业人员进行分析和评价。当体外试验方法经过确认具有合理性、可操作性、可靠性和重复性时，应考虑优先使用。只要可能，应在开展体内试验前先进行体外筛选试验。试验数据（其完整程度要能得出独立的分析结果）应予以保留。

（7）医疗器械生物学评价不是一次性的，在下列任一情况下，应对材料或最终产品进行重新评价：

①制造产品所用材料来源或技术规范改变时；

②产品配方、工艺、初包装或灭菌改变时；

③涉及贮存的制造商使用说明书或要求的任何改变，如贮存期和（或）运输改变时；

④产品预期用途改变时；

⑤有证据表明产品用于人体后出现了不良反应时。

（8）生物学评价结果应结合制造器械所用材料成分的性质及其变动性、其他非临床试验、临床研究以及上市后情况，综合得出。

第三节　材料表征和样品的选择

一、材料表征

医疗器械生物学评价是建立在材料表征基础上的，因此，生物学评价过程中的材料表征是至关重要的第一步。所需化学表征的程度取决于现有的临床前、临床安全和毒理学数据，以及该医疗器械与人体接触的性质和时间；至少应涉及组成器械的化学物和生产中可能残留的加工助剂或添加剂。ISO 10993-18 和 ISO 10993-19 给出了材料表征的内容。如果在其预期应用中所有材料、化学物和过程已有确定了的安全使用史，则不必进一步开展表征和生物学评价。宜对新材料和新化学物开展定性和定量分析或测量。

对于某些器械溶出物和可沥滤物，如果已有预期剂量毒理学数据，很少需要做进一步试验，或不必再进行试验。对于已知具有可沥滤化学混合物的器械，应考虑这些可沥滤化学物潜在的协同作用。如果一个特定化学物的溶出物总量超出了安全限度，应采用相应的模拟临床接触的浸提液试验来确立临床接触该化学物的速率，并估计总接触剂量。

风险评定的结果往往会得出需要增加对材料进行表征的结论。例如，如果认为某种特定化学物的溶出物总量超出了安全限度，可采用相应模拟临床接触的浸提液试验来估计临床接触这种溶出物的程度，按 ISO 10993-17 建立可沥滤物的可接受水平。当器械在制造、灭菌、运输、贮存和使用条件下有潜在降解时，应按 ISO 10993-9、ISO 10993-13、ISO 10993-14 和 ISO 10993-15 对降解产物的存在与属性进行评价。此外，在进行生物学评价试验时，要尽量选择含有医疗器械所有组分的样品。在生物学评定过程中，首先选择直接用终产品作为试验样品；若不可行，可选择成品中有代表性的部分作为试验样品。如果是合成材料，应作为单一材料的试验样品。如含涂层、黏合剂、溶剂等，应使用包含这些涂层材料和基质材料的样品来进行生物学评价。此外，应根据具体的生物学评价试验选用合适的阴性对照、空白和阳性对照。

此外，产品设计之初就要考虑产品的灭菌方式可能对产品的稳定性、安全性等造成影响。ISO 10993-7 规定了经环氧乙烷（EO）灭菌的单件医疗器械上 EO 及 2-氯乙醇（ECH）残留物的允许限量、EO 及 ECH 的检测步骤，以及确定器械是否可以出厂的方法。

二、样品的选择

在进行生物学评价试验之前，相关负责人应分析所有合理并适用的信息，并与器械生物学安全性分析所需的风险评定数据组进行比较。当认为有必要进行医疗器械生物学评价试验时，应做到以下几点：

（1）试验应在无菌的最终产品上或取自最终产品上有代表性的样品上或与最终产品同样方式加工（包括灭菌）的材料上进行。

（2）选择试验程序应考虑：

①该器械在正常预期使用中与人体接触的性质、程度、时间、频次和条件；

②最终产品的化学和物理性质；

③最终产品配方中化学物的毒理学活性；

④如排除了可沥滤化学物的存在，或化学成分已按 ISO 10993-17 进行了安全使用评价，并按 ISO 14971 进行了风险评定，得知具有可接受的毒性，就不需要再进行某些试验（如设计成评价全身作用的试验）；

⑤器械表面积与接受者身体大小的关系；

⑥已有的文献、以前的经验和非临床试验方面的信息；

⑦考虑试验的灵敏性及其与有关生物学评价数据组的特异性；

⑧GB/T 16886-12 的主要目的是保护人类，第二个目的是确保动物的福利并使实验动物的使用数量为最少。

（3）如果是制备器械的浸提液，所用溶剂及浸提条件宜与最终产品的性质、使用以及试验方法的预测性（如试验目的、原理、灵敏性和特异性等）相适应（见 ISO 10993-12）。

（4）必要时，应使用阳性对照和阴性对照。生物学评价中所用的试验方法应灵敏、精密并准确，所有试验都应在公认现行有效的良好实验室质量管理规范（如 GLP 或 ISO/IEC17025）下进行。试验结果应是可再现（实验室间）和可重复（实验室内）并稳定的。

第四节　医疗器械生物学评价试验描述

对于特定的医疗器械，要使生物学评价的数据组完整，应考虑进行评价试验。当有适宜的现成数据时，则不需要再进行试验。

生物学评价数据的解释和生物学安全性总体评定需要由具有一定理论知识和实践经验的专家来进行并形成文件，包括：

（1）医疗器械生物学评价的策略和程序内容；

（2）确定材料和预期目的在风险管理计划范畴内的可接受性准则；

（3）材料表征的适当性；

（4）选择和（或）豁免试验的说明；

（5）已有数据和试验结果的解释；

（6）完成生物学评价所需的其他数据；

（7）医疗器械总体生物学安全性的结论。

由于医疗器械的多样性，对于某种给定的器械而言，对一类器械所识别出的所有试验并非都是必须要进行的或可行的。应根据每种器械的具体情况进行选择。

一、细胞毒性试验

细胞毒性试验是指利用细胞培养技术来测定由器械、材料和（或）其浸提液引起的细胞溶解（细胞死亡）、细胞生长抑制、克隆形成和细胞方面的其他影响（见 ISO 10993-5）。体外细胞毒性试验是最常用，且快速、灵敏、有效的检测和毒性筛选方法，可在减少动物使用数量的同时，为体内动物试验提供信息。体外细胞毒性试验一般可采用浸提液进行。在这些情况下应考虑做体外细胞毒性试验：①医疗器械产品原料筛选；②医疗器械产品中有与人体直接/间接接触的部件或材料；③新型医疗器械或生物材料研发过程中生物学性能的初筛；④已上市产品和原料的日常监控；⑤选择添加成分、加工工艺和灭菌方法等。

二、刺激和致敏反应试验

刺激试验是在一种适宜模型的相应部位（如皮肤、眼和黏膜）上测定医疗器械、材料及（或）其浸提液的潜在刺激作用。试验的进行应与使用或接触的途径（皮肤、眼、黏膜）和时间相适应（见 ISO 10993-10）。皮内反应试验可以用于评价组织对医疗器械浸提液的局部反应，以及不适宜于用皮肤或黏膜试验测定刺激的医疗器械（如植入或与血液接触的医疗器械），此外也适用于疏水性浸提液（见 ISO 10993-10）。出于动物福利要求等，一般 pH≤2.0 或 pH≥11.5 的器械材料或浸提液不再进行动物体内的刺激试验。

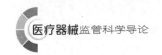

致敏反应试验是用一种适宜的动物模型来评估医疗器械、材料和（或）其浸提液潜在的接触过敏反应。常见的致敏反应试验包括豚鼠最大剂量试验（GPMT）、封闭式贴敷试验（Buehler 试验）和局部淋巴结试验（LLNA）（见 ISO 10993-10）。这些试验很重要，因为即使是少量可溶出物的使用或接触也可能导致变态或致敏反应。

三、全身毒性试验

全身毒性是医疗器械使用中一种潜在的不良作用，可由于器械或材料可沥滤物的吸收、分布和代谢到达不与之直接接触的人体部位而产生一般毒性作用以及器官和器官全身作用。GB/T 16886-11 涉及一般全身毒性评价，但不包括特异性靶器官或器官全身毒性（虽然毒性物质的全身性吸收和分布作用可导致这些作用）。在设计试验时要考虑的一些因素包括试验样品的物理和化学性能，如 pH、稳定性、黏度、渗透压、缓冲力、溶解度和无菌性。全身毒性试验主要包括急性、亚急性、亚慢性和慢性四种。

急性全身毒性试验用于评估一个动物模型 24 h 内一次或多次接触医疗器械、材料和（或）其浸提液的潜在危害作用（见 ISO 10993-11）。该类试验包括热原试验，用于检测医疗器械或材料浸提液的材料性致热反应。靠单项试验不能区分热原反应是因材料本身还是内毒素污染所致。如可行，可将急性全身毒性试验结合到亚急性和亚慢性全身毒性试验以及植入试验方案中。

亚急性和亚慢性全身毒性试验用于测定实验动物在一次或多次作用或接触医疗器械、材料和（或）其浸提液累计时间大于 24 h 但不超过该实验动物寿命 10% 的时间内（如大鼠是 13 周）的反应。如果已有相关文献资料或临床证据足够评价该材料或医疗器械的慢性、亚急性和亚慢性毒性，则可免做这类试验。材料或医疗器械生物学评价总报告中应包括该试验豁免的理由。这些试验应与器械或材料的接触途径和接触时间相适应。ISO 10993-11 中给出了亚急性和亚慢性全身毒性试验。如可行，可将亚急性和亚慢性全身毒性试验方案扩展为包括植入试验方案，来评价亚急性、亚慢性全身和局部毒性。

慢性全身毒性试验用于评估在不少于实验动物大部分寿命期内（如大鼠通常为 6 个月）、一次或多次接触医疗器械、材料和（或）其浸提液的作用。这类试验应与器械或材料的作用或接触途径和时间相适应（见 ISO 10993-11）。如可行，可将慢性全身毒性试验方案扩展为包括植入试验方案，来评价慢性全身和局部毒性。

四、遗传毒性试验

遗传毒性试验应采用一组体外遗传毒性试验，以哺乳动物或非哺乳动物细胞培养或其他技术来测定由医疗器械、材料和（或）其浸提液引起的基因突变、染色体结构和数量的改变，以及其他 DNA 或基因毒性。如果体外试验出现阳性，应进行体内致突变试验，否则应推断材料具有致突变性（见 ISO 10993-3）。

五、植入后局部反应试验

植入后局部反应试验是采用外科手术法将材料或医疗器械最终产品的试验样品植入或放入预期应用植入部位或组织内（如特殊的牙科应用试验），经过预期时间后，通过肉眼观察和显微镜检查结果来评价对活体组织的局部病理作用，从而预示医疗器械在临床预期接触途径和时间下的局部刺激反应。这类试验应与器械或材料的接触途径和时间相适应。如可行，应将植入后局部反应试验方案扩展为评价局部和全身毒性，来满足急性、亚急性、亚慢性和慢性全身毒性试验要求（见 ISO 10993-6）。

六、血液相容性试验

血液相容性试验是用一个相应的模型或系统来评价与血液接触的医疗器械或材料对血液或血液成分的作用。常用的体外血液相容性试验包括溶血试验、凝血试验、血小板试验、血液学试验、补体激活试验。溶血试验作为血液相容性试验之一，用于在体外测定由医疗器械、材料和（或）其浸提液导致的红细胞溶解和血红蛋白释放的程度。其他特殊血液相容性试验还可设计成模拟临床应用时器械或材料的形状、接触条件和血流动态，测定血液/材料/器械的相互作用（见 ISO 10993-4）。

七、致癌性试验

如果没有其他来源的信息，应考虑检验材料/器械的潜在致癌性。不过，只有极少数的医疗器械考虑做致癌性试验（见 ISO 10993-3）。致癌性试验应在实验动物的大部分寿命期内，测定一次或多次作用或接触医疗器械、材料和（或）其浸提液潜在的致肿瘤性。致癌性试验宜与作用或接触的途径和时间相适应。这些试验可设计在一项研究中，用于同时检验慢性毒性和致肿瘤性。

八、生殖与发育毒性试验

生殖与发育毒性试验用来评价医疗器械、材料和（或）其浸提液对生殖功能、胚胎发育（致畸性）及胎儿和婴儿早期发育的潜在作用。只有在器械有可能影响应用对象的生殖功能时才选择进行生殖与发育毒性试验。另外，对于孕期使用的器械、材料宜考虑进行这类试验。在设计试验时，器械的应用部位是主要的考虑依据。ISO 10993-3 描述了生殖与发育毒性试验。

九、生物降解试验

当用于制造医疗器械的材料处于生物环境中时可能会产生降解产物，这些降解产物

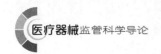

在体内可能呈现与主体材料不同的作用。当植入性材料在体内酶等生理条件下发生降解，材料化学结构遭到破坏或腐蚀引起物质从表面释出时，则可产生自由离子或以有机或无机化合物形式出现的不同种类的反应产物。这些降解产物可能发生反应，也可能是稳定的，不与环境发生生化反应。但是大量稳定降解产物的聚集也可能对周围组织产生物理影响。降解产物可能滞留在其生成时的位置，也可能在生物环境中因各种机理被迁移。降解产物的生物可接受水平取决于其性质和浓度，宜首先通过临床经验和专项研究加以评价。如果理论上可能存在新的降解产物和/或未知降解产物，有必要进行生物降解试验。对于依据充分且临床可接受的降解产物，可不必再做进一步研究。

存在下列情形之一时就应考虑开展生物降解试验：

（1）器械设计成生物可降解的；

（2）器械预期植入 30 d 以上的；

（3）材料系统被公认为在人体接触期间可能会释放毒性物质的。

试验中应描述影响降解速率的参数并形成文件；宜描述生物降解机理；宜模拟这些机理，在体外测定降解速率和潜在毒性化学物的释放来估计其作用。可能需要用体内试验来评价一种材料的生物降解性。如果可能的降解产物在预知量范围内，并且降解的速率与具有安全临床使用史的产品相似，和（或）微粒的物理状态（即尺寸分布和形状）与具有安全临床使用史的产品相似，或有足够的关于预期使用的物质和降解产物的降解数据时，则可不必进行生物降解试验。ISO 10993-9 给出了生物降解试验的基本框架。ISO 10993-13、ISO 10993-14 和 ISO 10993-15 分别描述了聚合物、陶瓷和金属与合金医疗器械的定性定量框架。

十、毒代动力学试验

医疗器械或材料的毒代动力学是在药物毒代动力学的基础上发展起来的。进行毒代动力学试验的目的是评价某种已知具有毒性或其毒性是未知的化学物的吸收、分布、代谢和排泄（ADME）。毒代动力学试验采用生理药代动力学模型（PBPK 模型），确定化合物对靶器官的交付剂量，以评价健康危害。或许可通过性别、年龄、种属和剂量（作用）来外推试验结果，但需要资深专家对其操作和解释给予判断。应根据体外降解试验的结果来考虑是否需要用体内毒代动力学试验来测定医疗器械、材料和（或）其浸提液的可溶出物或降解产物的吸收、分布、代谢和排泄。在确定是否将毒代动力学试验作为某一医疗器械生物学评价的一个部分时，最终产品和所含的化学成分（包括器械预期使用中潜在的和设计的降解产物与可溶出物）都应予以考虑。若可行，在开展毒代动力学试验之前宜采用体外试验方式（如组织、组织匀浆或细胞试验）来研究理论降解过程，这不仅仅是由于 ISO 10993-2 给出了动物福利的要求，也能测定可能存在的降解产物。存在下列情形之一时就应考虑开展毒代动力学试验：

（1）器械被设计成生物可吸收性的；

（2）器械是持久接触的植入物，并已知或可能是生物可降解的，或会发生腐蚀和（或）可溶出物由器械向外迁移；

（3）在临床使用中可能或已知有实际数量的潜在毒性或反应性降解产物和可溶出物从器械上释放到体内。

如果根据有意义的临床经验，已经判定某一特定器械或材料的降解产物和可溶出物所达到或预期的释出速率达到了临床接触的安全水平，或已经有该降解产物和可溶出物的充分的毒理学数据或毒代动力学数据，则不需要进行毒代动力学试验。从金属、合金和陶瓷中释出的可溶出物和降解产物的量一般都太低，不能用于开展毒代动力学试验，除非将材料设计为生物可降解的。ISO 10993-16 给出了降解产物和可溶出物的毒代动力学试验设计思路。

十一、免疫毒性试验

ISO 10993-20 给出了免疫毒理学综述以及医疗器械潜在免疫毒性方面的参考文献。免疫毒性主要包括炎症反应、免疫抑制和刺激、超敏反应等。根据制造材料的化学性质和提示免疫毒理学作用的原始数据，或任何化学物的潜在免疫原性未知时，就应考虑开展免疫毒性试验。

第五节　我国医疗器械生物学评价的现状和思考

根据医疗器械生物学评价的内容和基本思路，整个生物学评价框架涉及生物材料的理化表征、毒理学风险评估、生物学试验三大部分。其中，生物材料的理化表征是医疗器械生物学评价的基础。生物学评价包含生物材料从体外到体内、局部到全身不同时间状态和使用状态的生物学评价策略、生物学试验等相关指南。因此，我国医疗器械生物学评价研究体系为包含生物材料的理化表征和毒理学风险评估在内的生物学试验。生物材料的理化表征包括对生物材料、组成医疗器械的具有代表性的生物材料，以及材料或医疗器械加工过程中的添加剂、医疗器械可沥滤物和可降解产物的定性定量，可沥滤物允许限量的建立等。这些过程涉及各种各样的表征分析及方法建立，因此评价人员需要具备相关知识背景。此外，生物材料的理化表征及毒理学风险评估的结果还可用于支持再处理医疗器械的生物学评价，支持医疗器械与已获批医疗器械的等同性，支持生产工艺（如灭菌工艺、清洁工艺等）、材料或组件、供应商、生产地址等发生变更时与临床已确立医疗器械的等同性，以及支持产品的改进更新等。

此外，生物学评价强调尽可能地收集参考已有的信息资料，减少不必要的生物学试验和动物使用。ISO 10993-1《医疗器械生物学评价　第 1 部分：风险管理过程中的评价与试验》的出台为业界进行医疗器械生物学评价和技术审批工作提供了指引。新版 ISO 10993-1：2018《医疗器械生物学评价　第 1 部分：风险管理过程中的评价与试验》已发布实施。该标准将生物材料理化表征分析放在生物学评价的第一步，明确提出或突出强化在利用已有信息的同时进行理化表征、毒理学风险评估，如综合运用包括上市后不良事件在内的临床数据等多种方法来完成生物学评价，并尽可能减少动物试验。我国

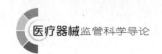

GB/T 16886-1 一般由 ISO 10993 等同转化。新版 ISO 10993-1 等标准的陆续修订发布，预示着在材料的表征基础上采用生物学评价方式对医疗器械产品的危害进行评估已成为行业共识，目前的审评模式及理念需要更新。ISO 10993-18《风险管理过程中医疗器械材料的化学表征》已于 2020 年完成最终稿并发布。与上一版本相比，这一版本的篇幅由原来的 28 页增加至近 80 页，其大幅增加的内容包括如何利用现有理化分析和表征技术，结合已有经验，支持医疗器械的生物学评价，以减少动物试验、保护动物伦理。同时，生物学评价标准也需要随着产品的更新迭代和创新型产品的出现或评价方法的发展不断地更新和完善。

2007 年，国家食品药品监督管理局发布《医疗器械生物学评价和审查指南》（国食药监械〔2007〕345 号），规定了医疗器械生物学评价的基本要求，允许企业通过生物学评价报告代替产品注册检验报告中的生物学试验。2014 年版《医疗器械注册管理办法》及其配套规章也明确将医疗器械生物学评价纳入企业的研究资料，不再放入产品技术要求，这更加清晰地确立了生物学评价的定位。但是，由于 GB/T 16886 系列标准及相关配套标准属于通用型标准，且部分标准内容仅给出了大致的原则，缺乏具有实操性的指导，我国医疗器械审评机构在进行医疗器械生物学评价过程中仍存在以下问题：

（1）现有的试验标准仅规定了一般的试验流程，对部分产品的指导性不够。由于生物学试验条件对试验结果影响的复杂性，试验条件的差异将对试验结果产生重大影响，不同类型器械适宜采取的试验条件、注意事项等未被充分细化或明确。

（2）不同审评机构对待同一类产品的要求略有差异。限于上述标准的内容，不同审评机构对待同一类产品或者同一类试验项目的方法要求略有不同。

（3）新材料、新技术、新原理等医疗器械的出现，给生物学评价等带来了新的挑战。例如，组织诱导性生物材料、纳米医疗器械、药械组合产品、3D 打印产品等新产品可能会产生传统医疗器械以外的生物学危害，而只用既往的评价体系及评价方法可能产生风险遗漏。

（4）由于医疗器械的复杂性、多样性以及特殊性，很难通过系列指南完全覆盖所有产品的所有考虑因素，部分产品还需针对自身特点编制相关指南。

（5）出于供应商保密等因素，企业通常不易获得材料的详细信息。

（6）生物材料的理化表征技术复杂，成本高，不同实验室间的表征数据的一致性值得关注。再者，我国生物学评价基础数据库尚不够完善，针对新材料生物学评价试验方法的开发能力有待提升。

（7）尚缺乏足够的已有数据和对文献进行评审、分析的能力，加上毒理学风险评估要求较高，若现有人员水平有限，易导致毒理学报告认可度不高。

（8）在相关产品申请注册时，企业多采用生物学试验代替生物学评价的方式进行生物学危害的评估。这种方式主要存在以下问题：

①不符合动物保护主义要求。大量的生物学试验需要在动物上进行，不符合当前动物保护主义要求。

②增加企业成本。部分生物学试验周期长、成本高，而生物学评价的方式可以充分利用已有数据，数据足够的情况下可以豁免生物学试验，一定程度上可以减轻企业

负担。

③不能客观反映产品的生物学危害。

生物学试验是医疗器械或生物材料在特定试验条件下的试验结果的综合，生物学评价是综合了产品在预期使用条件下的各种文献数据、理化表征、毒理学数据的整体评估，后者更能反映产品在实际使用过程中可能存在的风险。

上述问题的产生既与我国监管模式有关，也与行业部分现状有关。生物学评价需要专业的人才对相关物质进行充分的毒理学风险评估，但目前尚缺乏专业的医疗器械领域的毒理学风险评估人员，没有相关专业的培训机构，也缺乏专业的科研院校对此进行系统化的研究和人才培养。因此，受以上提到的因素的制约，生物学评价的各项成本往往远高于试验成本，这影响了企业开展评价的主观能动性。企业需要提高产品研发能力和认知水平，监管部门需要提高监管水平和能力，研究机构需要针对生物学评价关键技术进行攻关，为监管部门提供强有力的技术支撑；同时实现数据共享，连接各相关方的信息，最终形成全链条的风险识别与控制模式。此外，还要制定更完善、更具指导意义的生物学评价系列指南，并与生物学评价的国家标准及行业标准相配合。

近年来，随着监管科学的兴起，如何在监管科学框架下进行生物学评价与试验研究，是全球各国监管部门、检测机构以及生产企业需要慎重考虑的问题。作为产品临床前安全评价的重要一环，生物学评价是各国监管科学发展优先考虑的方向之一。2017年，FDA将医疗器械生物相容性和生物风险评估的现代化列入年度监管科学优先项目之一，强调通过完善体外研究方法降低对动物体内研究的依赖、开发临床相关性和敏感性更高的指标、运用化学等同性研究等方法进一步推动审评要求的科学化发展。2019年4月，中国药品监管科学行动计划正式启动，旨在着力构建中国特色的医疗器械监管科学体系，并在首批新材料监管科学重点项目中设置生物学评价内容。这些重点项目的实施必将调动各相关方的资源和积极性，从根本上推动我国医疗器械生物学评价水平的提升。面对新材料、新技术的不断涌现，世界各国都在不断更新生物相容性评价理念、标准、方法和工具。我国也需要通过医疗器械监管科学研究，全面建立和完善科学的生物相容性评价体系，从而更加充分地识别医疗器械的潜在生物学风险，同时减少不必要的生物学试验以避免人力、物力与动物资源的浪费，促进科学审评和监管，加快产品上市，使患者可以更快地使用更安全的医疗器械产品。

第四章　动物试验评价

第一节　动物试验在医疗器械安全性评价中的意义

广义上讲，动物试验是指在实验室内，为了获得有关生物学、医学等方面的新知识或解决具体问题而使用动物进行的科学研究。动物试验是现代生物医学研究中常用的方法，是进行教学、科研和医疗工作必不可少的重要手段和工具。动物试验必须由经过培训、具备专业技术能力的人员进行或在其指导下进行。在医疗器械安全性评价中，动物试验根据实验目的，恰当地选用标准并符合实验要求的实验动物，在设计的条件下对其进行相关实验，观察、记录反应过程与反应结果，以认识受试物作用的特点和规律，为评价受试物可能产生的临床作用提供科学依据。

2022年3月发布的《医疗器械临床试验质量管理规范》（国家药监局　国家卫生健康委令第28号）中规定：医疗器械临床试验前，申办者应当完成试验用医疗器械的临床前研究，其中包括动物试验等内容。一般来说，首次用于植入人体的第三类医疗器械，应当具有该产品的动物试验报告。其他需要由动物试验确认产品对人体临床试验安全性的产品，也应当提交动物试验报告。

随着医疗器械的蓬勃发展，其安全性评价引起了人们的广泛关注，动物试验研究在医疗器械的安全性评价中发挥着重要的作用。医疗器械临床前的动物试验的主要目的是通过动物来考察产品的安全性与有效性，包括对免疫器官和其他毒性靶器官的影响、毒性的可逆性，以及与临床相关的参数，预测其在相关人群中使用时可能出现的不良反应，降低临床试验受试者和临床使用者承担的风险，并为临床试验方案的制定提供依据。

第二节　动物试验伦理

《医疗器械生物学评价　第2部分：动物福利要求》（GB/T 16886.2—2011/ISO 10993-2：2006），叙述了保护动物及使用动物的基本要求，主要包括以下方面：

（1）体外试验与体内试验程序：如条件允许，动物试验应在相应体外试验做完后进行。如果体外试验清楚表明材料、器械或浸提液不符合要求，则不应进行动物试验。

（2）所有参加动物试验的人员应具有一定的资格，接受过相关的培训。

（3）饲养与管理：应符合国家相关动物饲养指南，尽可能减少动物的痛苦与疼痛。

（4）外科手术步骤：实验动物的全部手术过程应在动物经过适当麻醉后，采用无菌操作技术并认真处理手术相关组织的基础上进行。

（5）术前、术中和术后动物护理应符合已有的兽医医疗和护理规程。

（6）减少动物伤害，防止不必要的重复。设计动物试验时应考虑采用伤害较小的方法来减少给动物带来的痛苦。ISO 10993-2 的最终目的是废除动物试验。

（7）同一动物的多次试验：一般来说，不应对同一动物连续进行多次试验，避免动物过度痛苦比减少动物数量更应优先考虑。

（8）安乐死法：在动物试验结束时对动物所用的安乐死法应尽快使动物失去知觉，随后使其在无痛苦的情况下死去。

第三节　动物试验要求

一、动物试验中常用实验动物的选择

实验动物的选择是动物试验中首先要考虑的问题。因为实验动物选择恰当与否关系到试验质量的高低、经费开支的多少、研究途径的正确与否以及试验方法是否烦琐，甚至会影响试验的成败及研究结果的正确性。

（一）选择实验动物的原则

1. 相似性原则

选择与人体结构、机能、代谢及疾病特征相似的动物，利用其某些与人类相近似特性，通过动物试验对人类疾病发生和发展规律进行推断和探索。一般来说，动物进化程度越高，其功能、代谢、结构越复杂，反应就越接近人类；而有些动物进化程度不一定很高，但是其某些组织器官的结构却与人类相似。

2. 差异性原则

各种动物之间存在的基因型、组织型、代谢型、易感性等方面的差别是试验的可比性内容，这种差异有时可作为研究所需的一种指标或特殊条件。尽量选用不同种系存在的某些特殊反应或刺激敏感的动物。

3. 匹配性原则

选择动物类别或级别时，应根据试验目的的要求，综合评价所选用的动物质量是否与试验设计、技术条件、试验方法相适应，避免应用高精尖仪器、试剂与低标准、低反应性能动物相匹配，或用低性能测试手段与高标准、高反应性能动物相匹配。

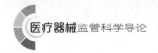

4. 易获性原则

在不影响试验结果的前提下，尽量选用易获得、易饲养、易繁殖的比较经济实用的实验动物进行试验研究。

（二）实验动物选择时应注意的问题

1. 年龄、体重

不同品种和品系的实验动物寿命各不相同，有的以日，有的以月，有的以年计算。如果对狗和小鼠均观察一年，反应的发育过程是不同的；即使同样是狗，不同的年龄阶段所得的试验数据也不尽相同。所以选用实验动物时，应注意实验动物之间、实验动物与人之间的年龄对应，以便进行分析和比较。同一试验中，选用的动物体重应尽可能一致，若体重悬殊，则易增加动物反应的个体差异，影响试验结果的正确性。

2. 性别

动物的性别不同，对试验的敏感程度可不同。一般来说，若试验对动物性别无特殊要求，则宜选用雌雄各半。

3. 生理状态

动物若怀孕、哺乳等会对试验结果造成很大影响，因此试验不宜采用处于特殊生理状态下的动物。如在试验过程中发现动物怀孕，则体重及某些生理生化指标均可受到严重影响，此时应将怀孕动物剔除。

4. 健康状况

动物的健康状况对试验结果会有直接影响。健康动物从外观看，体型丰满，发育正常，被毛浓密有光泽、紧贴身体，眼睛明亮活泼，行动迅速，反应灵敏，食欲良好。

（三）常用实验动物

以下仅列举常用哺乳类实验动物。

1. 小鼠

小鼠（mouse；*Mus musculus*），生物学分类上属脊椎动物门、哺乳纲、啮齿目、鼠科、小鼠属，来源于野生小家鼠。17 世纪科学家们开始用小鼠进行比较解剖学研究和动物试验。小鼠是当今世界上研究最详尽、应用最广泛的实验动物。

2. 大鼠

大鼠（rat；*Rattus norvedicus*），生物学分类上属哺乳纲、啮齿目、鼠科、大鼠属，是野生大鼠褐家鼠的变种，起源于亚洲，17 世纪初传到欧洲，18 世纪初开始人工饲养，19 世纪中期用于动物试验。由于大鼠体型较小，遗传学和寿龄较为一致，对试验条件反应也较为近似，常被誉为精密的生物工具，被广泛应用于生物医学研究。

3. 豚鼠

豚鼠（*Cavia porcellus*），生物学分类上属哺乳纲、啮齿目、豚鼠科、豚鼠属，是由野生豚鼠驯化而育成，原产于南美西部，又称天竺鼠、荷兰猪等。现已广泛应用于医学、生物学、兽医学等研究领域。

4. 地鼠

地鼠（hamster）又名仓鼠，生物学分类上属哺乳纲、啮齿目、鼠科、仓鼠亚科、仓鼠属。地鼠在实验动物的使用量上次于小鼠、大鼠，占第三位。

5. 兔

兔（*Oryctolagus cuniculus*），生物学分类上属哺乳纲、兔形目、兔科、真兔属。生物医学研究应用的家兔是由野生穴兔驯化而育成，多为欧洲兔的后代。

6. 犬

犬（*Canis familiaris*），生物学分类上属哺乳纲、食肉目、犬科、犬属、犬种。作为家畜，犬的历史最长。作为实验动物，是从 20 世纪 40 年代开始的。1950 年，美国推荐小猎兔犬作为实验用犬，适用于生物医学各个学科的研究，并为世界各国所公认。

7. 猫

猫（*Felis domestica*），生物学分类上属哺乳纲、食肉目、猫科、猫属。猫自 19 世纪末以来用于动物试验。

8. 猪

猪（*Susscrofa domestica*），生物学分类上属哺乳纲、偶蹄目、猪科。自第二次世界大战以来，猪已成为广泛应用于医学科学研究的重要实验动物。

9. 非人灵长类动物

非人灵长类动物包括除人以外的所有灵长类动物，有数百种之多，生物学分类上属哺乳纲、灵长目。灵长目下分猿猴亚目和猿亚目。非人灵长类动物在组织结构、生理和代谢功能等方面同人类相似，是很重要的实验动物。其应用是从 20 世纪初开始的，到 20 世纪 50 年代逐渐应用于普通研究机构。

二、动物模型的制备与评价指标的选择

（一）安全性评价

针对产品临床适应证、临床使用人群、临床使用方法等，应开展相关的动物安全性试验研究。安全性指标一般包括动物的生理状态及不良事件，如动物体征、行为、局部刺激性、腺体分泌、粪便性状、摄食量、体重、血液生化学指标（如白细胞分类及绝对和相对计数、白蛋白/球蛋白比例、相关酶类等）、大体解剖和组织病理学检查、与降解吸收有关的并发症，以及是否影响遗传、生殖、发育过程等。

（二）有效性评价

在研究过程中是否能建立一个符合性较好的动物模型是有效性评价试验能否成功的关键。试验器械的实际使用情况和预期用途的符合性应尽可能与产品临床试验方案中的主次要评价指标一致。但这种研究结果不能作为医疗器械有效性评价的客观证据，可以作为是否能够转入人体进行临床研究的辅助参考，也可以作为诊治作用机理研究的资料。

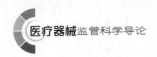

（三）观察周期

一个动物试验的周期要持续多长时间取决于试验目的和是否能从动物试验中得到所需要的试验结果。例如，动物试验研究用于评估全降解冠状动脉药物洗脱支架产品的生物学应答、安全性及产品在体内的降解规律时，应根据产品的降解周期选择研究持续时间。动物试验应能观察到产品降解特征且直到产品完全降解、吸收，过程中应选择多个观察时间点，并设立合理、不同的观察指标。需要注意的是，由于动物模型和人体之间损伤、愈合应答的差异，以及不同药物洗脱支架系统设计可能存在不同，用于评估晚期效果及降解特征的动物模型研究的长期随访时间也可能会有不同。

三、动物试验设计的基本原则

由于动物试验的对象是特定的生物体，其个体之间存在一定的差异，为了保证试验结果准确、可靠，必须对试验进行设计，以便控制可能影响试验结果的各种条件。进行试验设计必须遵循的基本原则是随机、对照和重复。

（一）随机原则

随机是减少试验材料差异最基本的方法，通过随机的方法，将客观存在的各种差异对试验结果的影响降到最低。在动物试验中，虽然可以通过不同的方法控制试验条件，但由于各种差异造成的影响仍然不可避免。特别是在动物试验中，动物间的个体差异是无法排除的客观存在，因此可以采用随机的方法将这种差异分配到各试验组中，使这种差异不至于影响试验结果。

（二）对照原则

在试验研究中，为准确表现出特定因素产生的影响，必须设立对照。比较研究是科学试验不可缺少的条件，没有比较就难以鉴别所得结果的意义和科学性，所以必须设立对照组。

（三）重复原则

重复是保证试验结果可靠性的重要措施之一。重复具有两方面的含义，即重现性和重复数。

1. 重现性

重现性是指在同样的条件下，可以得到同样的试验结果。只有能够重现的试验结果，才是科学可靠的；不能重现的可能是偶然现象，偶然获得的结果是没有科学价值的。试验中偶然结果可见于两种情况：一种是由于某些非常规因素引起的假象，是错误的结果，必然不可能重现；另一种是由于尚未认识的影响因素导致的客观表现，但由于对影响因素缺乏足够的认识，暂时不能获得重复的结果。对于前者，要及时排除，减少假象的干扰；对于后者，如果获得的结果确实具有重要价值，而且符合逻辑，则应该认真研究影响因素，以求实现结果的重现。无论何种情况，不可重现的结果都是没有价值的结果。

2. 重复数

重复数是指试验要有足够的次数或例数。如进行动物试验，在每一次试验中需要使用一定数量的动物，对于其他试验，也应该有一定次数的重复。在试验中要求一定的重复数具有两方面意义：一方面是消除个体差异和试验误差，提高结果的可靠性。在生物学实验中，仅仅根据一次试验或一个样本所得的结果往往很难下结论。在适当的范围内重复数越多，获得的结果就越可靠。另一方面是对试验结果的重现性验证。因此，在试验中设置一定的重复数，是动物试验的基本要求。对于重复数值的大小，即究竟用多少动物或多大的样本进行动物试验，往往是研究者遇到的首要问题。样本过少不符合重复原则的要求，而重复数过多则会增加实际工作中的困难，提高研究成本。而且，单纯加大样本量并不能完全排除试验结果的偏差。所以，在设计试验时要对样本大小进行估计，争取以最小的重复数获得可靠的试验结论。

四、常用的试验设计方法

（一）单组比较设计

单组比较设计是以动物做自身对照，即在同一个体上观察给予受试物前后某种观测指标的变化。这种方法的优点是能消除个体生物差异，但不适用于在同一个体上多次进行试验和观察的情况。还应注意到，有时生理盐水等阴性对照也可能在前后两次测量时出现差异（如体重、血压等）。

（二）配对比较设计

配对比较设计是试验前将动物按性别、体重或其他有关因素加以配对，以基本相同的两个动物为一对，配对若干对，然后将一对动物随机分配于两组中。两组的动物数、体重、性别等情况基本相同，取得均衡，以减小误差及实验动物的个体差异。

（三）随机区组设计

随机区组设计是配对比较设计的扩大，其将全部动物按体重、性别及其他条件等分为若干组，每组中动物数量与拟划分的组数相等，体质条件相似，再将每个区组中的每一只动物进行编号，利用随机数字法将其分配到各组。

（四）完全随机设计

完全随机设计是将每个试验对象随机分配到各组，并从各组试验结果的比较中得出结论。通常用随机数法进行完全随机化分组，这种方法的优点是设计和统计的处理都较为简单，缺点是在试验对象例数较少时往往不能保证组间的一致性。

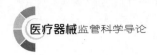

（五）拉丁方设计

拉丁方设计指由拉丁字母所组成的正方形排列，在同一横行与同一直列中都没有重复的字母，适用于多因素的均衡随机。近年来又提出"优化拉丁方设计"，该方法除具有拉丁方的全部特点外，还考虑了先后用受试物时每一受试物与前后受试物的顺序关系，使每种受试物的前面各用其他受试物一次。在进行受试物间两两对比时，每对受试物间均符合 AB、BA，AOB、BOA 的对应关系。因此，优化拉丁方设计不仅适用于一般拉丁方的试验，而且特别适用于一只动物先后几次用受试物的试验。

（六）正交设计

正交设计是用正交表作为因素分析的一种高效设计方法，其特点是利用一套规范化的表格——正交表来安排试验，适用于多因素、多水平、误差大、周期长等类型试验的设计。在试验设计过程中，只要根据试验条件直接套用正交表即可，而不需要另行编制表格。

（七）序贯设计

序贯设计适用于能在较短时间内作出反应的受试物，可同时用作图或查表法随机了解统计结果，一旦达到所规定的标准，即可停止试验，得出结论。序贯设计所用的时间较长，因此只适用于作用出现快（几分钟或几小时内）的受试物和供应数量受限、价格高的大动物试验，以及病例数稀少的临床研究。

（八）优选法设计

优选法设计是一种快速、简便的选择最优条件的方法。优选法设计有多种，动物试验中常用单因素优选法来选择最优的浓度、剂量等条件。

五、动物试验应注意的其他问题

为保证动物试验结果真实、可靠，建议选择具备动物试验资质（如国家或省市有关部门颁发的动物试验资格证明文件）的机构开展动物试验。申请人需与动物试验实施单位签订合同并共同设计、制定动物试验方案，动物试验资料作为产品质量体系管理文件存档。医疗器械注册时提交申请人与动物试验实施单位共同确认并签章的动物试验报告，另外建议提供动物试验实施单位的资质文件。

为保证动物试验的质量，避免动物麻醉死亡、手术死亡、术后感染及其他意外情况对产品评价的影响，申请人需保存详细的动物试验情况记录及分析资料，包括以下适用的内容：受试品及对照品信息、动物饲养记录、镇痛麻醉记录、手术过程记录、原始病理照片、手术切片、手术录像等动物试验原始资料，对动物麻醉死亡等非预期事件的有关证据及分析资料等。为了保证数据的溯源性，上述资料需作为产品质量体系管理文件存档。

第四节　实验动物管理法规和动物试验的局限性

一、国家部分实验动物管理法规

（一）《实验动物管理条例》

1988 年 10 月 31 日经国务院批准，1988 年 11 月 14 日国家科学技术委员会令第 2 号发布的《实验动物管理条例》，是我国第一部实验动物管理法规。2011 年 1 月 8 日第一次修订，2013 年 7 月 18 日第二次修订，2017 年 3 月 1 日根据《国务院关于修改和废止部分行政法规的决定》第三次修订。该条例从管理模式、实验动物的饲育管理、实验动物的检疫和传染病控制、实验动物的应用、实验动物的进口与出口管理、从事实验动物工作的人员以及奖励与处罚等方面明确了国家管理准则，标志着我国实验动物管理工作进入法制化轨道。

（二）《实验动物质量管理办法》

1997 年 12 月 11 日，国家科学技术委员会与国家技术监督局联合发布了《实验动物质量管理办法》。该办法提出，全国执行统一的实验动物质量国家标准，全国实行统一的实验动物质量管理制度。该办法对国家实验动物种子中心、实验动物生产和使用许可证、实验动物质量检测机构的管理作出了明确规定。

（三）《实验动物许可证管理办法（试行）》

2001 年 12 月 5 日，科技部联合卫生部、教育部、农业部、中医药管理局、军委后勤保障部卫生局、国家质量技术监督检验检疫总局共同制定并发布了《实验动物许可证管理办法（试行）》，在全国范围内大力推行实验动物许可证制度。该办法明确了许可证管理和发放的主体，规定了申请许可证的条件、标准、审批和发放程序等，强调了许可证的管理和监督作用。

二、动物试验的局限性及动物试验替代发展趋势

动物试验有时是不全面的，主要表现在以下几个方面：通过动物模型得到的结果外推到其他物种上是不可靠的；通过动物试验测试药物和其他化学物的安全性，其结果是不可靠的；通过动物试验证实生物医学中的某些理论往往是不可靠的；动物试验在生物医学研究中并不一定起决定性作用。

动物试验有时是误导的，在动物试验中可观察到许多明显与人体不同的异常现象，有的可能是供试动物物种本身所特有的正常生物学特性反应，也可能是非自然手段所引

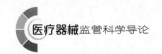

起的变化，或是由于实验室环境的应激反应所致。这种异常性与人类的病理变化没有任何关系。

在医疗器械安全性评价检测方法方面，目前世界各国基本上仍使用整体实验动物（小鼠、大鼠、豚鼠、家兔等）进行安全性试验，而运用动物试验的"3R"原则（"3R"即 reduction、replacement、refinement）和采用动物试验替代方法进行安全评价，已成为未来的发展趋势和目标之一。欧盟和部分发达国家已将替代方法纳入法规管理范围，如欧盟的《化学品的注册、评估、授权和限制》（REACH），以及经济合作与发展组织（OECD）、美国环境保护署（EPA）等的相应规定。目前，在国际上相关健康产品的安全性评价大力推行动物试验替代方法的趋势下，我们应该加大医疗器械安全性评价动物试验替代方法的科研投入力度，有步骤地推进替代方法研究，普及"3R"教育和培训，完善相关法规，进行程序验证，疏通申请领域，建立信任程序，加强企业间的合作，研究建立专门用于替代动物试验的安全性评价方法。

第五章　医疗器械生产质量管理规范

　　医疗器械是救死扶伤、防病治病的特殊产品，对其质量的基本要求是安全、有效。医疗器械的质量不仅要有产品的技术要求来规范，而且要有有效的质量管理体系来作保障。为此，我国医疗器械监管部门将医疗器械产品技术要求和质量管理体系要求都摆在非常重要的位置，目的就是保障人民群众的身体健康和生命安全。

　　《医疗器械监督管理条例》《医疗器械注册管理办法》《医疗器械生产监督管理办法》等一系列法律法规明确提出医疗器械上市前必须取得产品注册/备案和生产许可/备案，建立和实施符合要求的质量管理体系是其中一个必不可少的环节。质量管理体系是企业管理体系的一部分，致力于达到企业的质量目标。鉴于产品质量不是检验出来的，而是通过体系生产出来的，仅靠产品技术要求和成品检验无法保证医疗器械产品安全有效，必须强化医疗器械生产质量管理体系，重视过程控制，以预防为主，实现企业质量目标。质量管理体系的建立要依靠一系列质量管理活动来实现，包括制定质量方针和目标，进行质量策划、控制、保证和改进活动。

　　国务院食品药品监督管理部门组织有关专家制定了《医疗器械生产质量管理规范》（以下简称《规范》），要求医疗器械生产企业按照《规范》建立健全质量管理体系，并规定了机构与人员，厂房与设施，设备，文件管理，设计开发，采购，生产管理，质量控制，销售和售后，不合格品控制，不良事件监测、分析和改进等方面的内容。

第一节　总　则

　　医疗器械是关系到人民生命健康、安全的特殊产品。国家一直重视医疗器械产品的质量，制定并发布了一系列法规规章，运用多种方法和途径强化对医疗器械的监督管理，以确保其安全、有效、质量可控。医疗器械产品的提供者是生产企业，因此，规范医疗器械生产企业行为，确保企业持续稳定提供符合顾客要求和法规要求的医疗器械产品，是从源头保障医疗器械安全有效的关键环节。为此，国家食品药品监督管理总局依据我国医疗器械监管法规，参考发达国家实施医疗器械质量体系管理的经验，结合我国医疗器械生产行业的实际情况，制定并发布了《医疗器械生产质量管理规范》。《规范》的全面实施将不断提高我国医疗器械生产企业的质量管理水平，保证医疗器械产品质

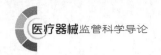

量，促进医疗器械产业的健康发展。

《规范》第一章"总则"是整部规范的纲领性规定，阐述了该规范制定的目的、法律依据、适用范围和对企业实施规范的整体要求以及实施风险管理的特殊要求。

第二节 机构与人员

按照《规范》"总则"的要求，医疗器械生产企业必须建立、健全质量管理体系并保持其有效运行。为了达到上述目的，企业应当建立适当的组织结构并配备相应的人员。

根据《质量管理体系 基础和术语》（GB/T 19000—2008）的定义，管理体系是指建立方针和目标并实现这些目标的体系，质量管理体系是指在质量方面指挥和控制企业的管理体系，组织结构是指人员的职责、权限和相互关系的安排。

《医疗器械 质量管理体系用于法规的要求》（YY/T 0287—2003）虽然没有明示，但通过"5.5 职责、权限与沟通"提出了对企业组织结构的要求。组织结构的正式表述通常体现在企业质量手册或项目的质量计划中。美国FDA在其医疗器械质量管理体系法规（*Quality System Regulation*）的820.20（b）部分提出：制造商应当建立并保持一个合适的组织结构，以保证医疗器械的设计和生产符合质量管理体系相关法规要求。组织机构或管理机构是组织结构的有机组成部分。《规范》第五条对企业组织机构的设立进行了规定：企业应当建立与医疗器械生产相适应的管理机构，并有组织机构图，明确各部门的职责和权限，明确质量管理职能。

人员是企业产品实现和建立、运行质量管理体系的重要基础，同时人员也是影响产品质量最活跃、最难控制的因素。因此，人员对企业质量管理体系的建立和有效运行而言至关重要。企业既要配备足够数量并能胜任工作的人员，还要通过培训、教育不断提高其工作经验和能力，强化相关人员的质量意识和风险意识。YY/T 0287—2003在"6.2 人力资源"部分对企业中影响医疗器械质量的工作人员应当具备的能力（教育、培训、技能、经验）、质量意识与培训提出了明确要求。美国FDA在其医疗器械质量管理体系法规820.25部分也明确规定：制造商应配备足够的具备适当的教育、培训、技能和经验，具有充分质量意识的人员，以保证质量管理体系相关法规的要求得到满足。

《规范》第二章主要是对医疗器械生产企业质量体系组织机构设立以及质量体系有关人员职责、资质、能力、意识与培训的要求。

第三节　厂房与设施

　　厂房与设施通常被认为是医疗器械生产企业的硬件，是医疗器械生产的基本要素。《医疗器械监督管理条例》第二十条和《医疗器械生产监督管理办法》第七条规定：从事医疗器械生产活动，应当具备与生产的医疗器械相适应的生产场地、环境条件、生产设备以及专业技术人员。本章节中的厂房与设施就可以认为是法规文件中提到的生产场地、环境条件等内容，是产品实现的重要条件。

　　厂房与设施主要包括厂区建筑物实体（含门、窗）、道路、绿化条件、围护结构，必要的公用设施，例如水、气和电供应设施，照明设施，消防设施等。

　　厂房与设施是否充分、设计布局是否合理、维护保养是否规范，直接关系到医疗器械产品的质量。

　　厂房与设施的设计、安装、使用和维护除了要严格遵守《规范》的相关规定，还必须符合国家的有关法规，执行国家相关标准和规范，符合安全、实用、经济、环保、节能的要求。此外，在满足上述要求并与企业的生产和利益相适应的基础上，还应鼓励其积极采用当代先进技术，并兼顾考虑未来的发展。

　　医疗器械的生产涉及很多种类，如有源器械、无源器械、植入器械、无菌产品、体外诊断试剂产品、生物医用材料等。不同种类的产品生产，由于其生产规模、生产工艺、物料和产品的特性不同，对厂房和生产设施会有不同的要求。生产企业厂房与设施的实际情况应当与其所处的地理位置和环境、产品类别、生产工艺、生产规模、生产设备等密切相关，所以不可能有"万能适用"的厂房与实施。根据自身实际情况，对生产厂房和设施进行设计、选择和使用应当是企业的责任。

　　《规范》第三章共有 7 个条款，对总体布局、合理设计、生产环境、厂房条件、影响因素控制、维护保养、空间大小、仓储条件、检验设施等提出了要求。这些内容仅是对医疗器械生产企业的通用要求和原则规定，适用于各类产品。对生产厂房与设施有特殊要求的产品类别，例如对无菌、植入性产品的生产环境的特殊要求，在规范的相应附录中另行规定。

　　图 5-1 是一个小型体外诊断试剂企业的厂房设施布局图。其生产区域洁净度等级为 100000 级，阳性对照品生产区独立设置，洁净度等级为 10000 级，并应与相邻区域保持相对负压。整个生产区域人流、物流是分开的，不同房间通过传递窗传递，而且压差方向合理。为了防止交叉污染，厂房专门设计了污物出口，此外预留了空间，为今后的发展做准备。

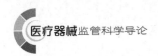

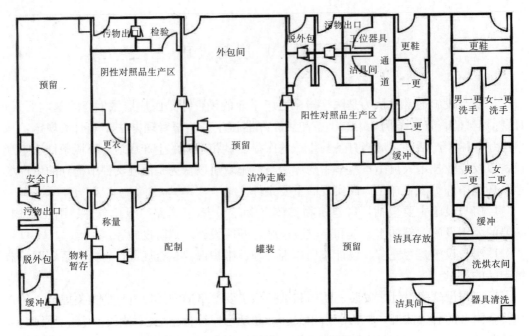

图 5-1 小型体外诊断试剂企业的厂房设施布局图

第四节 设备

企业所生产的医疗器械是否能够满足预期用途或达到临床应用的有效性和使用的安全性，主要取决于产品的策划和设计开发。但医疗器械质量的优劣与生产过程有着密切的关系。特别是随着科学技术的飞速发展，加上医疗器械往往多学科交叉，设计开发的复杂性越来越高，设计开发和生产过程控制的重要性就更加突显。严格按《医疗器械生产质量管理规范》要求进行的优质的设计开发能够避免很多使用风险或潜在的使用风险。同样，具有符合《规范》要求的生产设备、工艺装备、检验仪器和设备及计量器具，加上高效而又稳定的生产过程，能够更好地保证持续地生产出符合要求的医疗器械。

在医疗器械企业的生产过程中，影响产品质量的主要因素可归结为人员、设备、物料、加工工艺与管理规定、生产环境和设施、质量检测等，也就是我们通常所说的"人、机、料、法、环、测"。在这些影响因素中，生产设备对医疗器械质量的影响是至关重要的，因为在产品实现过程中，生产设备是确保所生产医疗器械质量的重要物质条件，也是实施《规范》必不可缺的硬件条件。生产过程中设备是否适宜并能确保正常运转是直接影响生产进度和产品质量的重要因素。因此，为了确保医疗器械的生产质量，应当加强生产设备的检查、维护和管理，保证其处于完好并有效运行的状态。对于有清洁或洁净度生产环境要求的医疗器械，生产设备还要符合生产环境的要求，不能给生产环境带来污染或影响。此外，为了减少人为因素对产品质量的影响，生产企业越来越广泛地使用计算机控制的全自动生产设备，这也对设备的结构、日常维护、保养和定期检修及操作等提出了更高的要求。医疗器械生产企业要发展壮大，不仅要注重提升其管理水平、人员素质、企业外在形象等，也应当不断对生产设备进行更新换代。作为医疗器械监管人员，应当倡导技术进步，鼓励企业通过使用先进的生产技术（包括先进的生产设备、先进的生产工艺和先进的管理技术）来提高生产效率和保证产品质量。

工艺装备（简称工装）属于"人、机、料、法、环、测"中"法"的重要条件之一，即为了保证加工工艺（作业指导书或工艺规程）实施的基础手段。工装质量的好坏对生产能力和产品质量起着决定性的作用，特别是那些靠工装来保证产品质量的生产过程，如输液器生产中导管的挤出模具、滴斗的吹（注）塑模具等，完全是通过对工艺参数的控制并借助模具来保证零件的外观、尺寸和内在品质的。因此，必须制定工装的管理文件，在外购或外协工装的验收，自制工装的检验及新工装的验证，在用工装的检查、维护和管理及维修等方面作出规定，以保证工装的质量，从而保证所生产零配件的质量，进而保证医疗器械成品的质量。

人们常说，医疗器械产品质量是设计出来的、生产出来的，而不是检验出来的。但是，检验的确能够对医疗器械产品的质量起到必要的把关作用。企业在生产过程中，医疗器械的质量、构成医疗器械零部件的质量以及所用原材料的质量是否符合要求，均要通过检验仪器、设备及计量器具的检验、测量才能确定。检验可防止不合格的原料投入生产、不合格的零配件进入下一个加工环节、不合格的成品医疗器械交付给用户或用于临床。所以，检验仪器、设备及计量器具在控制医疗器械质量方面与生产设备同样重要，也是确保医疗器械质量不可或缺的重要物质资源条件。而且，这些检验仪器、设备及计量器具所显示的检测结果是否准确，将直接关系到判定产品是否符合要求的结果的正确性。因此，应当做好检验仪器、设备及计量器具的校准、检定或测试，以保证其处于完好、准确、可靠的工作状态。除医疗器械监管部门允许委托的检验项目外，企业应当根据医疗器械注册或备案时提交的产品技术要求，并结合产品特性、生产工艺、生产过程、质量管理体系等确定的生产过程中各个环节的检验项目配备相适应的检验仪器和设备及计量器具。

《规范》的第四章共有 5 条，提出企业应当具备医疗器械生产过程中所需要的生产设备、工艺装备、必要的检验仪器、设备及计量器具的要求，以及满足所生产产品、生产规模和质量检验的管理和使用等方面的要求。

第五节　文件管理

任何质量管理体系的组成部分均可粗略地分为两大类，即硬件和软件。毫无疑问，硬件（例如厂房、设施、设备等）是实现产品或服务，以及质量管理体系有效运行的必要条件和物质基础。但是仅仅具备了硬件，缺少充分而完善的软件系统（包括人员的能力和意识、各种文件和记录等）的支持，仍不能保证质量管理体系的有效运转。医疗器械的生产也是如此。要生产出安全、有效，合乎质量标准要求的产品，就必须建立一个以硬件为基础，以文件系统为支撑，以人员为保证，软、硬件充分、协调、有机运转的质量体系。无论是 ISO 13485 标准《医疗器械　质量管理体系用于法规的要求》，还是

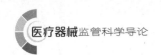

各国或组织的相关法规，以及我国《医疗器械生产质量管理规范》，均将文件系统的建立、管理、控制作为质量管理体系的核心内容。例如，ISO 13485：2003 在 4.1 节中对质量管理体系规定的总要求是：组织应按本标准的要求建立质量管理体系，形成文件，加以实施和保持，并保持其有效性。美国 FDA 在其质量体系法规（*Quality System Regulation*）的 820.20 部分也提出了建立并保持对质量方针、质量目标、质量计划、程序文件和作业指导书的要求。我国《医疗器械生产质量管理规范》第二十四条规定：企业应当建立健全质量管理体系文件，包括质量方针和质量目标、质量手册、程序文件、技术文件和记录，以及法规要求的其他文件。

质量管理体系（QMS）本身就是靠文件系统规定、阐明和实现的。粗略地讲，建立 QMS 文件系统所起的作用主要包括两个方面：一个方面是质量管理体系各个环节和工作运行的依据，起到沟通意图、统一行动、规范行为的作用；另一个方面是质量管理体系正常运行的证据，即保证各项工作的可追溯性。为了前一种目的的一般叫文件，为了后一种目的的称为记录。

文件和记录虽属于质量管理体系的"软件"，却往往起着"神经"的关键作用。在整个质量管理体系中，文件与记录的管理涵盖了设计与开发、采购、生产、监测、销售与服务、不良事件监测、分析与改进等环节的全过程。如果企业对文件系统的建立和管理不善，必然会影响质量管理体系各主要环节的正常运行，从而导致质量管理体系的最大风险。可以说，文件系统的完善程度和有效性直接决定着质量管理体系的成败。

具体地讲，QMS 文件系统的目的和作用包括：①规定和阐述组织的 QMS；②规定各部门和人员的职责与关系；③促进各部门间的信息沟通和配合；④向员工传达管理者的质量承诺；⑤提高员工的质量意识和责任意识；⑥提供员工培训的基础和依据；⑦对质量管理的各环节和各项工作提供明确、具体的操作标准；⑧保证 QMS 的资源和条件；⑨达到工作和作业的一致性；⑩为持续改进提供依据；⑪向相关方证实组织能力，向供方提出明确要求；⑫为内、外部审核提供依据；⑬在发生质量事故或不良事件时，分析、追溯原因等。为了保证建立的文件系统能够发挥应有的作用，必须对文件系统进行科学、有效的管理和控制。

虽然《规范》第五章"文件管理"仅包括 4 条内容，对文件管理系统的建立、管理、记录系统的控制提出了基本要求，但实际上文件和记录管理的内容在其余各章均有具体要求和体现。因此企业在建立质量体系的文件系统时应当以本章为基础，同时兼顾各章的具体要求。检查员在对医疗器械生产企业实施 GMP 检查时也不应仅限于本章的条款，而是要兼顾其余各章的具体要求，以得出本章各条款是否符合要求的客观结论。

第六节　设计开发

医疗器械产品的设计和开发过程是指企业通过调研、预测或分析判断等方式识别顾客（包括个人消费者、医生、医疗机构、经销商、零售商、健康保险机构、公共医疗保险机构等）明显的或潜在的需求和期望，并把这些需求和期望（包括法律法规的要求）

通过技术和工程的方法转化为医疗器械产品特性和产品规范的系列活动。医疗器械产品特性体现在产品上，包括医疗器械本身及其说明书、标签、产品包装等随附物。产品规范是指所有保持医疗器械产品及其特性均一、稳定要求的总称。常见的产品规范有产品技术规范、采购规范、检验规范、包装规范、安装规范、售后服务规范等。

医疗器械设计开发是形成医疗器械固有质量特性的重要过程，有些产品质量的设计开发权重占比甚至可以高达70%~80%，所以人们常说"产品质量首先是设计出来的，其次是制造出来的，再其次是服务出来的"。有设计缺陷的产品，再精心制造、精心服务也于事无补。因此，设计开发过程控制是医疗器械质量管理体系的重要环节。

医疗器械直接或间接用于人体，达到疾病诊断、预防、监护、治疗或者损伤诊断、监护、治疗、补偿等目的，有时还用于生命的支持或维持。公众的健康和生命安全离不开医疗器械。世上没有完美的医疗器械，使用医疗器械必然存在风险。受医疗器械本身风险、使用对象、使用者等各种复杂因素的影响，使用时可能会对患者/消费者、操作者、其他人员、其他设备和环境造成损害或潜在损害。不同医疗器械，损害发生的概率和损害的严重性是不同的。控制医疗器械全生命周期的风险，努力保持医疗器械使用在受控条件下受益与风险的相对平衡，既是以医疗器械生产企业为主角的产业界应当承担的责任，也是医疗器械实施法律监管的主要目的。医疗器械风险应当得到控制和管理是医疗器械监管部门、医疗器械产业界、医疗机构及其利益相关方和公众的共识。医疗器械风险管理既是全世界公认的重要监管原则之一，也是中国医疗器械法规立法的基本原则。由于医疗器械风险控制的管理涉及能力、成本、受益面、受益机会等复杂因素，风险控制和管理的相关利益方在如何进行医疗器械风险控制及风险控制和管理的程度方面往往存在分歧。在此情境下，医疗器械受益应该大于风险，或者更准确地说，"风险受益应该平衡"成为各方都能接受的一个基本准则。医疗器械生产企业在医疗器械全生命周期实施风险管理也应遵从这一基本准则，风险管理贯穿医疗器械设计开发、生产、销售、使用和用后处置全过程，是企业质量管理体系的有机组成部分。产品实现与风险管理的关系如图5-2所示。

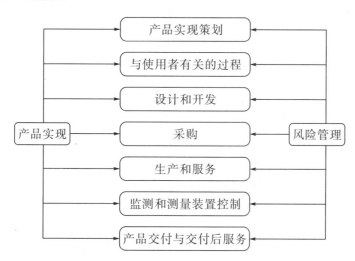

图5-2　产品实现与风险管理的关系示意图

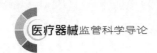

《规范》第六章是对医疗器械设计开发全过程控制的具体要求，其内容实际上可以分成两部分理解：第二十八条至第三十七条分别对设计控制程序、设计和开发策划、设计和开发输入、设计和开发输出、设计和开发转换、设计和开发评审、设计和开发验证、设计和开发确认、设计和开发变更进行了具体规定，覆盖了医疗器械设计开发全过程。第三十八条强调了风险管理在产品实现过程中的重要性。第三十八条虽然只有一条，却用一句话对包括设计和开发在内的产品实现全过程风险管理提出了要求。《规范》总则第四条规定：企业应当将风险管理贯穿于设计开发、生产、销售和售后服务等全过程，所采取的措施应当与产品存在的风险相适应。除总则外，其他章节未再提到"风险管理"一词。鉴于风险管理在医疗器械质量管理体系中的重要性，结合《规范》总则第四条的原则性要求，可以推断第三十八条的字数虽然不多，但其包含的内容却很丰富。

第七节　采购

《规范》第七章"采购"的设立旨在对企业的采购过程提出建立质量管理体系的要求，对采购物品的质量标准、分类分级、供应商管理、采购信息、进货检验、采购记录及可追溯性等方面提出了要求。

在产品实现的过程中，企业需要实施物料采购，包括材料、部件、半成品及相关服务。医疗器械产品的很多重要功能或性能都是由采购物料本身的特性和品质决定的，这关系到产品使用的安全性和有效性。在产品实现的过程中，采购是一项重要的活动，采购过程控制是医疗器械生产管理体系的重要环节。

《规范》第七章共设立6个条款，从采购过程控制、物料分类分级管理和供应商等方面提出了要求：第三十九条是对建立采购控制程序的要求，第四十条是对物料分类分级的要求，第四十一条是对供应商审核的要求，第四十二条是对质量协议的要求，第四十三条是对采购信息、采购记录及其可追溯性的要求，第四十四条是对进货检验的要求。采购过程中物料的分类分级和基于物料分类分级的供应商管理是采购过程控制的核心，采购过程、采购合同、采购信息和进货检验的控制是四个重点，也是检查员的重要关注点。

第八节　生产管理

产品的质量是通过设计、采购、生产等过程形成的。其中，生产过程是产品质量形成的重要阶段，因此生产企业应当策划并在受控的条件下进行生产，确保生产出来的产品符合强制性标准和经注册或备案的产品技术要求。

受控条件包括对"人、机、料、法、环"的控制，确保生产出来的产品符合强制性标准和经注册或备案的产品技术要求。"人"指与产品相关的人的原因，包括操作者、检验员身体状况、技术水平、工作责任心等。生产人员对待工作的态度、技术水平、对产品质量的理解都会对最终产品产生影响，因此必须通过培训提高员工的技术水平和质量意识，特别是对产品质量形成有重要影响的关键过程和特殊过程岗位操作人员，应制订相应的培训计划，保持培训的实施记录。"机"指生产过程中使用的设备、工装等辅助生产用具，生产中设备、工装的精度是否满足生产工艺的要求，是否能正常运行等，它们都是影响生产进度、产品质量的重要因素。"料"指原料、配件、半成品等物料的质量情况，对物料的控制包括制定物料的质量标准、选择合格的供方、对物料进行进货检验等。"法"指生产过程中所需遵循的程序、标准、图纸、工艺文件、作业指导书、各类操作规程、检验规范等，严格按规程作业是保证产品质量的必需条件。"环"指产品制造过程中所处的环境，包括照明、噪声、振动、温度、湿度、洁净度等。有些产品如无菌医疗器械，其生产环境是影响最终产品生物性能的主要因素之一。这五大因素中，"人"按《规范》第二章的要求进行控制，"机"按《规范》第三章的要求进行控制，"料"按《规范》第七章的要求进行控制。

《规范》第八章共有11个条款，主要对"法"和"环"提出了控制要求，包括编制产品的生产工艺文件、有效识别关键过程和特殊过程、产品的清洁处理要求、生产环境的监控、特殊过程的确认、批生产记录、产品的标识、状态的标识和可追溯性要求、产品说明书、标签、产品的防护等。

生产工艺文件是长期生产和科学实验总结出来的经验，是结合具体产品和生产条件而制定的，并通过生产实践不断改进和完善。生产工艺文件的制定有利于保证产品质量，生产工艺文件是一切生产人员都应该严格执行、认真贯彻的技术性文件，是企业生产过程的"法"，生产人员不得违反工艺要求或任意改变生产工艺所规定的内容，否则会影响产品质量；关键工序是会对产品质量和产品性能起决定性作用的工序，企业应通过工序后设置检验点来严把关键工序的有效实施；特殊过程是指通过检验和试验难以准确评估其质量的过程，企业应对这样的过程进行IQ、OQ、PQ确认，通过对过程的确认来确保结果符合规范的要求。对有些产品来说，清洁是至关重要的，这样的清洁过程需要确认和验证，以保证清洁符合要求。对生产环境的要求，规范的三个附件（无菌、植入和体外诊断试剂）都给出了明确的要求。批生产记录应根据产品主文档来设计，以证明器械的生产过程符合产品主文档的要求。对医疗器械来说，标识和可追溯性是非常重要的。产品所使用的原材料是否为原注册的原材料，是否符合法规要求，需要通过追溯来证明。产品一旦发生不良事件或需召回，也应通过追溯来实现。对产品进行防护是为了保证生产出来的合格产品不在贮存或运输过程中被污染或因温度、湿度和光线等影响造成不合格的情况。

第九节 质量控制

质量管理（quality management）是指确定质量方针、目标和职责，并通过质量体系中的质量策划、质量控制、质量保证和质量改进来使其实现的所有管理职能的全部活动。质量控制（quality control，QC）也称品质控制，是质量管理的一部分，致力于满

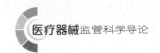

足质量要求，或为确保产品质量，企业需要进行的一系列与质量有关的活动。企业应当对整个生产过程的质量控制进行全面、系统的策划和安排，包括从物料采购到成品出厂，特别是对影响产品质量的生产过程或工序进行重点控制，确保这些过程处于受控状态。

广义上讲，质量控制应包括市场调研（摸清用户对质量的要求）、设计开发（设计满足用户要求的产品，并制定产品规范或标准）、制造工艺（选择符合产品规范或标准的设备、工艺流程及工艺装备）、采购（根据对产品质量的要求选择原辅材料、外购件）、生产（生产出符合规范或标准要求的产品、控制好过程或工序控制）、质量检验（进货检验、过程检验和成品检验）、销售和售后技术维修及服务等。质量控制需要企业各部门共同完成，这些部门不同程度地从事着与质量控制有关的活动，而质量检验部门则专门从事质量控制工作。

《规范》第九章"质量控制"是狭义的概念，因为未包括市场调研、设计开发和销售及售后服务等方面的要求，主要涉及 YY/T 0287（ISO 13485）中的"监视和测量"的内容，即发生在医疗器械生产过程中的质量检验的内容。而质量控制不仅仅是指质量检验，质量检验也不是质量控制的唯一手段。如环氧乙烷灭菌医疗器械对无菌的控制，有的是在产品上做无菌检验，最常用的是确认灭菌过程后用生物指示物放行，以及参数放行。过程质量控制与质量检验把关相结合，是控制医疗器械质量的双重手段。

医疗器械是特殊的商品，比普通的工业产品更为直接、更为明显地影响着人民生命安全和身体健康。随着科学技术的进步，新的物理、化学方法和生命科学的先进技术不断被应用于医学，使各学科的新成果不断融入临床医学。医疗器械已成为核物理、激光、超声、材料学、电子学、生物学、化学等众多先进技术聚集的边缘学科。医疗器械从重量只有几克的食道 pH 探测器，到重量超过百吨的质子刀，技术涉及多个学科。我们经常说医疗器械涉及的技术领域广、行业跨度大、专业性强、门类繁多，包含了各种高新技术和新材料，而且其系统构成相对比较复杂，包含众多零部件、元器件和多个子系统及相关软件等，具有技术先进、结构复杂等特点。因此，医疗器械生产过程中的质量控制，特别是质量检验更为复杂，其同样涉及多种专业技术。

质量检验就是按照一定的方法和手段对原辅材料、零部件或组件、半成品及成品的质量特性进行检测，并将检测得到的结果与质量规范或标准规定的性能指标进行比较，从而对该批或该台产品作出合格与不合格判定的过程。同时对检验结果进行综合统计分析，提供作为质量改进的信息和依据。

质量检验可以按照生产过程和检测对象的不同来划分，如外购原辅材料和零部件或组件及外协件包括委托生产等的进货检验，生产过程中加工的零部件或组件及半成品的过程检验和对最终医疗器械所进行的成品检验或出厂检验等。

质量检验是医疗器械企业生产活动中必不可少的环节，是质量控制的重要组成部分，也是保证医疗器械质量的主要方法。质量检验在生产过程中发挥着把关、预防、改进及实现可追溯等作用。通过对原辅材料、零部件或组件、半成品及成品的检验，保证不合格的原辅材料和外购外协件不投入生产，不合格的零部件和半成品不转入下一道生产工序，不合格的成品不出厂；通过质量检验获得的信息和数据，为控制质量提供依据，发现医疗器械质量问题，找出原因并及时排除，预防或减少不合格品的再次产生；质量检验部门将质量信息、质量问题经过汇总、分析和评估，及时向企业领导和有关部门报告，使他们及时了解产品质量水平，为提高医疗器械质量、加强生产管理提供必要的质量信息，用于质量体系或医疗器械质量的改进。这些检验报告和（或）技术记录及质量控制记录为实现医疗器械质量的可追溯打下了很好的基础。

《规范》第九章共有 6 个条款，内容主要是要求医疗器械生产企业应建立和实施质量控制程序，设置独立的质量检验机构，配备相应的检验人员，确保检验仪器和设备的使用及检验活动处于受控状态；通过对进货检验、过程检验和成品检验及产品放行的控制，为所生产的医疗器械提供符合强制性国家和行业标准及经注册或备案的《产品技术要求》的证据，并按规定程序将医疗器械交付使用。

第十节　销售和售后服务

《规范》第十章对产品的销售和售后服务提出了要求，主要包括对产品的销售、服务、安装和顾客反馈提出建立体系的要求，有效保障产品在临床的使用。

《规范》第十章所涉及的销售、服务、安装和顾客反馈属于生产质量管理体系的重要环节。产品的销售是从企业到用户的最后环节，更是产品追溯的重要环节。服务和安装切实关系到用户使用，保障了产品在临床使用中的安全性和有效性。用户反馈是产品及质量管理体系改进的重要信息来源，良好的用户反馈信息收集有助于产品质量的提高。

《规范》第十章共设立 6 个条款，对销售活动、安装、售后服务、顾客反馈等方面提出了具体要求：第六十二条提出了销售记录的要求，第六十三条提出了合法销售的要求，第六十四条提出了售后服务的要求，第六十五条提出了安装和验收的要求，第六十六条提出了顾客信息反馈的要求。

第十一节　不合格品控制

ISO 13485 中提道：合格——满足要求，不合格——未满足要求，缺陷——未满足与预期或规定用途有关的要求。不合格医疗器械是指质量不符合法定的质量标准或相关法律法规及规章的要求，包括内在质量和外在质量不合格的医疗器械。

企业在实际生产中可能会出现各种各样的不合格品，如采购的原材料、零部件不合格，生产过程中的半成品不合格，生产出的成品不合格等，通过对不合格品的标识、记录、隔离、评审、处置，防止误用、流入市场，确保没有不合格的产品进入临床使用。

《医疗器械监督管理条例》第五十二条明确规定，发现使用的医疗器械存在安全隐患的，医疗器械使用单位应当立即停止使用，并通知医疗器械注册人、备案人或者其他负责产品质量的机构进行检修；经检修仍不能达到使用安全标准的医疗器械，不得继续

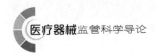

使用。

《规范》第十一章是对生产企业不合格品控制的要求，以确保整个产品实现过程中不合格品，包括采购物品、过程产品、最终产品及交付后出现的不合格品得到有效识别和控制管理，防止其非预期使用。

图5-3是不合格品的控制流程示意图，其根据采购部、生产部、质管部、技术部等不同职责和权限，对不合格品进行了识别、判定和处置。

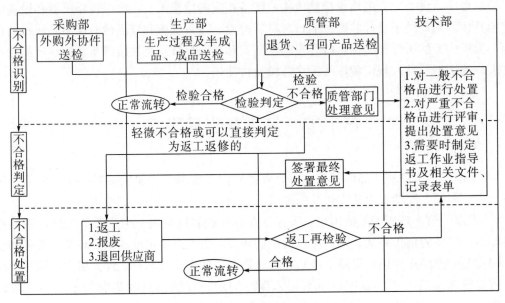

图5-3　不合格品的控制流程示意图

第十二节　不良事件监测、分析和改进

不良事件监测、分析和改进是质量管理体系中保证产品和服务实现、质量管理体系有效运行及持续改进的关键环节。产品和服务实现是企业的立足之本，在硬件满足需要的前提下主要依靠质量管理体系有效运行得以保障。由于顾客的需求和期望是不断变化的，加上竞争的压力和技术的发展，这些都促使企业持续地改进其产品和服务，持续地改进其质量管理体系，以提高企业发展的核心竞争力。概括地讲，核心竞争力是企业长期保持市场竞争力的基石，也是保障质量管理体系运行生命力的根本。

不良事件监测、内审、管理评审、分析改进等是手段，不断提高产品和服务实现的质量才是目标。顾客和其他相关方的反馈、质量管理体系的审核和管理评审都可以用来识别改进的机会。改进是一种持续的活动，持续改进的目的在于不断提高产品和服务实现的满意率，包括：分析和评价现状，以识别改进区域；确定改进目标；寻找可能的方法以实现这些目标；评价这些方法并作出选择；实施选定的方法并评价实施的结果；确定改进目标已经实现和识别进一步改进的机会。

　　本管理环节集中体现了以顾客为关注焦点、基于事实的决策方法、持续改进等八项质量管理的原则。以分析、改进产品和服务以及质量管理体系为核心内容，通过收集顾客投诉，开展不良事件监测、内审，管理评审等工作，全面、充分收集信息，并进行科学统计分析，发现产品和服务以及质量管理体系运行中存在的缺陷或潜在的风险，制定并实施切实可行的纠正措施和预防措施，从而提升产品和服务质量，提升质量管理体系运行的充分性、适宜性和有效性，保证生产出安全、有效且合乎质量标准要求的合格产品。

　　《规范》的内容包括 8 个条款，主要对接受和处置顾客投诉、不良事件监测、数据分析、纠正和预防措施、内部审核和管理评审等进行了明确要求。但本部分内容在质量管理体系实施中涉及医疗器械生产企业的多个部门，需要研发、技术、生产、质检、销售、售后服务等部门共同参与才能完成。

第六章　医疗器械临床试验的监管科学研究

　　医疗器械临床试验是医疗器械研发过程中的关键一步，是确认医疗器械安全性、有效性的一种重要手段。根据《医疗器械监督管理条例》，我国的医疗器械申请注册主要有以下三种途径：①对于工作机理明确、设计定型、生产工艺成熟，已上市的同品种医疗器械临床应用多年且无严重不良事件记录，不改变常规用途，或者通过非临床评价能够证明安全、有效的医疗器械，可以免于进行临床评价。②根据产品特征、临床风险、已有临床数据等进行临床评价，或者通过对同品种临床文献资料、临床数据进行分析评价，证明医疗器械安全、有效。③在进行医疗器械临床评价的过程中，当已有临床文献资料、临床数据不足以确认产品的安全、有效时，应当开展医疗器械临床试验。医疗器械临床试验，是指在符合条件的医疗器械临床试验机构中，对拟申请注册的医疗器械（含体外诊断试剂）在正常使用条件下的安全性和有效性进行确认的过程。开展医疗器械临床试验，应当按照医疗器械临床试验质量管理规范的要求，在具备相应条件的医疗器械临床试验机构进行，并向医疗器械临床试验申办者所在地省、自治区、直辖市人民政府药品监督管理部门备案。

　　随着医疗水平的提高和科技的发展，医疗器械种类越来越多，尤其是对高风险医疗器械，在临床试验阶段可能给患者造成不可逆的伤害，因此医疗器械临床试验的监管科学研究尤其重要。为了保证医疗器械的安全、有效，保障患者的使用安全，在开展医疗器械临床试验前，申办者和研究者需依据试验医疗器械的原理、预期用途设计合理的医疗器械临床试验方案。该方案应当符合《赫尔辛基宣言》原则和我国相应法律法规。方案设计中应合理设置试验医疗器械的使用范围和相应使用要求；设置合理的入排标准，并根据统计学原理纳入合理的受试者样本数，既确保评价的科学性，又减少不必要的受试人群，减少医疗器械研发、生产企业的负担；此外，对该医疗器械的安全性、有效性及观察指标等都有明确规定。对于开展的医疗器械临床试验必须采用更加科学有效的审评、核查方式进行监督，以确保医疗器械临床试验数据的真实性、有效性、可靠性。

第一节　医疗器械临床试验设计与评价

　　根据《医疗器械临床试验设计指导原则》设计的医疗器械临床试验，内容应包括临床试验目的、临床试验设计的基本类型和特点、受试对象、评价指标、假设检验、样本量、统计分析等。

一、临床试验目的

医疗器械临床试验需设定明确、具体的试验目的。申办者和研究者可根据试验器械特征、非临床研究情况、已在中国境内上市的同类产品的临床数据等，设定医疗器械临床试验目的。医疗器械临床试验目的决定了临床试验各设计要素，包括主要评价指标、试验设计类型、对照试验的比较类型等，它们影响着医疗器械临床试验样本量。医疗器械临床试验目的举例如下：

（1）当通过医疗器械临床试验确认试验医疗器械在其预期用途下的安全性、有效性时，若更关注试验医疗器械的疗效是否满足临床使用的需要，则临床试验的目的可设定为确认试验医疗器械的有效性是否优于/等效于/非劣于已上市同类产品，同时确认试验医疗器械的安全性。此时，医疗器械临床试验的主要评价指标为有效性指标。

（2）当通过医疗器械临床试验确认试验医疗器械在其预期用途下的安全性、有效性时，若更关注试验医疗器械的安全性是否可满足临床使用的需要，则临床试验的目的可设定为确认试验医疗器械的安全性是否优于/等效于/非劣于已上市同类产品，同时确认试验医疗器械的有效性。此时，医疗器械临床试验的主要评价指标为安全性指标。

（3）已上市医疗器械增加适应证，则临床试验的目的可设定为确认试验医疗器械对新增适应证的安全性和有效性。

（4）已上市医疗器械适用人群发生变化，则临床试验的目的可设定为确认试验医疗器械对新增适用人群的安全性和有效性。

（5）已上市医疗器械发生重大设计变更时，则临床试验的目的可根据变更涉及的范围设定。

（6）已上市医疗器械的使用环境或使用方法发生重大改变时，则临床试验的目的可设定为确认产品在特定使用环境和使用方法下的安全性和有效性。

二、临床试验设计的基本类型和特点

（一）平行对照设计

随机、双盲、平行对照的临床试验设计可使临床试验影响因素在试验组和对照组间的分布趋于均衡，保证研究者、评价者和受试者均不知晓分组信息，避免选择偏倚和评价偏倚；被认为可提供高等级的科学证据，通常被优先考虑。对于某些试验医疗器械，此种设计的可行性受到医疗器械固有特征的挑战。

1. 随机化

随机化是平行对照、配对设计、交叉设计等临床试验需要遵循的基本原则，指临床试验中每位受试者均有同等机会（如试验组与对照组病例数之比为 1：1）或其他约定

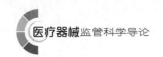

的概率（如试验组与对照组病例数之比为 $n:1$）被分配到试验组或对照组，不受研究者和/或受试者主观意愿的影响。随机化是为了保障试验组和对照组受试者在各种已知和未知的可能影响试验结果的基线变量上具有可比性。

非随机设计可能造成各种影响因素在组间分布不均衡，降低试验结果的可信度。一方面，协变量分析可能难以完全校正已知因素对结果的影响；另一方面，未知因素对试验结果产生的影响难以评价。因此，通常不推荐非随机设计。如果有充分的理由认为必须采用非随机设计，需要详述必须采用该设计的理由和控制选择偏倚的具体措施。

2. 盲法

如果分组信息被知晓，研究者可能在医疗器械使用过程中选择性地关注试验组，评价者在进行疗效与安全性评价时可能产生倾向性，受试者可能受到主观因素的影响。盲法是控制临床试验中因知晓分组信息而产生偏倚的重要措施之一，目的是达到临床试验中的各方人员对分组信息的不可知。根据设盲程度的不同，盲法可分为完整设盲、不完整设盲和不设盲。在完整设盲的临床试验中，受试者、研究者和评价者对分组信息均处于盲态。

在很多情形下，基于试验医疗器械及相应治疗方式的固有特征，完整设盲是不可行的。当试验医疗器械与对照医疗器械外观存在明显不同，难以对研究者设盲时，可选择尽量对受试者设盲，即受试者不知晓其被分入试验组或对照组并采用第三方盲法评价（如中心阅片室、中心实验室、评价委员会等）和盲态数据审核。当试验医疗器械与对照医疗器械形态存在明显不同且主要评价指标来自影像学数据，难以对研究者、评价者设盲时，可选择对受试者设盲并采用盲态数据审核。上述由于试验医疗器械的固有特征而不对研究者设盲或不对研究者和评价者设盲的情形，均为不完整设盲的临床试验设计。

当试验组治疗方式（含医疗器械）与对照组存在明显差异，难以对受试者、研究者、评价者设盲时，只能采取不设盲的试验设计。临床试验方案中，需要对采用不完整设盲或者不设盲试验设计的理由进行论述，详述控制偏倚的具体措施，如采用可客观判定的指标以避免评价偏倚，采用标准操作规范以减小实施偏倚等。

3. 对照

对照包括阳性对照和安慰对照（如假处理对照、假手术对照等）。阳性对照需采用在拟定的临床试验条件下疗效肯定的已上市器械或公认的标准治疗方法。

对于治疗类试验医疗器械，选择阳性对照时，优先采用疗效和安全性已得到临床公认的已上市同类产品。如因合理理由不能采用已上市同类产品，可选择尽可能相似的产品作为阳性对照。其次可考虑标准治疗方法。标准治疗方法包括多种情形，例如，对于部分临床上尚无有效治疗方法的疾病，其标准治疗方法可为对症支持治疗。在试验医疗器械尚无相同或相似的已上市产品或相应的标准治疗方法时，若试验医疗器械的疗效存在安慰效应，试验设计需考虑安慰对照；此时，尚需综合考虑伦理学因素。若已上市产品的疗效尚未得到临床公认，试验设计可根据具体情形，考虑标准治疗方法对照或安慰对照。在临床试验方案中需充分论证对照的选取理由。对于体外诊断试剂，对照需采用诊断金标准方法或已上市同类产品。

（二）配对设计

对于治疗类试验医疗器械，理想的配对设计为同一受试者的两个对应部位同时接受试验医疗器械和对照治疗，试验医疗器械和对照治疗的分配需考虑随机设计。配对设计主要适用于试验医疗器械的局部效应评价，具有一定的局限性，试验中一旦发生系统性不良反应，将难以确认其与试验医疗器械或对照医疗器械的相关性。因此，试验方案中采取配对设计时，需根据试验医疗器械的特征，综合考虑该设计类型的优势和局限性，恰当选择，并论述其合理性。

对于体外诊断试剂，若试验目的是评价试验诊断试剂的诊断准确性，常见的配对设计为同一受试者/受试样品同时采用试验诊断试剂和诊断金标准方法或已上市同类诊断试剂来进行诊断。

（三）交叉设计

在交叉设计的医疗器械临床试验中，每位受试者按照随机分配的排列顺序，先后不同阶段分别接受两种或两种以上的治疗/诊断。此类设计要求前一阶段的治疗/诊断对后一阶段的另一种治疗/诊断不产生残留效应；后一阶段开始前，受试者一般需回复到基线状态。可考虑在两个治疗/诊断阶段之间安排合理的洗脱期。

（四）单组设计

单组设计的医疗器械临床试验的实质是将主要评价指标的试验结果与已有临床数据进行比较，以评价试验医疗器械的有效性/安全性。与平行对照试验相比，单组试验的固有偏倚是非同期对照偏倚，由于时间上的不同步，可能引起选择偏倚、混杂偏倚、测量偏倚和评价偏倚等，应审慎选择。在开展单组试验时，需要对可能存在的偏倚进行全面分析和有效控制。

1. 与目标值比较

与目标值比较的单组设计需事先指定主要评价指标有临床意义的目标值，通过考察单组临床试验主要评价指标的结果是否在指定的目标值范围内，从而评价试验医疗器械的有效性/安全性。当试验医疗器械技术比较成熟且对其适用疾病有较为深刻的了解时，或者当设置对照在客观上不可行时（例如试验医疗器械与现有治疗方法的风险受益过于悬殊），设置对照在伦理上不可行；又如现有治疗方法因客观条件限制不具有可行性等，方可考虑采用单组目标值设计。考虑单组目标值设计时，还需关注试验医疗器械的适用人群、主要评价指标（如观察方法、随访时间、判定标准等）是否可被充分定义且相对稳定。为尽量弥补单组目标值设计的固有缺陷，需尽可能采用相对客观、重复性高的评价指标作为主要评价指标，如死亡、失败等；不建议选择容易受主观因素影响、重复性低的指标作为主要评价指标，如疼痛评分等。

由于没有设置对照组，单组目标值设计的临床试验无法确证试验医疗器械的优效、等效或非劣效，仅能确证试验器械的有效性/安全性达到专业领域内公认的最低标准。

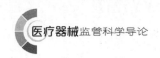

2. 与历史研究对照

与历史研究对照的医疗器械临床试验证据强度弱，可能存在选择偏倚、混杂偏倚等问题，应审慎选择。当采用某一历史研究作为对照时，需获取试验组和对照组每例受试者的基线数据，论证两组受试者的可比性；可采用倾向性评分来评估两组之间的可比性，以控制选择偏倚。由于试验组和对照组不是同期开展的，需要关注两组间干预方式和评价方式的一致性，以控制测量偏倚和评价偏倚。

三、受试对象

根据试验医疗器械预期使用的目标人群，确定研究的总体。综合考虑对总体人群的代表性、临床试验的伦理学要求、受试者安全性等因素，制定受试者的选择标准，即入选和排除标准。入选标准主要考虑受试对象对总体人群的代表性，如适应证、疾病的分型、疾病的程度和阶段、使用具体部位、受试者年龄范围等因素。排除标准旨在尽可能规范受试者的同质性，以排除可能影响试验结果的混杂因素（如影响疗效评价的伴随治疗、伴随疾病等），达到评估试验器械效应的目的。

四、评价指标

评价指标反映了试验医疗器械作用于受试者而产生的各种效应，根据试验目的和试验医疗器械的预期效应设定。在医疗器械临床试验方案中应明确规定各评价指标的观察目的、定义、观察时间点、指标类型、测定方法、计算公式（如适用）、判定标准（适用于定性指标和等级指标）等，并明确规定主要评价指标和次要评价指标。指标类型通常包括：定量指标，如连续变量（如血糖值）；定性指标，如有效和无效；等级指标，如优、良、中、差等。对于体外诊断试剂，临床试验评价指标通常包括：定性检测的诊断准确性，如灵敏度、特异性、预期值、似然比、ROC 曲线下面积等；或检测一致性，如阳性/阴性一致性、总一致性、KAPA 值等；定量检测回归分析的斜率、截距和相关系数等。

（一）主要评价指标和次要评价指标

主要评价指标是与试验目的有本质联系的、能确切反映器械疗效或安全性的指标。主要评价指标应尽量选择客观性强、可量化、重复性高的指标，应是专业领域普遍认可的指标，通常来源于已发布的相关标准或技术指南、公开发表的权威论著或专家共识等。一般情况下，主要评价指标仅为一个，用于评价产品的疗效或安全性。当一个主要评价指标不足以反映试验器械的疗效或安全性时，可采用两个或多个主要评价指标。次要评价指标是与试验目的相关的辅助性指标。在方案中需说明其在解释结果时的作用及相对重要性。

（二）复合指标

复合指标是按预先确定的计算方法，将多个评价指标组合构成一个指标。当单一观察指标不足以作为主要评价指标时，可采用复合指标作为主要评价指标。临床上采用的量表（如生活质量量表、功能评分量表等）也为复合指标的一种形式。需在试验方案中详细说明复合指标中各组成指标的定义、测定方法、计算公式、判定标准、权重等。当决定采用量表作为复合指标时，应尽可能选择专业领域普遍认可的量表。

（三）替代指标

在直接评价临床获益不可行时，可采用替代指标进行间接观察。是否可采用替代指标作为临床试验的主要评价指标取决于：①替代指标与临床结果的生物学相关性；②替代指标对临床结果判断价值的流行病学证据；③从临床试验中获得的有关试验医疗器械对替代指标与临床试验结果的影响程度相一致的证据。

（四）主观指标的第三方评价

部分评价指标由于没有客观评价方法而只能进行主观评价，临床试验若必须选择主观评价指标作为主要评价指标，建议成立独立的评价小组，由不参与临床试验的第三者/第三方进行指标评价。需在试验方案中明确第三者/第三方评价规范。

五、假设检验

（一）比较类型

医疗器械临床试验的比较类型包括优效性检验、等效性检验、非劣效性检验。采用安慰对照的临床试验，需进行优效性检验。采用疗效/安全性公认的已上市医疗器械或标准治疗方法进行对照的临床试验，可根据试验目的选择优效性检验、等效性检验或非劣效性检验。

优效性检验的目的是确证试验医疗器械的疗效/安全性优于对照医疗器械/标准治疗方法/安慰对照，且其差异大于预先设定的优效界值，即差异有临床实际意义。等效性检验的目的是确证试验医疗器械的疗效/安全性与对照医疗器械的差异不超过预先设定的等效区间，即差异在临床可接受的范围内。非劣效性检验的目的是确证试验医疗器械的疗效/安全性如果低于对照医疗器械，其差异小于预先设定的非劣效界值，即差异在临床可接受的范围内。

（二）界值

无论优效性试验、等效性试验或非劣效性试验，要从临床意义上确证试验医疗器械的疗效/安全性，均需要在试验设计阶段设置界值并在方案中阐明。优效界值是指试验医疗器械与对照医疗器械之间的差异具有临床实际意义的最小值。等效或非劣效界值是

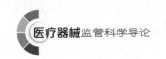

指试验医疗器械与对照医疗器械之间的差异不具有临床实际意义的最大值。优效界值、非劣效界值均为预先设定的一个数值，等效界值需要预先设定优侧、劣侧两个数值。

（三）假设检验

试验方案需明确假设检验和假设检验方法，假设检验依据试验目的确定，假设检验方法依据试验设计类型和主要评价指标类型确定。

六、样本量

医疗器械临床试验收集受试人群中的疗效/安全性数据，运用统计分析，将基于主要评价指标的试验结论推断到与受试人群具有相同特征的目标人群。为实现样本（受试人群）代替总体（目标人群）的目的，临床试验需要一定的受试者数量（样本量）。样本量大小与主要评价指标的变异度成正相关，与主要评价指标的组间差异成负相关。

样本量一般以临床试验的主要评价指标进行估算。确定样本量的相关要素一般包括临床试验的设计类型和比较类型、主要评价指标的类型和定义、主要评价指标有临床实际意义的界值、主要评价指标的相关参数（如预期有效率、均值、标准差等）、Ⅰ类和Ⅱ类错误率以及预期的受试者脱落和方案违背的比例等。主要评价指标的相关参数根据已有临床数据和小样本可行性试验（如有）的结果来估算，需要在临床试验方案中明确这些估计值的确定依据。一般情况下，Ⅰ类错误概率 α 设定为双侧 0.050 或单侧 0.025，Ⅱ类错误概率 β 设定为不大于 0.200，预期受试者脱落和方案违背的比例不大于 0.200，申请人可根据产品特征和试验设计的具体情形采用不同的取值，注意要充分论证其合理性。

七、统计分析

（一）分析数据集的定义

意向性分析（intention to treat，ITT）原则是指主要分析应包括所有随机化的受试者，基于所有随机化受试者的分析集通常被称为ITT分析集。理论上需要对所有随机化受试者进行完整随访，但实际中很难实现。

临床试验常用的分析数据集包括全分析集（full analysis set，FAS）、符合方案集（per protocol set，PPS）和安全性数据集（safety set，SS）。全分析集为尽可能接近于包括所有随机化的受试者的分析集，通常应包括所有入组且使用过一次试验医疗器械/接受过一次治疗的受试者，只有在非常有限的情形下才可剔除受试者，包括违反了重要的入组标准、入组后无任何观察数据的情形。符合方案集是全分析集的子集，包括已接受方案中规定的治疗、可获得主要评价指标的观察数据、对试验方案没有重大违背的受试者。若从全分析集和符合方案集中剔除受试者，一是需符合方案中的定义，二是需充分阐明剔除理由；需在盲态审核时阐明剔除理由。安全性数据集通常应包括所有入组且使用过一次器械/接受过一次治疗并进行过安全性评价的受试者。

统计时，需同时在全分析集、符合方案集中对试验结果进行统计分析。当二者结论一致时，可以增强试验结果的可信度；当二者结论不一致时，应对差异进行充分的讨论和解释。

一般来说，在优效性试验中，应采用全分析集作为主要分析集，因为它包含了依从性差的受试者而可能低估了疗效，基于全分析集的分析结果是保守的。符合方案集显示的是试验医疗器械按规定方案使用的效果，与上市后的疗效比较，可能高估疗效。在等效性或非劣效性试验中，用全分析集得到的结果并不一定保守。

（二）统计分析方法

1. 统计描述

人口学指标、基线数据一般需选择合适的统计指标（如均数、标准差、中位数等）进行描述以比较组间的均衡性。主要评价指标在进行统计推断时，需同时进行统计描述。值得注意的是，组间差异无统计学意义，不能得出两组等效或非劣效的结论。次要评价指标通常采用统计描述和差异检验进行统计分析。

2. 假设检验和区间估计

在确定的检验水平（通常为双侧 0.050）下，按照方案计算假设检验的检验统计量及其相应的 P 值，作出统计推断，完成假设检验。对于非劣效性试验，若 $P \leqslant \alpha$，则无效假设被拒绝，可推断试验组非劣效于对照组。对于优效性试验，若 $P \leqslant \alpha$，则无效假设被拒绝，可推断试验组优效于对照组。对于等效性试验，若 $P_1 \leqslant \alpha$ 和 $P_2 \leqslant \alpha$ 同时成立，则两个无效假设同时被拒绝，可推断试验组与对照组等效。

此外，也可通过构建主要评价指标组间差异置信区间的方法达到假设检验的目的，将置信区间的上限和/或下限与事先制定的界值进行比较，以得出临床试验结论。

对试验结果进行统计推断时，建议同时采用假设检验和区间估计的方法。

3. 基线分析

除试验医疗器械及相应治疗方式外，主要评价指标常常受到受试者基线变量的影响，如疾病的分型和程度、主要评价指标的基线数据等。因此，在试验方案中应识别可能对主要评价指标有重要影响的基线变量，在统计分析中将其作为协变量，采用恰当的方法（如协方差分析方法等）对试验结果进行校正，以修正试验组和对照组间由于协变量不均衡而对试验结果产生的影响。

4. 中心效应

在多个中心开展临床试验，可在较短时间内入选所需的病例数，且样本更具有代表性，结果更具有推广性，但试验结果的影响因素更为复杂。在多个中心开展临床试验，需要组织制定标准操作规程，组织对参与医疗器械临床试验的所有研究者进行临床试验方案和试验医疗器械使用及维护的培训，以确保临床试验方案执行、试验医疗器械使用的一致性。在多个中心开展医疗器械临床试验，各中心试验组和对照组病例数的比例需与总样本的比例基本相同。当中心数较少时，需按中心进行分层设计，使各中心试验组与对照组病例数的比例基本相同。

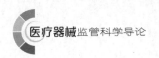

第二节　医疗器械临床试验的伦理审查

一、医学伦理学概述

（一）医学伦理学的定义

医学伦理学是运用伦理学原则解决医疗卫生实践和医学发展过程中的医学道德问题和医学道德现象的学科，是医学的一个重要组成部分，也是伦理学的一个分支。它运用伦理学的理论、方法研究医学领域中人与人、人与社会、人与自然关系的道德问题。

（二）伦理委员会的定义

伦理委员会是保护受试者的权益和安全，维护受试者尊严，促进生物医学研究规范开展的组织。《涉及人的生物医学研究伦理审查办法》中规定，伦理委员会的委员应当从生物学领域和伦理学、法学、社会学等领域的专家和非本机构的社会人士中遴选产生，人数不得少于 7 人；应当设有不同性别的委员，少数民族地区还应考虑少数民族委员。

《医疗器械临床试验质量管理规范》中给出了明确的定义，即伦理委员会是指由适当人员组成的独立的委员会，其职责是确保参与医疗器械临床试验的受试者的权益和安全得到保护。

（三）医学伦理学的基本原则

医学伦理学有四大基本原则，分别为不伤害原则、有利原则、尊重原则和公正原则。

不伤害原则不仅仅指不伤害患者的身体，还包括不伤害其精神和经济财产。过度医疗违背了不伤害原则。

有利原则是指对患者确有助益，医务人员的行为可能解除患者的疾苦；患者受益不会给别人带来太大的损害。

尊重原则是指尊重患者的自主性，保证患者自主、理性地选择诊疗方案。患者实现自己的自主权的前提是医护人员为患者提供正确且患者能够理解的信息。

公正原则是指所有人都具有平等合理享受卫生资源或享有公平分配的权利，享有参与卫生资源的分配和使用的权利。

（四）伦理委员会的职责

伦理委员会的职责是保护受试者的权益和安全，维护受试者尊严，促进医疗器械临床试验规范开展。伦理委员会应当特别关注弱势受试者。

1. 对临床试验方案的科学性和伦理性进行审查

《涉及人的生物医学研究伦理审查办法》规定，伦理委员会需要对涉及人的生物医学研究项目进行审查，评价其科学价值和伦理可接受性。根据《医疗器械临床试验质量管理规范》，伦理委员会审查的意见有：同意；必要的修改后同意；不同意；终止或者暂停已同意的研究；审查意见应当说明要求修改的内容，或者否定的理由。

2. 对知情同意书进行审查

伦理委员会需要对知情同意书进行审查，主要审查：知情同意书的内容是否全面完整，是否告知受试者临床试验的信息；受试者预期可能的受益和已知的、可以预见的风险以及可能发生的不良事件；受试者可以获得的替代诊疗方法及其潜在受益和风险的信息；适用时，说明受试者可能被分配到临床试验的不同组别；受试者参加临床试验是自愿的，且在临床试验的任何阶段有权退出而不会受到歧视或者报复，其医疗待遇与权益不受影响；告知受试者参加临床试验的个人资料属于保密，但医疗器械临床试验机构管理部门、伦理委员会、药品监督管理部门、卫生健康管理部门或者监察员、稽查员在工作需要时按照规定程序可以查阅受试者参加临床试验的个人资料；受试者在临床试验期间可能获得的免费诊疗项目和其他相关补偿；如发生与临床试验相关的伤害，受试者可以获得的治疗和/或赔偿等。

3. 跟踪审查要求

根据研究风险发生的可能性和风险程度，伦理委员会应对已通过伦理审查批准开展的研究项目进行跟踪审查，跟踪审查的频率应当根据受试者的风险程度而定，但至少一年审查一次。通过跟踪审查了解整个研究过程中项目的进展情况，当发现受试者权益和安全不能得到保障等情形，伦理委员会有权在任何时间书面要求暂停或者终止该项临床试验。

4. 伦理委员会的要求

伦理委员会所有委员应当接受伦理知识和相关法律法规的培训，熟悉医疗器械临床试验的伦理准则和相关法律法规的要求，遵守伦理委员会的工作程序；伦理委员会应当对审查的医疗器械临床试验项目作出公正的审查，若有利益冲突应回避。

二、伦理委员会运行管理

（一）备案

按照国家及所在省/市的规定完成备案并及时更新，在国家医学研究登记备案信息系统进行登记。按照《涉及人的生物医学研究伦理审查办法》，医疗卫生机构应当在伦理委员会设立之日起 3 个月内向本机构的执业登记机关备案，并在医学研究登记备案信息系统进行登记。医疗卫生机构还应当于每年 3 月 31 日前向备案的执业登记机关提交上一年度伦理委员会的工作报告。

（二）信息公开

伦理委员会应当公开伦理委员会委员信息以及伦理审查相关制度与流程。研究者要

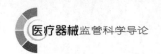

及时按规定在医学研究登记备案信息系统进行研究项目登记。通过信息公开，伦理委员会需接受社会和受试者的监督，提高涉及人的生物医学研究的公信度，提升受试者的满意度。

三、伦理审查方式

伦理委员会有三种审查方式，分别为会议审查、紧急会议审查和快速审查。

（一）会议审查

会议审查是伦理委员会的主要审查方式，根据项目审查需求定期召开伦理委员会审查会议，完成项目的伦理审查。召开审查会议的频次可根据待伦理审查的项目数量而定。

（二）紧急会议审查

如果出现重大或严重问题，危及受试者的安全和权益，或符合其他既定紧急会议审查条件，应召开紧急会议审查。

（三）快速审查

快速审查是会议审查的补充形式，主要适用于临床研究方案的较小修正、不影响试验的风险受益比的情况，或尚未纳入受试者的研究项目的定期/年度跟踪审查等。

四、伦理审查类别

伦理审查类别分为初始审查、跟踪审查和复审。

（一）初始审查

初始审查是指首次向伦理委员会提交的伦理审查申请。在开展医疗器械临床试验前，主要研究者应提交相应资料给伦理委员会进行伦理审查，得到伦理委员会的批准后方可实施。获得伦理委员会的批准是开展医疗器械临床试验的先决条件。

（二）跟踪审查

跟踪审查是在医疗器械临床试验的实施过程中对研究进行的监督审查，用于再次评估临床试验的风险与受益。伦理委员会应对所有批准的涉及人的生物医学研究进行跟踪审查，直至研究结束。跟踪审查包括修正案审查、定期/年度跟踪审查、严重不良事件审查、方案偏离审查、研究结题审查、研究暂停/终止审查等。

1. 修正案审查

在研究实施过程中，若确有需要，申办者和主要研究者可以对方案、知情同意书、招募材料等资料进行修改，但是相关资料的任何修改均需得到伦理委员会审查同意后才能执行；为避免受试者遭受即刻危险所做的必要修改除外。在避免受试者遭受即刻危险的情况下所做的修改，研究者可以在获得伦理委员会同意前实施，但是事后应将修改的内容及未经同意即实施的原因及时报告给伦理委员会，获得伦理委员会的审查和同意。

2. 定期/年度跟踪审查

为了确保在研究实施过程中受试者的安全和权益得到持续保障，伦理委员会应对批准的医疗器械临床试验进行定期/年度跟踪审查。伦理委员会应根据研究风险程度，在批准研究时确定跟踪审查的频率，每年不少于一次。

伦理委员会可根据受试者承担的受益风险比进展等调整跟踪审查频率。主要研究者应根据跟踪审查频率，按时向伦理委员会递交阶段进展报告等跟踪审查材料。通常情况下，建议在定期/年度跟踪审查到期前的 20 个工作日内向伦理委员会递交跟踪审查材料。除了伦理批件中要求的定期跟踪审查，当出现任何可能影响研究进行，或者增加受试者风险，或者影响受试者权益的情况时，主要研究者均应以"阶段进展报告"的方式及时报告给伦理委员会。

3. 严重不良事件审查

严重不良事件，是指医疗器械临床试验在开展过程中发生的导致死亡或者健康状况严重恶化，包括致命的疾病或者伤害、身体结构或者身体功能的永久性缺陷、需要住院治疗或者延长住院时间、需要采取医疗措施以避免对身体结构或者身体功能造成永久性缺陷，导致胎儿窘迫、胎儿死亡或者先天性异常、先天缺损等事件。伦理委员会需要审查研究者报告的本临床试验机构发生的严重不良事件等安全性信息，审查申办者报告的试验医疗器械相关严重不良事件等安全性信息。伦理委员会可以要求修改临床试验方案、知情同意书和其他提供给受试者的信息，暂停或者终止该项临床试验。

4. 方案偏离审查

方案偏离是指有意或者无意地未遵守医疗器械临床试验方案要求的情形。主要研究者应当及时向伦理委员会报告对临床试验方案的偏离；伦理委员会需要审查临床试验方案的偏离对受试者权益和安全的可能影响，或者对医疗器械临床试验的科学性、完整性的可能影响。

5. 研究结题审查

医疗器械临床试验结束后，申办者应及时向伦理委员会递交书面的试验结束信函和试验结题报告，报告计划入组例数、已经入组例数、试验结果等；伦理委员会需要对结题报告进行审查，关注受试者权益与安全性的保护。

6. 研究暂停/终止审查

医疗器械临床试验暂停/终止时，申办者应及时向伦理委员会递交书面的研究暂停/终止报告，报告计划入组例数、已经入组例数、暂停/终止原因、受试者的后续处理等；伦理委员会应按照规定的审查方式和条件，审查研究暂停/终止对受试者安全和权益的影响。

（三）复审

初始审查和跟踪审查后，对于审查结果为"作必要的修正后同意"的医疗器械临床

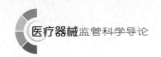

试验项目，主要研究者和申办者应当根据伦理委员会的审查意见，对临床试验方案、知情同意书、招募广告等进行修改，以"复审"的方式再次送审，获得伦理委员会的批准后方可实施。伦理委员会应规定复审的方式和条件。

第三节　医疗器械临床试验质量管理

一、质量管理概念

医疗器械临床试验需要维护受试者权益和安全，保证医疗器械临床试验过程规范，结果真实、准确、完整和可追溯。为了达到这个目的，需要严格按照《医疗器械临床试验质量管理规范》开展医疗器械临床试验。该规范涵盖医疗器械临床试验全过程，包括医疗器械临床试验的方案设计、实施、监察、稽查、检查以及数据的采集、记录、保存、分析、总结和报告等。

医疗器械临床试验的申办者应当建立覆盖医疗器械临床试验全过程的质量管理体系，确保医疗器械临床试验符合相关法律法规，保护受试者权益和安全；申办者的质量管理体系应当覆盖医疗器械临床试验的全过程，包括医疗器械临床试验机构和主要研究者的选择，临床试验方案的设计，医疗器械临床试验的实施、记录、结果报告和文件归档等。申办者的质量管理措施应当与临床试验的风险相适应。同时，医疗器械临床试验机构应当建立质量管理制度，涵盖医疗器械临床试验实施的全过程，包括培训和考核、临床试验的实施、医疗器械的管理、生物样本的管理、不良事件和器械缺陷的处理以及安全性信息的报告、记录、质量控制等制度，确保主要研究者履行其临床试验相关职责，保证受试者得到妥善的医疗处理，确保试验产生数据的真实性。

二、质量保证制度

（一）人员

医疗器械临床试验机构应当确保人员配置合理，职责分工明确。

1. 机构管理人员

合理充足的机构人员是保证医疗器械临床试验机构高效、规范运行的基础。医疗器械临床试验项目的实施涉及医院的各个科室，因此机构主任应由院级领导担任，才能保证各项工作顺利组织和开展。医疗器械临床试验机构办公室负责全院医疗器械临床试验项目的立项审核、合同签署、质量管理，试验医疗器械的接收和管理，资料的接收、归档和管理，是各临床试验专业、各相关检验检查科室、伦理委员会、申办者、合同研究组织等各方面沟通和协调的桥梁。机构办公室主任、机构秘书、质控员、医疗器械管理员和资料管理员应为专职人员，同时具备一定的专业背景和培训经历，确保医疗器械临床床试验管理工作的开展。

2. 研究团队

高水平的研究团队是医疗器械临床试验质量的核心。主要研究者（PI）作为项目的总负责人，应当具有高级职称，有一定的医疗器械临床试验经验，能统筹科室资源，在试验开始前对研究团队进行授权和分工；其中开展创新医疗器械产品或需进行临床试验审批的第三类医疗器械产品临床试验的主要研究者应参加过 3 个以上医疗器械或药物临床试验。研究者应培训合格，能在《医疗器械临床试验质量管理规范》的指导下规范地执行医疗器械临床试验方案，确保纳入符合入排标准的受试者，严格按照试验方案使用与维护医疗器械，严格按照试验流程完成访视，并做好相关记录和评估；发生不良事件时及时对受试者作出医学处理，发生严重不良事件时及时报告。医疗器械管理员应熟悉医疗器械临床试验方案，按照方案中规定的条件，进行试验医疗器械的验收，按照试验医疗器械的储存要求进行管理，做好储存条件的监控；按照临床试验方案进行试验医疗器械的发放、回收和登记。资料管理员应对医疗器械临床试验的过程资料进行管理，同时做好查阅登记，在医疗器械临床试验结束后将项目资料移交机构办公室资料管理员进行归档管理。质控员应有充足的时间和经验，按照计划对项目进行质控，确保质控的效果。临床研究协调员（CRC）主要协助研究者开展非医学判断的事务性工作，因此应熟悉机构各项规章制度。

（二）场地要求

1. 机构办公室

医疗器械临床试验机构办公室是医疗器械临床试验管理职能的具体落实部门，机构办公室应有足够的办公空间来支持开展医疗器械临床试验的管理工作；同时，可提供适当的场地给 CRC 开展临床试验访视工作、给申办者的监察员（CRA）开展医疗器械临床试验的监查工作、开展医疗器械临床试验的方案讨论会等。

2. 资料储藏室

按照《医疗器械临床试验质量管理规范》，医疗器械临床试验的资料需要储存到医疗器械上市后 10 年，资料储藏室的管理要求和年限规定需要由申办者和医疗器械临床试验机构协定。机构资料储藏室应具备足够的空间，并考虑可持续性；应具备防火、防虫、防水、防潮、防霉、防盗的硬件设施，对于特殊资料的保存还需具备避光、控温等措施。通常选择可上锁的资料柜对相关资料进行储存，开展医疗器械临床试验项目较多的机构可考虑在资料储藏室配备专业的资料密集柜。

（三）管理制度

医疗器械临床试验机构的管理制度及标准操作规程（SOP）体系应覆盖医疗器械临床试验的全流程，并具有较强的可操作性。医疗器械临床试验实施过程要遵守国家有关部门发布的法律法规文件，同时各个医疗器械临床试验机构也要根据自身特点制定可操作性强的制度体系文件，以保证医疗器械临床试验的过程规范、数据真实、结果科学可靠，同时保障受试者的安全和权益。制度体系是保证医疗器械临床试验规范开展的基础

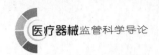

和保障，内容应涵盖医疗器械临床试验的全过程。完善的制度体系文件有助于严格控制医疗器械临床试验各环节存在的各种影响因素和偏移，确保医疗器械临床试验按照《医疗器械临床试验质量管理规范》等法律法规文件规范开展，最终获得科学、真实的数据，为医疗器械的上市提供可靠的依据。

医疗器械临床试验机构的制度文件一般包含两个层面，即机构管理层面和临床试验专业实施层面，应各具特色和适用性。机构管理层面的制度体系文件应在遵循国家法律法规的基础上，综合考虑医院各个临床试验专业的情况，适用于医院各个临床试验专业的各种情况。临床试验专业实施层面的制度体系文件是在机构管理层面制度体系文件的基础上，根据各个科室自身的特殊情况，制定符合自身的制度体系文件，特别要注意文件的可操作性。

在医疗器械临床试验实施过程中，随着国家相关法律法规的更新，以及医院的发展、各临床试验专业实际情况的变化，制度体系文件应做必要的修订；必要时进行版本更新，以满足医疗器械临床试验的需要。制度体系文件的制定和修订应由专人负责，一般是由某个岗位的具体负责者负责相关工作制度和 SOP 等文件的起草，由机构办公室主任审核，批准后予以发布。制度体系文件的制定一定要成体系，具有可操作性。

（四）质量控制措施

医疗器械临床试验机构需要建立多层次、全方位的质量控制措施并有效实施。医疗器械临床试验机构内部的质量控制分为两个层面，即机构层面和临床试验专业层面。临床试验专业层面的质控主要由专业质控员具体实施，临床试验专业负责人可根据临床试验专业开展的医疗器械临床试验的数量，指定一到几名临床试验专业质控员。医疗器械临床试验开始前，质控员应熟悉医疗器械临床试验方案等资料，并根据医疗器械临床试验的具体情况制订质控计划，交机构办公室备案。医疗器械临床试验过程中，应按照质控计划安排质控，并将质控发现的问题和整改意见反馈给研究者和临床试验专业负责人。临床试验专业负责人可定期召开质量管理专题会，对质控情况进行阶段性总结，并进行培训。机构层面的质控主要由机构质控员具体实施，机构质控员在开展常规质控工作的同时还要定期追踪临床试验专业质控情况。可根据临床试验专业质控的结果进行有因质控和专项质控，并据此调整机构的质控计划。

三、质控的实施

（一）质量影响因素

1. 医疗器械临床试验方案

质量源于设计，医疗器械临床试验方案的科学性和可行性是医疗器械临床试验质量的基础。方案偏离是医疗器械临床试验项目质控中的常见问题之一，也是影响医疗器械审评结果的因素之一，而导致方案违背的一个主要原因是方案设计的可操作性。尤其是多中心医疗器械临床试验，会存在与某些临床试验机构和临床试验专业的现况或流程不相符的情况，导致研究者不能严格依从试验方案，进而影响医疗器械临床试验的质量和受试者的安全。

2. 研究团队

研究者既是医疗器械临床试验方案设计的参与者，也是具体实施者。国内大部分研究者承担着大量的临床工作和教学任务，投入医疗器械临床试验的时间和精力相对有限，对相关法律法规的掌握程度也不够充分。因此，应加强对研究者相关法律法规的培训，适当减轻研究者的工作负担。医疗器械临床试验开始前，主要研究者应对研究团队进行明确的分工和授权。医疗器械临床试验过程中，各类人员（研究者、医疗器械管理员、资料管理员、质控员）要密切配合、分工协作，才能保证医疗器械临床试验的规范开展。

3. 受试者

作为医疗器械临床试验的主要研究对象，受试者的理解和配合度直接影响到医疗器械临床试验数据的完整性和准确性。医疗器械临床试验受试者来自社会各个阶层，其职业背景、学历层次、知识结构等各不相同，其理解力和接受程度也不尽相同。在开展医疗器械临床试验过程中，在充分知情并同意的前提下，受试者需要在研究者的帮助下按照试验方案定期到医疗器械临床试验机构接受访视，完成相关检查、使用试验医疗器械，并接受研究者对疗效和安全性指标的评估。在此过程中，受试者是否按照访视计划按时接受访视将影响医疗器械临床试验质量和结果的真实可靠性。为提高受试者的依从性，研究者应对受试者进行充分的知情同意和培训，让其对医疗器械临床试验全过程有一个基本的了解，并充分知晓在该项医疗器械临床试验中享有的权利和义务，以及相关受益和面临的风险；与受试者建立良好的关系，让其产生充分的信任，并积极配合依流程完成试验。

4. 临床研究协调员

临床研究协调员（CRC）作为研究团队的一员，主要协助研究者做一些事务性的非医学判断的工作，对数据收集的及时性和完整性发挥着重要的作用。CRC 参与医疗器械临床试验已成为一种趋势，其会在研究者的指导下完成大量的事务性工作。同时，CRC 作为申办者、机构、研究者和受试者之间的桥梁和纽带，其业务水平在一定程度上影响着医疗器械临床试验的质量。监察员作为医疗器械临床试验的外部质量监管力量，代表申办者与机构和研究者进行沟通和联系，并对医疗器械临床试验的实施过程进行监查，保证医疗器械临床试验按照相关规范和试验方案开展。

5. 监察员

监察员的水平如何、是否有效履职，对于保证医疗器械临床试验的质量发挥着重要作用。目前，国内各申办者派出的监察员素质良莠不齐，人员流动性比较大，加上部分申办者和合同研究组织（CRO）对监察员的监察频率作出的规定，导致监察员不能做到充分的监察。有时候部分监察员过于追求研究的进度，往往忽略了医疗器械临床试验的质量和对受试者权益的保护。医疗器械临床试验机构应对监察员的资质进行把关，建立有效的准入机制，同时对监察员的工作进行监管，方能保证监察员的有效履职。

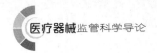

（二）质控依据

医疗器械临床试验相关法律法规和技术指导类文件是医疗器械临床试验质控的主要依据之一。医疗器械临床试验在遵循相关法律法规的同时，也要遵循医疗器械临床试验机构的各项管理制度、SOP 等管理文件。

（三）质控要点

1. 知情同意和知情同意书

知情同意和知情同意书作为保护受试者权益的主要措施之一，设计时应遵循通俗易懂的原则，满足不同层次背景和知识结构人群的需求。其内容涵盖医疗器械临床试验的目的、流程，试验器械的介绍，受试者的权利和义务、受益和风险等。知情同意书中不得出现诱导受试者参加医疗器械临床试验的内容。受试者签署的知情同意书应是经伦理委员会审批的最新版本。医疗器械临床试验过程中，如果出现试验方案或研究者手册等内容的更新且需要受试者知晓的情况，需及时对知情同意书进行修订并经伦理委员会审批；尚未筛选的受试者应签署新版知情同意书，已入组尚未出组的受试者应在充分了解新版知情同意书的内容后签署新版知情同意书，已出组的受试者一般情况下不需要补签新版知情同意书。

知情同意书通常一式两份，签署后研究者和受试者各执一份。知情同意的过程应符合医疗器械临床试验质量管理规范要求，知情同意的时间应在受试者筛选前。签署知情同意书前，研究者应向受试者充分讲解知情同意书的内容，并解答受试者的疑问，在受试者充分知情并同意后由进行知情的研究者和受试者面对面签署知情同意书。签署知情同意书的过程中，如果发生书写错误，应由修改人签名并填写修改日期。对于无行为能力或限制行为能力的受试者，应由其法定代理人实施知情同意书，并在知情同意书中注明关系。已签署知情同意书的受试者在医疗器械临床试验的任何阶段都有退出试验的权利。

质控员需对知情同意书进行 100％ 的质控。首先对知情同意书的份数进行核对。知情同意书的份数应与筛选入选表和研究病历中记录的参与筛选受试者的例数一致。比较常见的问题是筛选失败的患者未签署知情同意书。然后需对所有知情同意书逐一核对，重点关注以下几个方面：知情同意书的版本应为伦理委员会审批的最新版本，可与伦理委员会批件做核对；知情同意书的签署时间应在项目启动后，不能晚于受试者接受筛选访视的日期，可与启动会记录、筛选入选表、研究病历和实验室检查单做核对；签署知情同意书的研究者应为经 PI 授权的研究者，可与授权分工表和研究病历做核对；知情同意书应由受试者本人签署，若由法定代理人或公正见证人签署，应符合相关要求；研究者和受试者在知情同意书上签署的日期应一致；已签署的知情同意书中应有研究者的联系方式，以便受试者有疑问时可随时联系研究者。

2. 方案执行

筛选入组：按照试验方案规定完成筛选期相关流程的患者才是合格有效的受试者。将合格的受试者入组试验，既是对受试者安全和权益的保护，同时也避免了医疗器械临床试验资源的浪费。质控员应熟悉医疗器械临床试验方案，严格按照方案规定对入选标准和排除标准逐条进行核对。入组阶段应特别关注受试者是否按照方案规定的随机方法进行随机分配。

试验流程及访视窗：试验流程图可以帮助质控员快速地了解整个试验的全过程，质控员首先关注每个访视的访视时间是否在方案规定的范围内，比较常见的问题是超窗，特别注意的是每次随访的时间窗应以基线访视日期为准进行计算。每次访视，研究者都应严格按照临床试验方案对受试者开展相关的检查、问卷和医疗器械使用（如适用）情况调查，同时关注受试者有无不适或不良事件的发生，并做好相关记录和处理。疗效和安全性指标是评价器械安全性和有效性的直接数据来源，因此其收集的完整性、判断的准确性也是质控员关注的重点。

3. **数据记录和溯源**

医疗器械临床试验数据记录载体包括源文件和病例报告表（CRF）。源文件包括原始病历、实验室检查报告、筛选入选表、受试者鉴认代码表、试验医疗器械发放记录表等资料。病例报告表分为纸质版和电子版。研究者应将试验数据准确、完整、及时、规范地记录于源文件，并及时地转录到病例报告表。如发生书写错误需要修改数据，应由研究者本人进行，并签署姓名和更正日期。此过程应保持原始记录清晰可见。医疗器械临床试验过程中如出现任何检查结果的异常，研究者应对其临床意义进行判定，并在检查报告单上做标注。如果判定为异常、有临床意义，应按照不良事件（AE）记录和处理；试验方案规定的除外。医疗器械临床试验数据的溯源是确保医疗器械临床试验数据真实可靠的主要依据和重要手段。病例报告表是统计分析数据的来源。作为一种转录文件，病例报告表中的数据均应与原始资料中的记录一致，并能溯源。质控的主要手段是将病例报告表与研究病历、检查报告单等原始资料进行核对。关于合并用药、检查报告的溯源，往往要同时关注医院 HIS 系统中的记录。

4. **不良事件及严重不良事件**

不良事件（AE）是指受试者接受试验医疗器械后出现的所有不良医学事件，可以表现为症状、体征、疾病或实验室检查异常；但不一定与试验医疗器械有因果关系。不良事件是评价医疗器械临床试验器械安全性的重要指标，对新的医疗器械能否被批准上市有重要的影响。不良事件处理是否恰当，直接关系到受试者的安全。一般情况下，不良事件记录从受试者使用试验医疗器械后开始，研究方案中有特殊要求的除外。质控员需检查研究者是否在研究病历或原始病历中详细记录了不良事件的发生时间、严重程度、持续时间、采取的措施和转归等情况，是否对该不良事件与试验器械存在的因果关系作出了判断，是否填写了不良事件记录表，是否持续追踪了不良事件的转归情况，直到受试者完全康复或病情稳定。

严重不良事件（SAE）是指医疗器械临床试验过程中发生的导致死亡或者健康状况严重恶化（包括致命的疾病或者伤害、身体结构或者身体功能的永久性缺陷、需要住院治疗或者延长住院时间、需要采取医疗措施以避免对身体结构或者身体功能造成永久性缺陷）、胎儿窘迫、胎儿死亡或者先天性异常、先天缺损等事件。质控员应检查确认研究者在 SAE 发生时是否对受试者采取了及时的救治措施，并立刻报告主要研究者，经

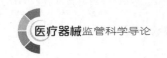

主要研究者确认后填写 SAE 报告表,并及时报告申办者;当发生严重不良事件时,质控员需要检查研究者是否立即查明受试者所用试验医疗器械的类型,以便对受试者采取有效的治疗措施;揭盲程序是否正确;对 SAE 的随访,是否直到受试者病情得到妥善解决或病情稳定;填写随访报告和总结报告是否规范。

(四)质控频率及关键环节

医疗器械临床试验的质控是按照项目实施的,质控重点应从结题质控前移至试验前和试验中质控。项目立项审核、项目启动会、第一例受试者入组、试验进行中、项目结题是医疗器械临床试验项目质控不可忽视的环节。

1. 项目立项审核

项目立项审核是质控的第一关。立项审核阶段重点对项目资料的完整性、申办者的资质、研究团队的资质等进行把关。申办者应具有相应的资质,研制的试验医疗器械设计已定型,试验医疗器械的临床前研究已完成(包括性能验证以及确认、基于产品技术要求的产品检验报告、风险受益分析等),且结果能够支持该项医疗器械临床试验。申办者派出的监察员应经过系统的医疗器械临床试验质量管理规范培训和项目培训,具有一定的医疗器械临床试验管理经验,工作相对稳定,避免因频繁更换人员造成医疗器械临床试验质量风险。研究团队应组成合理、分工明确,主要研究者应经过医疗器械临床试验质量管理规范培训,具有一定的临床技能水平,具备一定的医疗器械临床试验项目管理经验,并有充足的时间参与试验。主要研究者同期主持的医疗器械临床试验项目不宜太多。医疗器械临床试验备案资料的审核,在关注完整性的同时还应关注科学性和可行性。

2. 项目启动会

项目启动前,医疗器械临床试验机构应组织由研究团队、监察员、相关辅助科室人员参加的项目启动会,启动会上要对试验方案、研究者手册、试验医疗器械的操作和维护、医疗器械临床试验质量管理规范等进行培训,进一步明确研究团队的分工和职责,并由主要研究者进行授权。项目启动会上要进一步明确项目临床试验实施流程,特别是与常规医疗不一致的流程,保证试验项目按照方案规范开展。质控员可在项目启动会上对质控中常见的问题进行强调,并结合试验项目特点做针对性的培训和讲解。

3. 第一例受试者入组

质控员要在综合考虑医疗器械临床试验方案实施的难易程度、研究团队的医疗器械临床试验水平、监察员的医疗器械临床试验管理能力、受试者入组进度等情况的基础上,制订质控计划。医疗器械临床试验过程中,质控员可按照质控计划对医疗器械临床试验项目进行质控。

为确保合格的受试者入组试验,每个项目第一例受试者入组完成,质控员应进行第一次质控。重点对筛选和入组访视过程的知情同意书、筛选入选表、鉴认代码表、试验医疗器械管理表格、病例报告表等全部资料进行详细的质控核查。重点关注知情同意书签署的规范性、方案的执行、入排标准的把控、数据记录的规范性和及时性。每次质控活动结束后,质控员要将发现的问题及时反馈给主要研究者,必要时可对如何整改进行指导和帮助，并定期追踪整改的完成情况。

4. 试验进行中

医疗器械临床试验过程中，质控员可按照质控计划对医疗器械临床试验项目进行质控。医疗器械临床试验过程中的质控主要以查阅资料、询问研究者、现场查看医疗器械临床试验等方式进行。

5. 项目结题

项目结题是医疗器械临床试验质量管理的最后一环，一般在所有受试者完成访视、数据被锁定之前进行，主要对资料的完整性、数据的一致性进行全面质控。可以抽查的方式对受试者的源文件和病例报告表进行核对，一般根据前期项目质控的结果决定抽查的例数（一般控制在 30%～50%）。对于入组例数较少的项目，也可对所有受试者的资料进行质控。项目结束后，研究者要对医疗器械临床试验过程中产生的所有文件进行整理，并提交机构资料室归档保存。机构资料管理员需对资料的完整性和规范性进行全面的质控，并建立归档目录。

第四节　真实世界证据与医疗器械临床试验评价

一、概述

真实世界数据（real-world data，RWD）是指传统医学临床试验之外的，从多个源头采集的各类与患者健康状态和/或常规护理治疗及卫生保健相关的数据。常见的真实世界数据包括但不限于登记数据、医院病历数据、区域健康医疗数据、医疗保险数据、健康档案、公共监测数据、患者自报数据、移动设备产生的数据等。此外，真实世界数据还可包括在医疗器械生产、销售、运输、存储、安装、使用、维护、退市、处置等过程中产生的数据（如验收报告、维修报告、使用者反馈、使用环境、校准记录、运行日志、影像原始数据等）。

真实世界证据（real-world evidence，RWE）是指通过分析真实世界数据，形成医疗器械使用、风险/收益相关的临床证据，可能作为有效的科学证据用于监管决策。由于真实世界数据来源不同，数据质量可能存在较大差异，并非所有的真实世界数据都能产生有效的真实世界证据。

RWD 是构成 RWE 的重要基石，但不是全部的 RWD 都能产生有效的 RWE，仅仅具备一定适用范围的 RWD 在经过分析之后才有机会产生 RWE。随着医疗数据数量的迅速增长和医疗信息技术的快速发展，RWD/RWE 已成为推动全球医疗创新不可或缺的部分。它们既能为试验医疗器械性能设计和临床使用结果提供新的参考，又能为评价试验医疗器械的安全性和有效性提供新的依据。

本节内容主要参考《真实世界数据用于医疗器械临床评价技术指导原则（试行）》。

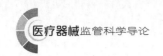

二、真实世界研究设计及统计分析方法

进行试验医疗器械真实世界研究评估时，应当根据具体研发目的加以规划与设计，并遵守伦理准则，以满足规范条件，确保数据安全。研究规划包括确定科研问题，明确数据来源和获取方法，以及建立科研队伍等。研究方案设计则包括明确设计类型，确定研究变量和研究对象，分辨混杂问题和错误现象的来源并确立相应措施或加以合理限制，以及事先建立统计分析的计划等。

真实世界研究设计主要有试验性研究和观察性研究两种类型。

（一）试验性研究

试验性研究是在常规的医学临床实践中开展的临床研究试验，即实用性临床试验。实用性临床试验关注干预措施在常规临床实践中的效果，研究对象是在常规临床实践中应用干预措施的患者群体，可能存在多种并发症；干预措施由于与常规临床实践保持较好一致，因此受到干预者技能和经验的影响。由此，研究设计需基于其特点进行全面考虑。实用性临床试验通常选用常规治疗、标准治疗或公认有效的治疗措施作为对照，观察指标通常选择对患者或研究结果的使用者具有重要临床意义的指标，根据研究目的不同，可包括安全性、有效性、治疗依从性、卫生经济等方面，因其注重评价远期结局，随访时间较长，随访频率通常与常规临床随访一致。

（二）观察性研究

观察性研究包括队列研究、病例-对照研究、横断面研究、病例系列设计等。申请人可根据研究目的恰当选择。由于观察性研究更可能出现偏倚及混杂，需预先进行全面识别并采取有效的控制措施。

（三）可作外部对照

在单组试验中，使用真实世界数据作为外部对照，是形成临床证据的一种特殊设计类型。外部对照需充分考虑试验组和对照组的可比性，如研究人群、临床实践、诊断标准、测量和分类等。

三、真实世界证据用于医疗器械临床评价

（一）在同种类临床评价路径中提供临床证据

同种类临床评价路径主要依据同种类医疗器械的临床应用数据进行临床评价，需要的临床数据分为申报产品的临床数据和/或同种类产品的临床数据。真实世界证据是同种类产品的临床数据的重要来源，它可以证明产品在常规临床应用中的安全有效性，可以辨别产品的潜在危险性，或者可以通过获得同种类产品在不同群体中的实际效果确定

最佳应用群体，再或者可以通过了解同种类产品的行业水平为所申报商品的上市前风险/利益评估提供必要信息。利用取得的真实世界证据，可比对申报产品与销售的同种类器械之间的区别，而不会对申报产品的安全有效性形成不利影响。

（二）作为补充证据支撑新产品的注册

由于受到不同国家或地区医疗器械相关法规及产品上市策略等的影响，一些医疗器械产品未能实现全球同步发行。因此，新产品注册申请者应综合考虑产品特性和适用性以及现有的临床证据、各国家或地区对临床证据的规定，从已上市国家或地区获取真实世界数据并建立真实世界证据，作为补充证据支撑其在国内的注册申报，以避免在原有临床证据不足时开展医疗器械临床试验。

（三）用作单组试验的外部对照

单组医疗器械临床试验设计方面，可在质量控制的真实世界数据库中获得与实验组具有相似性的患者及其临床数据，并用作外部对照。外部对照一般来源于拥有较完善质量管理制度的登记数据库，并可以接受申办方和监管方的客观评估，以证明其数据的可信度和相关性。建议使用同期外部对照方法（如采用历史数据进行比较），以降低因数据产生时间不同而引起的多种偏倚，避免减弱临床实践的证据强度。

（四）为单组目标值的建立提供有效的临床数据

目标值是专业领域认可的某一类医疗器械安全评估指标和有效性的最低标准，其是从以往的临床数据中分析得出的，包含了性能目标和客观性能标准，可作为试验医疗器械主要评估指标的比较与评价标准。真实世界证据是建立或更新目标值的主要数据来源。

（五）为医疗器械的应用范围、禁忌证或适应证的更改提供数据支撑

真实世界证据可以为医疗器械的应用范围、禁忌证或适应证的更改提供数据支撑。医疗器械在上市后，根据所属国家及地区的有关法规，在合法应用的前提条件下所取得的真实世界证据可以作为调整应用范围、禁忌证或适应证的依据。可能的情况还包括发现了额外的疗效、可能的受益群体、慎用人群、对产品远期安全性的确认等。

（六）作为修改说明书中产品临床价值的依据

医疗器械在产品上市后的真实世界证据可以作为修改说明书中产品临床价值的依据。真实世界证据可以用来建立生理参数与功能指标，帮助研究者根据临床治疗决定和临床结局间的因果关系推测产品的临床价值。

（七）支持附带条件批准产品的上市后研究

对用作治疗罕见疾病、暂无有效治疗手段且危及生命的疾病以及应对重大公共卫生事件等急缺的医疗器械，在附带条件下获准上市后，即可使用真实世界证据进行上市后

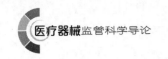

研究，以完成注册证中载明的事项。

（八）评估高风险植入物等医疗器械的有效性和远期安全性

高风险植入物等医疗器械，尤其是在市场上首次发现的高风险植入物等，在推出前的临床评估中往往无法确定长远效果和危险性，无法准确预期罕见或严重不良事件等。真实世界证据可用于开展对此类商品的上市后研究，以评价相关产品的有效性和远期安全性，并对相关产品的整个生命周期进行临床评估。

（九）对产品设计风险/利润的再评估

真实世界证据可用于支撑治疗稀有病的医疗器械全生命周期的临床诊断评估，加快产品上市进度，以满足患者需要。如拟进行商品上市前医疗器械临床试验，真实世界证据既可用作商品单组测试的外观对比，也可用来建立目标值；当附带条件通过后，真实世界证据也可用来证明产品设计的效果，从而确定产品设计风险，实现对产品设计风险/利润的再评估。

（十）产品的上市后监测

真实世界证据在产品上市后的监督过程中起着至关重要的作用，可通过采集、获取、分析风险信号，及时找到问题的关键并采取措施解决已上市产品的使用风险。这不仅对企业优化产品有重大帮助，还可以有力推动新产品的研发。

第七章　医疗器械上市后监管

第一节　医疗器械上市后监管的必要性

一、上市后监管的定义

上市后监管，通俗来讲是指某产品通过设计、开发、确认、验证、实验、临床试验或评价等过程后的监督与管理。上市后监管是一个广义的术语，包括医疗器械使用过程中的所有监管活动。全球医疗器械协调工作组（Global Harmonization Task Force，GHTF）经济体会员（澳大利亚、加拿大、欧盟和美国）要求上市后监管/警戒系统涵盖售后责任——设备使用情况监管、问题确认、不良事件报道、警示、召回以及纠正措施。上市后监管可以分为主动和被动两种，主动监管适合于市场控制，例如批量放行测试和设施的检查；被动监管覆盖医疗器械预警系统。上市后监管的信息对于预防损伤、提高产品质量、制定质量标准和细化监管措施具有重要作用。

医疗器械是我国药品监督管理局所监管的三大领域之一（另外两个是药品和化妆品），因而占有很重要的地位。医疗器械上市后监管逐渐受到各界的重视，成为我国医疗器械监管体系的重要组成部分。目前，医疗器械上市后监管的方式包括国家抽检、飞行检查、不良事件监测、召回等。国家质量公告发布频次、飞行检查数量、各专项检查频次等，可以反映医疗器械上市后的监管力度。

根据 2017 年国家药品监督管理局印发的《医疗器械　质量管理体系用于法规的要求》（YY/T 0287—2017）的界定，医疗器械上市后监管是收集和分析已上市医疗器械获得经验的系统过程。目前，我国学界对医疗器械上市后监管研究已经从引进国外经验阶段转变为主动探索阶段，总的来说有以下两种观点：一些学者提出，医疗器械上市后监管包括对流通中的医疗器械的质量监管、流通过程监管及广告监管；另外一些学者认为，医疗器械上市后的监督管理主要分为专项监督检查和日常监督两个方面，其中专项监督检查是指对医疗器械的质量投诉、各种违规违法犯罪行为和案件进行查处，日常监督则是对企业生产产品的质量标准、产品广告等行为进行监督管理。

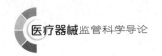

二、缺乏上市后监管的危害

中国药品监督管理研究会、清华大学老科协医疗健康研究中心与社会科学文献出版社联合发布的《医疗器械蓝皮书：中国医疗器械行业发展报告（2020）》显示，2019年，国家医疗器械不良事件监测信息系统总计接收有效可疑医疗器械不良事件报告39.63万份，全国96.7%的县（区、市）报告了医疗器械不良事件。由此可见，即使已经上市的医疗器械，依然可能潜藏风险，对人民生命健康产生危害。

第一，对患者而言，缺乏上市后监管的医疗器械难以确保安全性。医疗器械对人体的危害与风险会被医疗行为和药物制剂掩盖。有研究发现，大半的临床人身伤害与医疗器械有关[1]。患者在购买不符合人体健康的国家标准、行业标准的医疗器械后，一方面购买信息不对称的医疗器械的患者可能产生就医误导、身心损害等健康方面的问题，另一方面购买不合规的医疗器械会对患者造成经济损失。

第二，对于医疗器械相关企业而言，缺乏上市后监管可能导致制假售假的风险。首先，医疗器械行业生产和经营商的主要目的是实现利润最大化，而原材料、员工工资等成本不断上涨，这对企业追求生产高水平、高质量的医疗器械或多或少存在影响。其次，企业在制假售假的过程中易遭到投诉、起诉和发生医疗器械纷争，长此以往大众就会失去信任感。最后，从企业可持续发展角度来看，企业生产低质量的医疗器械一方面会造成原材料的浪费，另一方面存在道德风险，致使企业长期发展受阻。如果这种道德风险持续积累，将不利于整个行业的健康有序发展。

第三，对于医疗器械行业而言，缺乏上市后监管不利于行业高质量发展。一方面，医疗器械行业正蓬勃发展，据国内首个医疗器械产业大数据平台——众成医械大数据平台的统计，截至2020年底，我国医疗器械企业有788271家[2]，因缺乏上市后监管倒逼机制，缺乏产品的更新换代，对企业高质量发展产生了一定影响。另一方面，企业缺乏上市后监管会引发行业内企业间发生不正当竞争，进而影响医疗器械行业高质量、绿色发展。

第四，对于国家或地区而言，缺乏上市后监管是监管制度的缺失。随着信息技术的发展与公众认识的进步，医疗器械安全事件的舆论效应容易逐步扩大成群体性事件。因此，为满足群众日益增长的安全和健康需求，充分发挥政府作用，强化监管部门的责任担当，树立公正严明的执法监管形象，医疗器械监管部门应当不断完善医疗器械产品上市后监管的法律法规和监管职能。

---

① 参考自朝闻天下：《关注患者安全：医疗安全损害 药品和医疗器械居前》，央视网，2015-12-29：http://tv.cctv.com/2015/12/29/VIDE1451343421181785.shtml。

② 参考自《年度数据盘点：2020年全国医疗器械经营企业数量达788271家，同比增长29.42%》，医疗器械创新网，2021-04-19：https://www.innomd.org/article/607ce9cd23ce96547458b700。

三、医疗器械上市后监管的意义

生物材料快速发展，物联网、5G、人工智能与大数据等信息与通信技术逐步在医疗器械领域得到广泛运用，给传统监管模式带来了巨大挑战。同时，我国医疗器械产业高速发展，创新医疗器械不断涌现，人民群众对先进技术在医疗器械中的应用充满期待。医疗器械上市后监管是保证医疗器械安全有效性的三大支柱〔风险管理（risk management）、临床评价（clinical evaluation）和上市后监督（post-market surveillance）〕之一。完善医疗器械上市后监管具有以下意义：

第一，完善医疗器械上市后监管有助于改善人民生命健康。目前，医疗器械与人们的生活、健康息息相关。随着生物医学工程的学科发展，在新型冠状病毒肺炎疫情下，截至 2022 年 3 月 16 日，国家药品监督管理局已批准 12 个新型冠状病毒抗原检测试剂产品（医疗器械）上市销售[①]。医疗器械直接参与对患者的诊断和治疗，因此直接影响公众的健康和生命。

第二，完善医疗器械上市后监管有助于倒逼企业生产和销售高质量医疗器械。加强上市后监管，可形成对企业的倒逼机制，不仅能避免企业上市不安全的医疗器械产品，在一定程度上还能对企业创新研发高质量产品产生促进作用。同时，上市后监管反馈还能够帮助医疗器械制造商及时跟踪了解客户需求（如新的方法、材料和工具），以提高开发先进设备并抢占市场先机的能力。

第三，完善医疗器械上市后监管有助于医疗器械行业的健康有序发展。通过医疗器械上市后监管，企业可不断调整自身产品，当所有企业的产品质量都得到了提高，医疗器械行业市场水平也就得到了提高。另外，国家相关部门可根据上市后监管的意见建议制定符合大众消费、企业发展的政策，这对医疗企业产业发展是一种扶持。安全、临床有效的医疗器械可以实现最佳医疗服务目标，保证行业自身处于健康、可持续的发展状态。

第四，完善医疗器械上市后监管有助于完善医疗器械监管制度。监管部门科学地评估上市后监管政策对患者产生的影响，能够认清新监管政策在多大程度上符合患者利益，以及是否不适当地干预了患者的选择自由和风险接受意愿。此外，监管部门应做好未来监管法规工作的技术储备，并解答以下问题：客户未来的需求是什么？未来医疗器械需要哪些新设备、新技术、新方法和新材料？当前哪些上市后监管要求不是最先进的？

[①]　参考自《国家药监局已批准 12 个新冠病毒抗原检测试剂》，光明网，2022-03-17（04 版）：https://m.gmw.cn/baijia/2022-03/17/35591930.html。

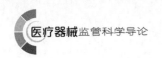

第二节　国外医疗器械上市后监管

由于医疗器械与人民的生命健康息息相关，所以上市后监管一直备受世界各国的关注。在美国、欧盟以及日本等发达国家或地区，已经形成了相对完备的医疗器械上市后监管体系。了解这些国家的医疗器械上市后监管体系，有助于我国医疗器械上市后监管体系的构建和完善。

一、美国医疗器械上市后监管现状

在上市后监管方面，美国食品药品监督管理局（FDA）要求生产企业保证产品在符合《药品生产质量管理规范》（Good Manufacturing Practice of Medical Products，GMP）的情况下进行药品和医疗器械的生产。因此，在产品上市后，FDA 会通过质量体系检查、建立追溯制度、不良事件报告、召回等手段对药品和医疗器械进行监管。

（一）质量体系检查

对于 I 类产品，FDA 一般每四年检查一次质量体系；对于 II、III 类产品，FDA 一般每两年检查一次质量体系[①]。但若发现问题，FDA 可随时对生产企业进行检查。并且，FDA 可通过发警告信、扣押产品、强制召回产品等手段对相关企业进行行政处罚，还可通过新闻媒介来影响生产企业。

（二）建立追溯制度

《美国联邦法规》第 21 篇 821 部分（21CFR821）规定了对于在设备单位外使用的用于支持、维持生命的设备或永久植入性设备（如心血管永久起搏电极、人工心脏瓣膜、直流电除颤器等），产品制造商和销售商应当建立追溯制度，确保产品从生产开始到销售网络（包括批发商、零售商、租赁商、其他商业企业、设备使用单位和得到许可的从业者），再到使用设备的患者这一系列环节都是可追溯的。

（三）不良事件报告

《美国联邦法规》第 21 篇 803 部分（21CFR803）规定了不良事件报告制度，要求医疗器械的制造商、进口商和使用单位必须对已经造成的死亡和严重伤害事件，或正在引起并可能造成的死亡和严重伤害事件的医疗器械建立和维护不良事件档案，并向FDA 提交详细报告。同时，还要求医疗器械分销商保留不良事件记录。

---

① 编者注：《美国联邦食品、药品和化妆品法案》把医疗器械分为三类，即 I 类"普通管理（General Controls）"产品、II 类"普通＋特殊管理（General & Special Controls）"产品和 III 类"上市前批准管理（Pre-Market Approval，PMA）"产品。

（四）召回

生产企业如发现已上市的医疗器械存在质量问题，可以自行将产品召回，避免造成进一步伤害。《美国联邦法规》第21篇810部分（21CFR810）规定了美国食品药品监管部门在监管过程中行使召回权力的程序。在其监管过程中，一旦发现医疗器械可能导致严重不利于健康的后果或致人死亡，FDA可以下达停止销售的命令。在命令下达后，生产企业可以按照《美国联邦法规》第21篇810部分（21CFR810）的有关规定，申请规章听证，规章听证可能会作出维持停止销售、修改停止销售和通告命令或强制要求生产企业召回医疗器械的决定。一旦FDA向生产企业发出了强制召回的命令，所有已经流入市场的医疗器械均应被召回，以保证不对人体健康造成更大的伤害。

二、欧盟医疗器械上市后监管现状

欧盟对医疗器械采用基于风险和规则的分类，将医疗器械按风险由低到高分为Ⅰ、Ⅱa、Ⅱb、Ⅲ四类。2017年5月5日，欧洲联盟公报（Official Journal of the European Union）正式发布了欧盟医疗器械法规［REGULATION（EU）2017/745，MDR］。在MDR中，提出了上市后监管的概念。

根据MDR第83~86条的规定，制造商要建立与风险等级成比例并适合该类型医疗器械的上市后监管系统，以确保制造商的质量管理体系能够反映适当的上市后监管活动，并确保制造商收集上市后的临床数据作为其持续评估潜在安全风险的一部分。MDR第83条描述了关于收集上市后监管数据的目的。此外，第84条规定，上市后监管计划需要基于附录Ⅲ的文件进行准备，且该计划必须放在附录Ⅱ所要求的技术文档中，是技术文档的一部分。因此，MDR更明确地要求制造商计划并系统地执行上市后监管活动。这些活动建立在上市后监管计划的基础上，并通过上市后监管报告或定期安全更新报告（如适用）进行记录。

（一）产品上市后监管报告或定期安全更新报告

根据MDR，Ⅰ类医疗器械制造商必须准备一份产品上市后监管报告，总结对上市后监管计划收集的数据的分析结果和结论。报告必须描述所采取的预防和纠正措施，并提供理由。该报告须在必要时进行更新，并提交给公告机构（Notify Body，NB）（如适用）和医疗器械监管部门（Competent Authorities，CA）。

根据MDR，Ⅱa、Ⅱb和Ⅲ类医疗器械制造商必须为每个器械（或类别、组）准备定期安全更新报告，并将该报告作为附录Ⅱ和附录Ⅲ中指定的技术文件的一部分。定期安全更新报告描述了根据上市后监管计划收集的数据结果和结论摘要。定期安全更新报告中必须包含以下内容：收益风险评估的确定结论、上市后临床跟踪（Post Market Clinical Follow-Up，PMCF）主要发现、该器械的销售量、对使用器械的人口规模和其他特征的估计、估计设备的使用频率（如果可行的话）等。

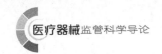

（二）关于上市后临床跟踪的研究

根据 MDR，上市后临床跟踪（PMCF）必须是医疗器械上市后监管系统的一部分，除非可以提供理由说明为什么不适用。制造商必须主动收集和评估医疗器械使用过程中的性能和相关科学性数据，以确认设备在整个预期使用寿命中的安全性、性能和科学有效性，以确保收益风险比的持续可接受性，并监测任何可能出现的风险。在适用的情况下，公告机构将审查制造商的上市后监管计划，其中包括上市后临床跟踪计划。上市后临床跟踪计划必须包括以下内容：

（1）计划中要实施的上市后临床跟踪的常规方法和程序，例如收集获得的临床经验、用户反馈，筛选科学文献和其他临床数据；

（2）计划中要实施的上市后临床跟踪的特殊方法和程序，例如评估合适的注册登记研究或上市后临床跟踪研究；

（3）应用方法和程序适当性的基本原理；

（4）临床评估报告（Clinical Evaluation Report，CER）和风险管理相关部分的参考资料；

（5）上市后临床跟踪要解决的具体目标；

（6）对类似或等效的医疗器械相关临床数据的评估；

（7）制造商使用的任何相关通用标准（CS）和/或协调标准，以及用于上市后临床跟踪相关指南的参考资料；

（8）制造商应为上市后临床跟踪活动（例如 PMCF 数据分析和报告）提供详细且合理的时间表。

除以上提到的上市后监管报告或定期安全更新报告、上市后临床跟踪（PMCF）外，欧盟 MDR 还对不良反应、事故、召回与现场安全纠正措施（FSCA）作出了明确规定。

三、日本医疗器械上市后监管现状

日本医疗器械监管工作主要由通产省、厚生省和日本医疗器械关系团体协议会负责①。其中厚生省承担主要监管工作，负责医疗器械生产、销售和上市的许可认定。厚生省针对医疗器械上市后监管制定了 3 个规定：《医药品、医药部外品、化妆品、医疗器械及再生医疗等产品的上市后安全管理标准相关省令》（2004 年厚生劳动省令第 135 号，以下简称 GVP 省令）、《关于医疗器械上市后风险管理指南》和《关于医疗器械上市后风险管控计划的制定》②。

GVP 省令在 2017 年 7 月 31 日修订版中将医疗器械纳入上市后需要安全管理的范

---

① 参考自苑富强、李非：《日本医疗器械上市后风险管控计划研究及其对我国的启示》，《医疗卫生装备》，2021 年第 42 卷 11 期，72~75 页。

② 参考自苑富强、李非：《日本医疗器械上市后风险管控计划研究及其对我国的启示》，《医疗卫生装备》，2021 年第 42 卷 11 期，72~75 页。

围，其地位相当于我国国家药品监督管理局的局令；《关于医疗器械上市后风险管理指南》是对医疗器械上市后风险管理的具体要求；《关于医疗器械上市后风险管控计划的制定》是制定医疗器械上市后风险管控计划的参照表格。《关于医疗器械上市后风险管理指南》和《关于医疗器械上市后风险管控计划的制定》是由厚生省器审管理科和医药安全科发行的，相当于我国国家药品监督管理局相关司局的通知[①]。

日本对符合《创新医疗器械有条件提前批准制度》的医疗器械，提出提交风险管控计划的要求。《关于创新医疗器械有条件提前批准制度的实施》（2017 年 7 月 31 日药生发 0731 第 1 号厚生劳动省医疗和生活卫生局局长通知）规定，对于收集到一定程度的临床数据且有较高医疗需求的医疗器械，允许基于有限的临床数据批准申请，但前提是需要设置使用条件，并进行恰当的上市后数据收集和上市后风险管理。对适用于该制度的医疗器械，接受 GVP 省令第 9 条第三款中规定的医疗器械风险管控计划相关材料作为批准申请的附件[②]。

在医疗器械批准申请时，需要提交《关于医疗器械和体外诊断用医药品生产销售批准相关的使用结果评估的处理》中要求的"上市后调查"等基本计划的草案。但对于符合创新医疗器械有条件提前批准制度的医疗器械，则需提交"医疗器械上市后风险管控计划"草案，以代替"上市后调查"等基本计划的草案[③]。

为确保医疗器械的安全性，从开发到生产、销售、使用，科学管控风险是十分必要的。在医疗器械整个生命周期的风险管理中，为降低上市后医疗器械的风险，考虑到 ISO 14971:2007 中提到的风险评估和基于此的风险管理概念，日本相关部门编写了《当生产销售商开展医疗器械风险管理活动时》，根据 GVP 省令的规定，制定了医疗器械上市后风险管控计划指南。该指南主要内容包括引言、医疗器械上市后风险管控计划、安全性研究事项、医疗器械安全性监视活动计划、有效性相关调查·试验计划、风险降低计划、医疗器械上市后风险管控计划评审、医疗器械上市后风险管控计划评估以及向综合机构报告。

第三节 国内医疗器械上市后监管

一、医疗器械上市后监管政策

国内医疗器械上市后监管可追溯到 20 世纪 90 年代，国家药品监督管理局对医疗器

① 参考自苑富强、李非：《日本医疗器械上市后风险管控计划研究及其对我国的启示》，《医疗卫生装备》，2021 年第 42 卷 11 期，72～75 页。
② 参考自苑富强、李非：《日本医疗器械上市后风险管控计划研究及其对我国的启示》，《医疗卫生装备》，2021 年第 42 卷 11 期，72～75 页。
③ 参考自苑富强、李非：《日本医疗器械上市后风险管控计划研究及其对我国的启示》，《医疗卫生装备》，2021 年第 42 卷 11 期，72～75 页。

械企业生产违规行为、上市后广告宣传等问题进行监督管理。在 21 世纪初，国务院审议通过《医疗器械监督管理条例》（国务院令第 276 号），提出对违反条例规定的企业进行经济处罚，构成犯罪的依法追究其刑事责任。2000 年，国家药品监督管理局开展医疗器械监督管理培训，加深医疗器械管理人员对《医疗器械监督管理条例》的理解，增强其依法执政意识，提高医疗器械监督执法水平。

2008 年，国家食品药品监督管理总局、卫生部联合发布《医疗器械不良事件监测和再评价管理办法（试行）》，正式在我国建立医疗器械不良事件监测制度。到了 2014 年，医疗器械不良事件监测制度被纳入法规范畴。国务院修订《医疗器械监督管理条例》时，设专章规定"不良事件的处理与医疗器械的召回"，明确提出建立医疗器械不良事件监测、召回等监管制度。2017 年，中共中央办公厅、国务院办公厅在《关于深化审评审批制度改革鼓励药品医疗器械创新的意见》中要求，建立上市许可持有人直接报告不良事件制度，明确持有人监测主体责任，完善医疗器械不良事件监测制度。

2018 年，国家市场监管总局、国家卫生健康委联合发布《医疗器械不良事件监测和再评价管理办法》，新的医疗器械不良事件监测信息系统投入运行，各级药监部门、医疗器械不良事件监测技术机构、生产企业、流通企业和使用单位按照新管理办法的要求，开展不良事件监测工作。2019 年，国务院印发《关于加强和规范事中事后监管的指导意见》（国发〔2019〕18 号），第十条提出对重点领域实行重点监管，对食品、药品、医疗器械、特种设备等重点产品，建立健全以产品编码管理为手段的追溯体系，形成来源可查、去向可追、责任可究的信息链条。地方各级政府可根据区域和行业风险特点，探索建立重点监管清单制度，严格控制重点监管事项数量，规范重点监管程序，并筛选确定重点监管的生产经营单位，实行跟踪监管、直接指导。2021 年，由国务院审议通过的《医疗器械监督管理条例》（国务院令第 739 号）正式发布。与上一版修订内容相比，这一版新增了建立职业化专业化检查员制度（第六十八条）、责任约谈制度及发布安全警示信息（第七十二条）、行政责任约谈（第七十四条）、完善复检制度（第七十五条）、加强失信的惩戒（第七十八条），拓展延伸了检查制度，进一步保证了医疗器械的安全、有效，保障了人民群众的身体健康和生命安全，促进了医疗器械产业发展。表 7-1 梳理了医疗器械上市后监管相关文件。

表 7-1 医疗器械上市后监管相关文件

年份	文件名	文件号
2000	《医疗器械监督管理条例》	国务院令第 276 号
2014	《医疗器械监督管理条例》	国务院令第 650 号
2014	《医疗器械经营监督管理办法》	国家食品药品监督管理总局令第 8 号
2015	《医疗器械使用质量监督管理办法》	国家食品药品监督管理总局令第 18 号
2017	《医疗器械网络销售监督管理办法》	国家食品药品监督管理总局令第 38 号
2019	《医疗器械不良事件监测和再评价管理办法》	国家市场监督管理总局、国家卫生健康委员会令第 1 号

年份	文件名	文件号
2019	《国务院关于加强和规范事中事后监管的指导意见》	国发〔2019〕18号
2021	《医疗器械监督管理条例》	国务院令第739号
2021	《医疗器械注册与备案管理办法》	国家市场监督管理总局令第47号
2021	《体外诊断试剂注册与备案管理办法》	国家市场监督管理总局令第48号

二、医疗器械上市后监管重点领域

习近平总书记在上海考察时曾指出，医疗设备是现代医疗业发展的必备手段，要加快高端医疗设备国产化进程，降低成本，推动民族品牌企业不断发展。医疗器械上市后监管与注册、生产同样重要。基于上述政策梳理分析，我国医疗器械上市后监管工作应着重从不断完善医疗器械上市后监管法规制度、加强医疗器械风险管理、强化生产监督检查、加强经营使用环节监管、加强不良事件监测、做好监督抽检、加强监管能力建设、加强国际交流合作八个方面展开，以不断提升医疗器械管理科学化、法制化水平。

（一）不断完善医疗器械上市后监管法规制度

根据2021年修订的《医疗器械监督管理条例》（以下简称《条例》），关于上市后监管的要求，国家药监局下属单位要根据要求修订相关配套的部门规章、相关规范和指导原则、规范性文件，使上市后监管工作不断适应法规要求，也适应医疗器械行业发展的需要。一方面，国家药监局下属单位以《条例》为核心，不断建立健全上市后监管的相关制度体系；另一方面，研究制定经营企业和使用单位的责任清单、年度自查报告要点，规范经营企业和使用单位质量管理体系自查工作。

（二）加强医疗器械风险管理

风险管理应该贯穿医疗器械管理全生命周期，产品研制、开发、生产、销售、使用全过程。企业要强化产品的风险管理，监管部门也应加强上市后风险管理，根据不同产品属性分类，定期召开风险会商，编写质量安全形势分析年度报告，加强创新产品风险分析研判，加强召回工作管理，及时发布召回信息并督促落实责任。

（三）强化生产监督检查

强化生产监督检查是上市后监管非常重要的手段。第一，要加强监督检查。国家药监局对上市后的相关企业检查进行分类分级管理，把高风险产品和企业作为日常检查的重点。第二，开展专项检查。各级监管部门结合本地工作实际，采取不同措施，组织推进无菌和植入性医疗器械专项检查。第三，开展境外检查。国家药监局继续开展境外检查，扩大境外企业生产现场核查数量，逐步扩大品种覆盖面，检查结果在网站上全面公

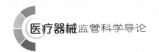

开，同时加强对检查结果的分析和处置。

（四）加强经营使用环节监管

随着医疗器械监管机构、监管体制、监管职能的变化，医疗器械监管人员在国家药监局的引导下积极开展以下工作：第一，加强交流指导。实行"以会代训"，对医疗器械监管岗位的骨干开展培训指导。第二，加强政策指导。各监管部门及单位制定经营使用年度检查计划并组织实施，监督经营企业和使用单位严格实施相关质量监督管理办法、质量管理规范等，并对实施情况进行自查和报备。第三，强化网络交易监管。监管部门负责对搜索引擎、社交平台、网络交易服务第三方平台开展日常监测以及相关信息的处置。第四，强化对案件查办的监督指导。各监管单位对跨区域性重大违法案件、生产企业重大违法行为、违法违规案件等进行分职责的处理，同时严厉打击利用体验式、会销等营销方式进行的超范围经营和使用，以及无证经营与经营使用无证产品的违法行为，对涉嫌违法犯罪的，及时移送公安机关。

（五）加强不良事件监测

医疗器械不良事件监测是上市后监管的重要手段之一。通过不良事件监测，监测机构工作人员能及时、准确地了解相关产品的临床使用情况，通过相关评价和后期处置，及时管控风险及及时处置相关产品。第一，要组织实施不良事件监测和再评价管理办法，制定出台不良事件监测工作指南等配套指导原则。继续推动宣贯培训工作，对监测机构骨干人员、工作人员开展培训。完善监测信息网络和数据库建设，督促持有人注册成为监测信息系统用户，主动维护用户和产品信息，报告不良事件，持续跟踪和处理监测信息。第二，做好重点监测。对重点监测任务进展进行梳理，对重点监测品种的风险进行深入分析，对风险控制措施进行认真研究并做好重点监测工作。第三，做好监测风险评价处置。推动提高不良事件监测风险信号识别的灵敏度，研究制定不良事件监测信息交流工作程序，督促各省局及时采取不良事件风险控制措施；组织发布医疗器械不良事件监测年度报告；强化对不良事件监测风险信号的处置，及时会商、研判，做好风险防控。

（六）做好监督抽检

通过抽检，医疗器械监督抽查人员能及时发现不合格产品或者违反相关说明书的产品，对其采取控制措施，化解相关风险。第一，不断完善监督抽检工作制度，优化监督抽检工作流程，规范监督抽检工作行为。第二，组织做好监督抽检工作，着重对重点监管品种开展监督抽检。第三，做好抽检质量结果的分析、运用和处置，掌握产品质量安全趋势，做好后续监管工作，并做好相关信息公开和上报工作。

（七）加强监管能力建设

为建设高水平的监管体系，医疗器械监管部门应从以下三个方面构建监督机制。第一，加强队伍建设。加强兼职医疗器械检查员的选拔和培训，举办培训班，开展生产现场检查培训，突出实战能力。开展创新培训，通过网络教育平台开展培训。第二，加强医疗器械监管系统信息化建设。首先要推进医疗器械生产监管平台建设，开展培训教育、推广运行、对接等工作，通过尽快推广使用构建大数据监管平台，实现各个系统信息的互联互通、信息共享。其次要推进网络交易监测平台建设，升级监测系统，将监测范围扩大到手机 APP、微信小程序、微店等，为公众和企业提供更为便捷的信息服务，如及时查询不良事件和产品抽检的相关情况。最后要进一步完善医疗器械生产经营许可备案系统，优化系统功能；推进监管数据整合，综合分析检查、抽检、不良事件监测、召回等数据，研判风险。第三，进一步深化与行业协会、学会、高等院校等的合作。研究建立由行业协会引领和规范、落实企业主体责任的合作机制，加强高等院校、科研机构的合作，听取各方意见建议，发挥智库作用。与相关机构合作，加大公众科普宣传力度，推进监管社会共治。

（八）加强国际交流合作

国家药品监督管理局已经正式加入国际医疗器械监管机构论坛（International Medical Device Regulators Forum，IMDRF），可及时与 IMDRF 成员国交流监管信息，及时获取或者发现进口产品的境外不良事件监测情况、相关风险信息的处置情况，使后期监管工作更加及时和主动。国家药品监督管理局相关部门继续加强国际交流合作，借鉴国际先进理念，提升监管国际化水平；落实 IMDRF 工作成果，加强国际法规研究，吸纳借鉴国际先进经验，结合我国监管实际加以转化应用；推进完善我国加入 IMDRF 国家医疗器械管理机构报告（National Competent Authority Report，NCAR）信息交换工作机制，促进风险预警信息国际交流；加大亚洲医疗器械法规协调会议（Asian Harmonization Working Party，AHWP）工作参与力度，在亚洲法规协调领域更多发挥作用，贡献中国智慧和中国方案。

三、医疗器械上市后监管发展趋势

随着我国经济社会的发展，人民生活水平不断提高，对健康需求的增加将带来更大的医疗器械需求。因此，不断完善医疗器械上市后监管的法规和政策体系，是医疗器械领域高质量发展和人民群众生命健康日益改善的必要保障。根据中国药品监督管理研究会、清华大学老科协医疗健康研究中心与社会科学文献出版社在 2020 年 12 月联合发布的《医疗器械蓝皮书：中国医疗器械行业发展报告（2020）》，随着国家医疗器械监管法规政策的持续完善，医疗器械上市后监管力度将进一步加大。

2021 年 3 月，为贯彻落实《国务院办公厅关于全面加强药品监管能力建设的实施意见》和新修订的《医疗器械监督管理条例》，国家药品监督管理局组织成立了生产监管、经营监管、使用质量监管、网络销售监管、监督抽检、不良事件监测评价、案件查办等 7 个医疗器械上市后监管法规制度研究工作组，分别由浙江、吉林、湖南、广东、山东、北京、江苏省（市）药监局作为牵头单位，其他省、区、市药监局和部分市级负责药品监管的部门参与相关研究。2021 年 12 月 14 日，国家药品监督管理局召开医疗

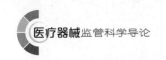

器械上市后监管法规制度研究推进视频会，听取医疗器械上市后监管法规制度研究成果汇报。上述 7 个研究小组已经在医疗器械上市后监管领域进行了有价值的探索和研究，具体如下：

（1）生产监管研究组研究了新修订的《医疗器械监督管理条例》实施后医疗器械生产监管的相关制度，完成了医疗器械注册人和受托生产企业跨区域监管、禁止委托生产医疗器械目录等课题研究。

（2）经营监管研究组开展了医疗器械第三方物流政策、可用于医疗美容的医疗器械监管政策等研究。

（3）使用质量监管研究组开展了医疗器械使用环节质量监管的制度研究。

（4）网络销售监管研究组收集整理了国外监管部门及主要第三方平台的医疗器械网络销售政策和管理方法，以此分析我国医疗器械网络销售监管政策及现状。

（5）监督抽检研究组研究了医疗器械产品召回制度的实施情况，提出进一步优化医疗器械召回管理工作的建议。

（6）不良事件监测评价研究组对比研究了国内外医疗器械不良事件监测与评价法规制度，提出提升和完善我国医疗器械不良事件监测评价工作和法规制度的建议。

（7）案件查办研究组深入研究了违法行为"处罚到人"制度，强化责任人主体责任的落实，推动新修订的《医疗器械监督管理条例》的贯彻实施，落实"四个最严"要求。

2022 年 1 月 27 日，全国医疗器械监督管理工作会议在北京召开。会议明确了 2022 年医疗器械监管重点工作：一是深入开展风险隐患排查整治。聚焦重点产品、重点企业和重点环节，深入开展风险隐患排查，定期开展风险会商；开展医疗器械"线上清网、线下规范"治理，加大网络销售监测力度。二是持续加强疫情防控医疗器械监管。加强对疫情防控医疗器械生产和经营使用环节的监管，加大对疫情防控医疗器械的抽检力度。三是不断加强监督检查检验和监测评价。持续开展飞行检查，强化质量监督抽检，加强不良事件监测。四是持续加大违法案件查处力度，严惩重处医疗器械违法违规行为。五是持续加强监管能力建设。完善医疗器械法规体系，加强法规宣传培训，强化检查员队伍和信息系统建设，加强监管科学研究，推进社会共治。

第四节　医疗器械上市后监管的经济学分析

2020 年初，新型冠状病毒肺炎（COVID-19）在全球肆虐。截至 2022 年 3 月 19 日，全球累计确诊感染患者达 4.6 亿人，死亡人数超过 600 万人。由新型冠状病毒所导致的全球性公共卫生危机不仅极大地威胁了人类的生命健康，也引发了世界各国对抗疫防控工作中各种医疗器械的重视。实际上，在疾病救治过程中，所使用医疗器械是否安全有效直接关系到人们的生命健康。对于医疗器械生产和经营商而言，其主要目的是实现利润最大化。为防止劣质医疗器械上市后对人们的生命健康造成危害，科学合理、行之有效的上市后监管机制必不可少。

一、惩罚型监管还是激励型监管

从高质量发展的角度来看，能否满足人们日益增长的美好生活需求是高质量发展的重要评判标准。提供优质的医疗器械产品及服务以满足人们当前及未来各种可能的健康需求，应是医疗器械产业实现高质量发展的重要方向。为助推医疗器械产品及服务实现高质量发展，上市后监管机制不能局限于传统的"兜底"，而是要通过不断释放监管制度红利，为高质量发展营造良好的营商环境。针对医疗器械领域的监管，国家市场监督管理总局采取合并监管模式，取代了原来由多部门所承担的多头监管模式。合并监管不仅可以规避多头监管中可能存在的"搭便车"问题，还可以降低违法违规行为发生的概率。

随着国内医疗器械市场监管体制机制的完善，出现的问题是：究竟采取什么样的上市后监管策略能更有效地推动医疗器械领域高质量发展呢？在以往的传统监管模式下，惩罚机制是最常用的市场监管手段，这种负向刺激以"重典治乱"的方式也确实起到了应有的效果。然而，惩罚型监管真的总会奏效吗？

惩罚机制是传统市场监管模式下的常用手段，但这一手段并非总是行之有效。不少学者指出，如果被监管的企业具有反竞争动机来提高竞争对手的成本，管制或惩罚类的监管手段成本会很高（Vickers，1995；Armstrong、Sappington，2006）。除了保护消费者权益，政府部门市场监管的目的还在于通过提供公平有序的竞争环境来促进经济的发展，这种政策性负担可能导致以惩罚为主的监管手段在执行时大打折扣（龚强等，2015；张霖琳等，2015）。传统监管模式在发展中国家失效的原因在于这些国家将精力集中在增长、减贫等更为重要的目标上，从而导致其最佳监管政策与发达国家有所不同（Estache、Wren-Lewis，2009）。此外，一些学者还指出，惩罚机制虽然有遏制违规行为的效果，但某些条件下监管部门与企业之间的博弈可能并不存在稳定状态（刘伟等，2017）。

国内对市场监管的激励机制研究还比较少，国外的相关研究可以追溯到 20 世纪 70 年代。Schultze（1977）在其著作 The Public Use of Private Interest 中指出，在监管中，激励方式能以更低的社会成本达到与管制方式相同的目标。Oates 等（1989）基于实证研究，在比较激励型监管（Incentive-Based Regulation）与管制控制型监管（Command and Control Regulation）的净收益时发现，管制控制型监管有时虽然更有效，但所需社会成本更高。管制控制型监管相比激励型监管的不足之处在于，它不仅限制了企业生产经营和创新发展的积极性，还可能导致企业产生"趋利避害"的策略性行为（Peltzman，1993；Becker、Henderson，2000）。激励型监管的重要作用并非是对违规经营起到遏制作用，而是通过一些有利于企业的监管措施（如补贴、贷款便利、产权保护等）为企业提供更多的发展机会，进而对合规经营下的高质量发展提供制度性激励和引导作用（Kumaranayake，1997；蒋海等，2010；彭红枫等，2016）。当然，也有学者指出，激励型监管在某些条件下也可能使市场偏离有效分配，从而出现市场失灵（Atkinson、Tietenberg，1991；全世文等，2015）。

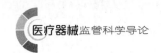

考虑到市场监管的惩罚与激励机制各有优缺点，政府部门在医疗器械监管中应当综合使用这两种市场监管机制，从而实现最优监管（Optimal Regulation）。在具有不确定性的市场中，常规监管方法可能很难同时实现效率和公平的目标，因而需要优化监管模式（Marshall，1981）。最优监管也包含惩罚和激励两个方面，例如 Atkeson 等（2015）在一般均衡模型中将市场监管具体化为准入门槛和价格补贴两方面。准入门槛可以限制生产劣质产品的企业进入市场，而对高质量企业的价格补贴又可以促使其进一步发展。现实中要寻求既有利于高质量发展又能提高社会福利水平的最优监管模式并非易事，可行的方法是寻找确保企业在合规经营条件下实现高质量发展的市场监管边界。例如，谢康等（2016）在研究食品监管时提出了监管有界性假说，即政府部门的惩罚机制应当权衡生产者的违规收益和消费者的支付水平。

结合前述分析可以看出，对医疗器械而言，有效的上市后监管应当同时包含惩罚机制与激励机制，并在两者之间寻求最优的匹配。重惩罚、轻激励是当前医疗器械上市后监管的主要特点之一。例如，《医疗器械监督管理条例》（国务院令第 739 号）第八十九条规定，对于以下不符合上市后监管规定的情形之一者，由负责药品监督管理的部门和卫生主管部门依据各自职责责令改正，给予警告；拒不改正的，处 1 万元以上 10 万元以下罚款；情节严重的，责令停产停业，直至由原发证部门吊销医疗器械注册证、医疗器械生产许可证、医疗器械经营许可证，对违法单位的法定代表人、主要负责人、直接负责的主管人员和其他责任人员处 1 万元以上 3 万元以下罚款：

（1）医疗器械注册人、备案人、生产经营企业、使用单位未依照本条例规定开展医疗器械不良事件监测，未按照要求报告不良事件，或者对医疗器械不良事件监测技术机构、负责药品监督管理的部门、卫生主管部门开展的不良事件调查不予配合；

（2）医疗器械注册人、备案人未按照规定制定上市后研究和风险管控计划并保证有效实施；

（3）医疗器械注册人、备案人未按照规定建立并执行产品追溯制度。

相比之下，关于医疗器械上市后监管的措施中，激励型监管较少。

二、博弈视角下的医疗器械上市后监管

接下来，我们将市场监管的惩罚和激励机制纳入一个演化博弈分析框架，以此分析监管部门与医疗器械的注册人、备案人、生产经营企业、使用单位（以下统称医疗器械相关责任主体）在上市后监管中的博弈行为及其结果。

（一）演化博弈模型

在监管双方的博弈分析框架中，假定医疗器械相关责任主体的策略集合为｛合规经营,违规经营｝，监管部门的策略集合为｛积极监管,消极监管｝。表 7-2 为医疗器械监管博弈的收益矩阵，反映了监管部门与医疗器械相关责任主体不同策略组合的收益情况。

表7-2 医疗器械监管博弈的收益矩阵

策略	积极监管（q）	消极监管（$1-q$）
合规经营（p）	$(R+T, -\theta T+W)$	$(R, 0)$
违规经营（$1-p$）	$(R+V-M, M-U)$	$(R+V, -U)$

注：假定表中所有符号均代表大于0的正数。

1. 医疗器械相关责任主体

表7-2中，R为医疗器械相关责任主体的基本收益。当医疗器械相关责任主体采取合规经营策略时，其收益根据监管部门的监管策略而定：监管部门采取积极监管策略时，医疗器械相关责任主体会享受到监管红利所带来的激励T（这里的激励并非产业补贴，而是与信用激励、联合激励、产权保护等与市场监管相关的制度红利），故医疗器械相关责任主体的收益为$R+T$；监管部门采取消极监管策略时不会有政策激励，故医疗器械相关责任主体的收益仅为R。当医疗器械相关责任主体采取违规经营策略时，在基本收益R的基础上会牟取违法违规的超额收益V，其净收益也根据监管部门的监管策略而定：监管部门采取积极监管策略时，会识别出医疗器械相关责任主体的违法违规行为，但由于双方存在信息不对称，监管部门不一定能判定其违法所得额度，只会对医疗器械相关责任主体处以罚金M，故其净收益为$R+V-M$（M可能大于V，也可能小于V，还可能等于V[1]）；监管部门采取消极监管策略时，难以精确识别医疗器械相关责任主体的违法违规行为，不会有惩罚措施，故医疗器械相关责任主体的净收益为$R+V$。需要说明的是，医疗器械相关责任主体在合规经营策略下获得正向激励时将会进一步提升产品或相关服务的质量，由此带来的不仅是经济的发展，还是人民群众健康水平的进一步提升。

2. 监管部门

监管部门的积极监管策略包含激励机制和惩罚机制两方面。当医疗器械相关责任主体采取合规经营策略时，将享受到积极监管策略中激励机制所带来的红利T。上市后监管中的信用激励、联合激励、产权保护等激励措施优化了营商环境，为医疗器械相关责任主体提升产品及服务质量创造了条件，这是上市后监管助推高质量发展的关键。医疗器械相关责任主体的高质量发展不仅引领该产业的发展，还将改善人民群众的健康状况，从而使社会福利增加W，故政府部门的收益为$-\theta T+W$（$\theta>0$，代表激励机制的政策成本参数[2]）。$-\theta T+W>0$表明上市后监管的激励机制不仅助推医疗器械相关责任主体实现了高质量发展，也使得监管部门净收益相比采取消极监管策略有所增加。另外，

---

[1] 实际上，监管部门在监管和调查医疗器械相关责任主体的违法所得时，医疗器械相关责任主体可能采取反向应对策略，从而导致监管部门想要精确判定其违法所得变得十分困难。

[2] 一般而言，由边际成本递增规律可知，监管部门通过激励型监管释放的红利越多，所需政策成本越高，故这里假定$\theta>0$。

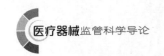

当医疗器械相关责任主体选择违规经营策略时，监管部门采取积极监管策略对其进行的惩罚（惩罚力度为 M）用于弥补有关市场秩序和人民群众生命健康方面的社会福利损失（U），故监管部门的收益为 $M-U$。此外，监管部门的消极监管策略即为不采取任何措施的"无为而治"：当医疗器械相关责任主体采取合规经营策略没有获得激励，相应的社会福利没有额外增加时，假定监管部门的收益为 0；当医疗器械相关责任主体采取违规经营策略导致社会福利受损时，假定监管部门的收益为 $-U$。

在前述监管博弈模型中，（合规经营，消极监管）策略组合反映的市场结构看似理想，实则并不稳定。由于监管部门的监管力度较弱，医疗器械相关责任主体便会产生违法违规以牟取超额利益的动机，故监管演化博弈模型向（违规经营，消极监管）策略组合演化；医疗器械相关责任主体的违法违规行为导致社会福利受损，监管部门不得不对其进行处罚以弥补社会福利损失，故演化博弈模型向（违规经营，积极监管）策略组合演化；在监管部门的积极监管策略下，医疗器械相关责任主体采取合规经营策略相比违规经营策略会获得激励并且免于处罚，因此演化博弈模型向（合规经营，积极监管）策略组合演化；在合规经营策略下，整个医疗器械领域处于健康发展之中，此时监管部门为了规避积极监管策略的政策成本，可能会放弃过度干预，演化博弈模型又会向（合规经营，消极监管）策略组合演化。

（二）复制动态与演化博弈

既然监管部门与医疗器械相关责任主体之间的演化博弈并不稳定，那么监管部门究竟采取何种策略才能引导医疗器械相关责任主体转向采取合规经营策略并实现高质量发展呢？监管部门选择怎样的监管方式才可以实现博弈双方的"双赢"呢？我们假设医疗器械相关责任主体分别以概率 p 和 $1-p$ 采取合规经营与违规经营策略，监管部门分别以概率 q 和 $1-q$ 采取积极监管与消极监管策略。一般地，假定 $p, q \in [0,1]$。下面分析医疗器械相关责任主体与监管部门在演化博弈中采取不同策略的损益。由表 7-2 可知，医疗器械相关责任主体采取合规经营策略的预期收益为

$$u_1 = q(R+T) + (1-q)R = qT + R \tag{7-1}$$

医疗器械相关责任主体采取违规经营策略的预期收益为

$$u_2 = q(R+V-M) + (1-q)(R+V) = -qM + R + V \tag{7-2}$$

因此，医疗器械相关责任主体采取这两种策略的预期平均收益为

$$u = pu_1 + (1-p)u_2 = pq(T+M) + pR - qM + (1-p)(R+V) \tag{7-3}$$

Taylor 和 Jonker（1978）曾提出用复制动态方程来分析博弈中的策略选择及其演化。按照 Friedman（1991，1998）的理解，复制动态方程的实质是指某一特定策略被采纳频率的动态微分方程。可以用 u_1-u 来反映医疗器械相关责任主体采取"合规经营"策略数量的增长率，因而医疗器械相关责任主体选择合规经营策略的复制动态方程为

$$\frac{\mathrm{d}p}{\mathrm{d}t} = F(p) = p(u_1 - u) = p(1-p)[q(T+M) - V] \tag{7-4}$$

同理，由表 7-2 可知，监管部门采取积极监管策略的收益为

$$v_1 = p(-\theta T + W) + (1-p)(M-U) = p(W - \theta T - M + U) + M - U \quad (7-5)$$

监管部门采取消极监管策略的预期收益为

$$v_2 = p \cdot 0 + (1-p)(-U) = pU - U \quad (7-6)$$

因此，监管部门选择这两种不同策略的预期平均收益为

$$v = qv_1 + (1-q)v_2 = pq(W - \theta T - M) + qM + pU - U \quad (7-7)$$

类似地，也可以用 $v_1 - v$ 表示监管部门采取积极监管策略数量的增长率。因此，监管部门选择积极监管策略的复制动态方程为

$$\frac{\mathrm{d}q}{\mathrm{d}t} = G(q) = q(v_1 - v) = -q(1-q)[p(\theta T + M - W) - M] \quad (7-8)$$

综上所述，式（7-4）和式（7-8）组成的方程组反映了医疗器械相关责任主体与监管部门的博弈的复制动态系统，该系统揭示了博弈双方选择不同策略概率的动态趋势。由式（7-4）可知，医疗器械相关责任主体的策略选择与激励机制红利 T、违规收益 V 以及惩罚力度 M 三个参数有关；由式（7-8）可知，监管部门的策略选择与激励机制红利 T、激励机制的政策成本参数 θ、社会福利增量 W 及惩罚力度 M 四个参数有关。由此可见，激励机制红利 T 与惩罚力度 M 是影响博弈双方收益的关键因素，对于医疗器械相关责任主体在合规经营条件下的转型升级和高质量发展至关重要。

（三）演化稳定策略分析

下面采用演化稳定策略（Evolutionarily Stable Strategy，ESS）进一步分析医疗器械上市后监管的两种机制在前述复制动态系统所反映的博弈中的重要作用。对于医疗器械相关责任主体而言，将式（7-4）所反映的复制动态方程中的 $F(p)$ 对 p 求导可得

$$F'(p) = (1-2p)[q(T+M) - V] \quad (7-9)$$

医疗器械相关责任主体选择演化稳定策略的条件是（谢识予，2017）：$F(p) = 0$ 且 $F'(p) < 0$。令 $F(p) = 0$ 可以解出 $p = 0$ 或 $p = 1$，以及 $q(T+M) - V = 0$，即

$$q^* = V/(T+M) \quad (7-10)$$

根据演化稳定策略存在的条件可知，当监管部门采取积极监管策略的概率 $q = q^*$ 时，医疗器械相关责任主体以任意概率 p 选择合规经营均是演化稳定策略；当 $q > q^*$ 时，只有 $p = 1$ 可以满足 $F(p) = 0$ 且 $F'(p) < 0$，因而 $p = 1$ 是医疗器械相关责任主体的演化稳定策略；当 $q < q^*$ 时，只有 $p = 0$ 可以满足 $F(p) = 0$ 且 $F'(p) < 0$，因而 $p = 0$ 是医疗器械相关责任主体的演化稳定策略。此外，当 q^* 的取值在 $0 \sim 1$ 之间时，存在不等式 $V \leqslant T + M$。

同理，对于监管部门而言，将式（7-8）所反映的复制动态方程中的 $G(q)$ 对 q 求导可得

$$G'(q) = -(1-2q)[p(\theta T + M - W) - M] \quad (7-11)$$

类似地，监管部门选择演化稳定策略的条件是：$G(q) = 0$ 且 $G'(q) < 0$。令 $G(q) = 0$ 可以解出 $q = 0$ 或 $q = 1$，以及 $p(\theta T + M - W) - M = 0$，即

$$p^* = M/(\theta T + M - W) \quad (7-12)$$

根据演化稳定策略存在的条件可知，当医疗器械相关责任主体采取合规经营策略的

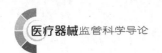

概率 $p=p^*$ 时，监管部门以任意概率 q 选择积极监管均是演化稳定策略；当 $p>p^*$ 时，只有 $q=0$ 可以满足 $G(q)=0$ 且 $G'(q)<0$，因而 $q=0$ 是监管部门的演化稳定策略；当 $p<p^*$ 时，只有 $q=1$ 可以满足 $G(q)=0$ 且 $G'(q)<0$，因而 $q=1$ 是监管部门的演化稳定策略。此外，当 p^* 的取值在 $0\sim1$ 之间时，存在不等式 $M\leqslant\theta T+M-W$（或简化为 $M\leqslant\theta T$）。

综上，根据复制动态系统可知，当且仅当 $0<p^*<1$ 和 $0<q^*<1$ 均成立时，本书所构建的演化博弈模型存在五个纳什均衡点，即 $(0,0)$、$(0,1)$、$(1,0)$、$(1,1)$ 和 (p^*,q^*)，其中 p^* 和 q^* 由式（7-10）和式（7-12）给出。根据 Friedman（1991）的研究，可以对复制动态系统的雅克比矩阵进行局部稳定性分析，由此判别上述五个纳什均衡点的稳定性。根据雅克比矩阵的定义，由式（7-4）和式（7-8）所反映的复制动态方程的雅克比矩阵为

$$
\boldsymbol{I}=\begin{pmatrix}\dfrac{\partial F(p)}{\partial p} & \dfrac{\partial F(p)}{\partial q}\\[2mm]\dfrac{\partial G(q)}{\partial p} & \dfrac{\partial G(q)}{\partial q}\end{pmatrix}=\begin{pmatrix}(1-2p)[q(T+M)-V] & p(1-p)(T+M)\\ -q(1-q)(\theta T+M-W) & -(1-2q)[p(\theta T+M-W)-M]\end{pmatrix}
$$

$$(7-13)$$

将纳什均衡点代入上述雅克比矩阵中，如果满足行列式 $\det(\boldsymbol{I})>0$ 和迹 $\mathrm{tr}(\boldsymbol{I})<0$，则纳什均衡点为演化博弈模型的局部渐进稳定不动点，即为演化稳定策略。根据雅克比矩阵的局部稳定分析法，对上述五个纳什均衡点进行稳定性分析，结果见表 7-3。

表 7-3　纳什均衡点的稳定性分析

纳什均衡点	$\det(\boldsymbol{I})$	$\mathrm{tr}(\boldsymbol{I})$	条件	结果
$(0,0)$	—	不定	—	鞍点
$(0,1)$	+	—	$T+M<V$	ESS 策略
	不定	不定	其他	鞍点
$(1,0)$	不定	不定	—	鞍点
$(1,1)$	+	—	$V<T+M<W/\theta+M$	ESS 策略
	不定	不定	其他	鞍点
(p^*,q^*)	不定	0	—	中心点

结合表 7-3 的分析可以看出，监管部门与医疗器械相关责任主体的博弈存在两个演化稳定策略。纳什均衡点 $(0,1)$ 是演化稳定策略的条件是 $T+M<V$，即激励机制红利 T 与惩罚力度 M 之和小于医疗器械相关责任主体违法违规所获取的超额收益 V。纳什均衡点 $(0,1)$ 所反映的策略组合（违规经营，积极监管）实际上是一种弱监管机制，此时监管部门的上市后监管并未对医疗器械相关责任主体的违法违规行为构成威慑力。纳什均衡点 $(1,1)$ 是演化稳定策略的条件是 $V<T+M<W/\theta+M$，即激励机制红利 T 与惩罚力度 M 之和足以覆盖医疗器械相关责任主体违法违规所获取的超额收益 V，并且激励机制红利 T 应当小于其所带来社会福利增量 W 与政策成本参数 θ 的比值。需要指出的是，纳什均衡点 $(1,1)$ 所反映的策略组合（合规经营，积极监管）有两层含

义：一是上述条件并不要求惩罚力度 M 一定要大于医疗器械相关责任主体违法违规所获取的超额收益 V，现实中当医疗器械相关责任主体采取"打擦边球"方式牟取超额收益时，监管部门核准其违法违规所得有一定难度，这无形中增加了监管的成本，而将激励机制与惩罚机制结合起来，就可能诱使医疗器械相关责任主体主动放弃违规经营策略；二是监管部门对合规经营医疗器械相关责任主体进行激励时应当考虑其所带来的社会福利增量，如果激励过度，不仅可能导致政府的净收益低于消极监管下的收益（即 $-\theta T + W < 0$），还可能助长医疗器械相关责任主体故意营造"遵纪守法"的假象以骗取政策激励，这反而不利于实现高质量发展。

此外，需要说明的是，表 7-3 中的纳什均衡点 (p^*, q^*) 是一个中心点，其性质是给定 p 和 q 的初值后，复制动态系统中概率 (p, q) 的演化轨迹围绕着中心点上下波动。中心点 (p^*, q^*) 的存在暗示了演化博弈模型的不稳定性，这意味着助推医疗器械相关责任主体在合规经营条件下实现高质量发展的上市后监管机制存在政策边界。

三、演化博弈模型的仿真分析

结合上述演化博弈模型来看，监管部门的上市后监管机制与医疗器械相关责任主体的行为之间是相互影响的。一方面医疗器械相关责任主体的高质量发展将增加社会福利，这意味着监管部门的收益增加；另一方面，监管部门的上市后监管机制又会影响医疗器械相关责任主体的策略选择。为了进一步理解监管部门的上市后监管策略对医疗器械领域高质量发展的影响，下面在前述演化博弈模型的基础上对主要参数进行赋值，并通过 MATLAB 软件进行仿真模拟分析。

（一）基准模型仿真检验

在基准模型仿真检验中，假定上述演化博弈模型中的参数设定为：$R = 100$，$T = 18$，$W = 15$，$V = 20$，$M = 18$，$U = 30$，$\theta = 1$。将这些参数代入表 7-2，可得到表 7-4 所反映的监管博弈收益矩阵。

表 7-4　监管博弈收益矩阵

策略	积极监管	消极监管
合规经营	($\underline{118}$, -3)	(100, $\underline{0}$)
违规经营	(102, -12)	($\underline{120}$, -30)

注："__"表示博弈参与主体在对方策略既定条件下的优势策略所对应的收益。

由表 7-4 可以看出，该监管博弈中并不存在纯策略组合的纳什均衡。其中，策略组合（合规经营，积极监管）所对应的医疗器械相关责任主体与监管部门的收益之和是最高的，但这一纯策略组合是无法实现的。根据式（7-10）和式（7-12）可知，

表 7-3 所对应的 $p^* = 0.86$，$q^* = 0.56$。由于 p^* 和 q^* 两个参数均在 0~1 之间，故 p 与 q 的初值会影响博弈的演化路径。分别在 0~1 之间设定 p 与 q 的初值，并通过复制动态系统模拟监管博弈双方策略选择概率演化路径的相位图，如图 7-1 所示。

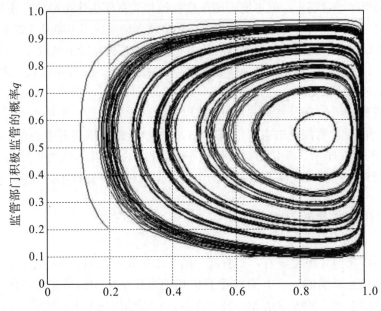

医疗器械相关责任主体合规经营的概率 p

图 7-1　监管博弈相位图

由图 7-1 可以看出，表 7-4 所代表的监管博弈中，医疗器械相关责任主体采取合规经营策略的概率 p 与监管部门采取积极监管策略的概率 q 的轨迹 (p, q) 围绕中心点 (p^*, q^*) 波动，并且某些概率初值条件下出现了围绕中心点的环线，这意味着该博弈中并不存在稳定的演化稳定策略。博弈中之所以没有出现（合规经营，积极监管）这一"双赢"的策略组合，主要原因在于监管部门所设计的上市后监管机制中，激励和惩罚的力度并不合理。下面着重以表 7-4 所反映的监管博弈的策略组合为基准，对监管部门的激励机制和惩罚机制进行分解，进而探讨这两种机制及其组合助推医疗器械相关责任主体高质量发展的监管边界。

（二）惩罚机制

对于医疗器械领域而言，上市后监管的惩罚机制可以细分为三个方面：一是信用惩戒。党的十八大以来，中国已经建立起比较完善的社会信用体系[①]，在"宽进严管"的市场监管背景下，信用惩戒（如失信企业黑名单）是重要的上市后监管方式。二是行政

---

① 国务院于 2014 年印发《社会信用体系建设规划纲要（2014—2020 年）》（国发〔2014〕21 号），提出建立覆盖政务诚信、商务诚信、社会诚信和司法公信四大类 34 个子领域的社会信用体系。

处罚①。例如，修订后的《医疗器械监督管理条例》中对违规生产、经营医疗器械所进行惩罚的诸多条款，包括罚金、限制申请、吊销许可证等。三是刑事处罚。对于出现违规经营并且情节严重的，移交有关部门处理②。现实中，惩罚机制与激励机制是同时存在的，我们并不能完全将惩罚机制分离出来并评价其影响，因此这里将表 7-4 所对应的参数作为基准情形，在不改变其他参数的条件下仅改变惩罚力度 M 的取值，进而通过复制动态系统模拟博弈中监管双方策略选择的演化轨迹，结果如图 7-2 所示。

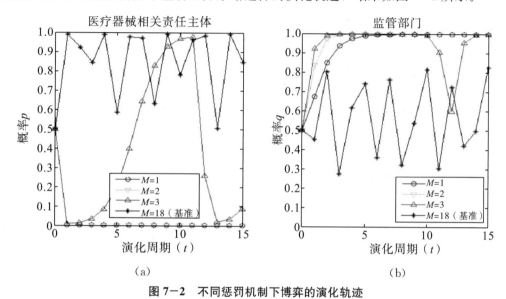

图 7-2　不同惩罚机制下博弈的演化轨迹

注：(a) 中，在 $M=1$ 和 $M=2$ 的惩罚机制下，博弈的演化轨迹重合。假定博弈双方选择合规经营和积极监管策略的概率 p 与 q 的初值均为 0.5，下同。

由图 7-2 可以看出，如果只重视惩罚机制而忽视激励机制的作用，则可能不会出现（合规经营，积极监管）这一代表高质量发展的"双赢"组合。具体而言，在既定的激励机制下，如果惩罚力度太小（如 $M=1$ 或 $M=2$），则不足以对医疗器械相关责任主体的违法违规行为构成威慑力，监管部门为了减少社会福利的损失只能被迫采取积极监管策略，但依然不能改变博弈向（违规经营，积极监管）策略组合演化的趋势。随着监管部门惩罚力度的增加（如 $M=3$），虽然此时惩罚力度与激励强度之和足以覆盖医疗器械相关责任主体违法违规所获取的超额收益（即 $T+M>V$），但由于激励强度超出了社会福利增量（即 $T>M$），依然没有出现演化稳定策略。如果监管部门继续增加惩罚力度（如 $M=18$），博弈也并未向"双赢"策略组合演化。因此，在某些条件下，只重视惩罚机制而没有与之相适应的激励机制，上市后监管或许并不能起到"兜底"和助推

---

① 根据《中华人民共和国行政处罚法》第九条，行政处罚的种类包括：①警告、通报批评；②罚款、没收违法所得、没收非法财物；③暂扣许可证件、降低资质等级、吊销许可证件；④限制开展生产经营活动、责令停产停业、责令关闭、限制从业；⑤行政拘留；⑥法律、行政法规规定的其他行政处罚。

② 《中华人民共和国刑法》第一百四十五条规定，生产或销售不符合保障人体健康的国家标准、行业标准的医疗器械、医用卫生材料，"后果特别严重的，处十年以上有期徒刑或者无期徒刑，并处销售金额百分之五十以上二倍以下罚金或者没收财产"。

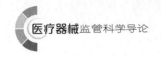

高质量发展的作用。

（三）激励机制

对于以医疗器械产业为代表的战略性新兴产业，上市后监管的激励机制是指可以对医疗器械相关责任主体产生正向激励的制度红利，具体可以分为两个方面：一是信用激励。例如医疗器械监督管理部门为合规经营且表现优异的医疗器械相关责任主体颁发守法证明，并将其认定为"守合同重信用"企业等。二是联合激励①。监管部门与其他部门保持协调，在银行贷款、招投标、挂牌上市等方面为合规经营的医疗器械相关责任主体提供便利。在大监管格局初步形成之后，激励机制在上市后监管中扮演着重要的角色。类似惩罚机制，我们也不能完全将激励机制分离出来并评价其影响。因此，这里将表 7-4 所对应的参数作为基准情形，在不改变其他参数的条件下仅改变激励强度 T 的取值，进而通过复制动态系统模拟博弈中监管双方策略选择的演化轨迹，结果如图 7-3 所示。

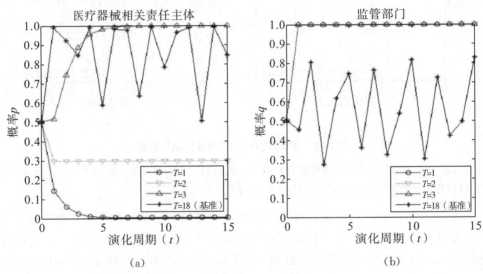

图 7-3　不同激励机制下博弈的演化轨迹

　　注：（b）中，在 $T=1$、$T=2$ 与 $T=3$ 的激励机制下，博弈的演化轨迹重合。

由图 7-3 可以看出，不同强度的激励机制不仅会影响博弈的演化轨迹，还会产生不同的演化稳定策略。当监管部门的激励强度相对较低时（如 $T=1$，$T=2$ 和 $T=3$），医疗器械相关责任主体在合规经营策略下获得激励时可能实现高质量发展，这相对无激励的情形会有社会福利增量，因而采取含有激励机制的积极监管策略成为监管部门的占优策略。然而，对于医疗器械相关责任主体而言，当激励强度很低时（如 $T=1$），对其没有足够的吸引力，依然有采取违规经营策略牟取超额收益的动机；随着激励强度的增

---

①　联合激励方式具有多样性，例如上海市在 2017 年出台的《中国（上海）自由贸易试验区内医疗器械注册人制度试点工作实施方案》对医疗器械就引入了多种激励型监管。一方面，率先在全国试点医疗器械注册人制度以缩减注册人前期创新的时间成本；另一方面，对纳入试点的注册申请，上海市食品药品监督管理局将按照《上海市第二类医疗器械优先审批程序》加大技术指导和服务力度，实施优先审批。

加（如 $T=2$），惩罚力度与激励强度之和恰好覆盖医疗器械相关责任主体违法违规所获取的超额收益，此时医疗器械相关责任主体开始以大于 0 的概率选择合规经营策略；如果激励强度进一步增加（如 $T=3$），惩罚力度与激励强度之和完全覆盖医疗器械相关责任主体违法违规所获取的超额收益，合规经营策略的收益更高，成为医疗器械相关责任主体的占优策略。需要指出的是，如果上市后监管的激励强度超出高质量发展的社会福利增量（即 $T>W$），则可能过犹不及，使博弈陷入不稳定的状态（如 $T=18$）。

（四）惩罚机制与激励机制组合

过于强调惩罚机制或激励机制中的一种都可能导致上市后监管失灵，进而陷入"监管困境"。因此，要寻求实现最优监管的监管边界，应综合使用这两种上市后监管机制。我们结合前文对复制动态系统的局部稳定性分析，将包含惩罚机制和激励机制的政策组合进行如下分类：当 $T+M \leqslant V$ 时，表示"轻奖轻罚"的上市后监管策略，此时惩罚力度与激励强度之和不足以覆盖医疗器械相关责任主体违法违规所获取的超额收益；当 $V<T+M<W/\theta+M$ 时，表示"重奖轻罚"或"轻奖重罚"的上市后监管策略，此时惩罚力度与激励强度之和已完全覆盖医疗器械相关责任主体违法违规所获取的超额收益；当 $T+M \geqslant W/\theta+M$（或 $T \geqslant W$）时，表示"重奖重罚"的上市后监管策略，此时激励强度已经超出医疗器械相关责任主体高质量发展所带来的社会福利增量[①]。将表 7-4 所对应的参数作为基准情形，在不改变其他参数的条件下仅改变惩罚力度 M 和激励强度 T 的取值，进而通过复制动态系统模拟博弈中监管双方策略选择的演化轨迹，结果如图 7-4 所示。

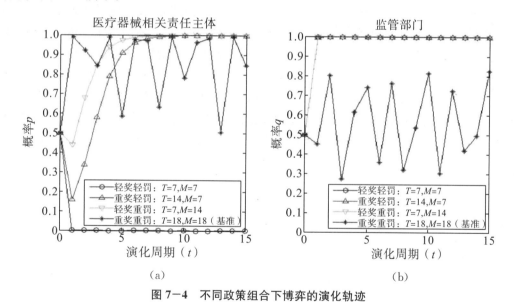

图 7-4 不同政策组合下博弈的演化轨迹

注：（b）中在"轻奖轻罚""重奖轻罚"与"轻奖重罚"的政策组合下，博弈的演化轨迹重合。

---

① 严格来讲，这只是一种"重奖"策略（因为与惩罚力度无关），与本文所强调的"重奖轻罚"有本质区别（后者要求 $V<T+M<W/\theta+M$ 条件得到满足）。

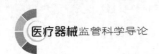

由图 7-4 可以看出，只有"重奖轻罚"或"轻奖重罚"的上市后监管策略实现了（合规经营，积极监管）的"双赢"策略组合。"轻奖轻罚"的上市后监管策略因为监管力度不够，不足以形成威慑力；"重奖重罚"的上市后监管策略因为付出了较高的政策成本，也不是最佳选择。当然，尽管图 7-4 的结果显示"重奖重罚"政策组合并不能确保"双赢"策略组合出现，但不代表所有的"重奖重罚"政策组合无效，关键在于政策激励强度 T 是否小于医疗器械相关责任主体高质量发展所产生的社会福利增量 W。在 $T<W$ 的前提下，提供更多的政策激励也能引导医疗器械相关责任主体采取合规经营策略，并且增加社会福利。

综上所述，只有设计合理的上市后监管策略才能促使医疗器械相关责任主体在合规经营的条件下实现高质量发展。在（合规经营，积极监管）策略组合下，上市后监管的激励机制可以释放制度红利，从而促使医疗器械相关责任主体提供更为优质的产品及服务，这是高质量发展的关键；此时相比（合规经营，消极监管）策略组合也会产生社会福利增量。换句话说，如果监管部门的积极监管策略只有惩罚机制而不包含激励机制，"重典治乱"的方式当然也可以迫使医疗器械相关责任主体采取合规经营策略，但缺乏正向激励就不能为高质量发展创造有利条件，因而未必会带来社会福利增量。由此可见，如果把上市后监管看作一枚硬币，激励机制与惩罚机制就是这枚硬币的两面，在高质量发展背景下，两者缺一不可。

（五）违规收益的负面冲击

进一步地，考虑到医疗器械相关责任主体违规经营策略下违规收益的大小反映了医疗器械相关责任主体违法违规的意愿，因而违规收益也是影响博弈的重要因素。医疗器械领域的违法违规行为包括违反规定生产经营医疗器械、靠欺骗手段获得相关注册及许可证、投放虚假广告、未按要求整改等，这些行为背后的动机大多是牟取超过公平竞争条件下合法所得的违规收益。如果违规收益远远超过正向激励所带来的收益，医疗器械相关责任主体可能更容易触碰监管底线，从而将违规经营作为占优策略。这里依然将表 7-4 所对应的参数作为基准情形，在不改变其他参数的条件下仅改变违规收益 V 的取值，进而通过复制动态系统模拟博弈中监管双方策略选择的演化轨迹，结果如图 7-5 所示。

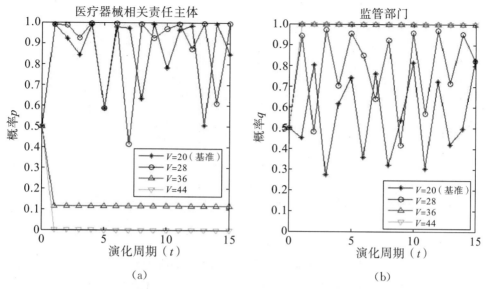

图7-5　不同违规收益下博弈的演化轨迹

注：（b）中，在$V=36$与$V=44$的违规收益下，博弈的演化轨迹重合。

由图7-5可以看出，违规收益的大小会影响博弈的演化。相比基准情形，违规收益增加后（如$V=28$），医疗器械相关责任主体选择合规经营策略的概率有所降低，而监管部门采取积极监管策略的概率有所增加。一定条件下违规收益越大，医疗器械相关责任主体越容易冒险采取违规经营策略。当违规收益超过上市后监管的惩罚力度与激励强度之和时（如$V=44$），医疗器械相关责任主体会将违规经营作为占优策略，此时监管部门为规避医疗器械相关责任主体违法违规行为给人民生命健康和社会福利带来的损失，也只能选择积极监管策略。

（六）高质量发展的诱导效应

此外，高质量发展所带来的社会福利增量也是影响博弈的一个重要因素。结合本书所构建的演化博弈模型可以看出，反映高质量发展的社会福利增量W取值足够大时，意味着上市后监管的激励强度T有更多的政策实施空间，医疗器械相关责任主体采取合规经营策略能获得更多的制度红利，这将对医疗器械相关责任主体的策略选择产生诱导效应。在医疗器械监管中，激励机制不仅能为医疗器械相关责任主体的创新发展提供便利条件，而且能在某种程度上通过设置的激励条件为医疗器械相关责任主体的发展描绘蓝图；此外，激励型监管可以激发医疗器械相关责任主体生产经营的积极性，以提供更优质的医疗器械产品及服务，这又能进一步改善社会福利水平。这里将表7-4所对应的参数作为基准情形，在不改变其他参数的条件下仅改变社会福利增量W的取值，进而通过复制动态系统模拟博弈中监管双方策略选择的演化轨迹，如图7-6所示。

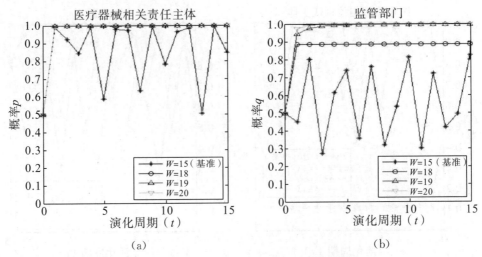

图7-6 不同社会福利增量下博弈的演化轨迹

注：(a) 中在 $W=18$、$W=19$ 和 $W=20$ 的社会福利增量下，博弈的演化轨迹重合。

由图 7-6 可以看出，高质量发展所带来的社会福利增量可以影响博弈的演化。高质量发展的诱导效应加速了博弈向（合规经营，积极监管）这一"双赢"策略组合的演化：医疗器械相关责任主体在合规经营策略下高质量发展的社会福利增量越大，监管部门在积极监管策略下进行激励的可能性也会越大，此时博弈达到演化稳定策略所需的周期也越短（如在 $W=19$ 时，监管部门从第 4 期开始采取积极监管策略的概率为 1；而在 $W=20$ 时，监管部门从第 2 期开始采取积极监管策略的概率为 1）。在医疗器械领域，高质量发展所带来的经济增长和人民健康改善潜藏着巨大的社会福利增量，这不仅为激励型监管创造了政策空间，也能诱导医疗器械相关责任主体在合规经营下进一步转型升级，从而使双方的博弈向着"双赢"的方向发展。

四、博弈视角下医疗器械上市后监管的政策启示

前述的博弈演化轨迹表明，奖惩机制（包含激励与惩罚两个方面）和政策成本都可能影响监管部门和医疗器械相关责任主体的策略选择，是决定博弈走向的关键因素。此外，需要说明的是，前述演化博弈模型还存在拓展的空间。例如，可以引入社会公众监督，进而考虑"社会共治"理念下的医疗器械上市后监管。实际上，有研究表明，引入社会公众监督，不论是政府主导型监管还是社会共治型监管，在一些合适的奖惩机制下，都可以对医疗器械进行有效监管。因此，为了提高医疗器械上市后监管的效果，监管部门应当综合考虑奖惩机制、政策成本和社会公众监督等因素。

第一，应当在不断完善惩罚型监管的同时，降低政策成本。虽然惩罚型监管措施在医疗器械监管体系中居于主要地位，但如要建立完备的惩罚型监管体系，就需要在监管政策制定、执法队伍建设、企业违法违规行为认定、监管手段变革等方面加大投入。如果惩罚型监管措施存在较高的政策成本，将会使监管效果打折扣。因此，在医疗器械监管中，应当采用多种手段，降低不必要的政策成本，避免陷入监管困境。具体而言，可

从以下几个方面降低监管政策成本：一是与其他部门建立联动惩罚机制，形成一处违法、处处受限的监管态势，以杜绝劣质医疗器械向市场流通；二是建立监管执法队伍常态化学习机制，不断提升自身执法能力和监管水平；三是不断完善医疗器械监管数据库建设，应用监管大数据提高监管效率。

第二，制定适当的激励型监管措施，引导企业生产优质医疗器械。随着监管科学的不断完善，激励型监管的作用已经不容忽视。对生产劣质医疗器械的企业进行重罚虽然可以起到约束效果，但未必能对这些企业的高质量发展起到正向的引导作用。对于医疗器械生产企业而言，审评审批优化、信用培育、信用激励、招投标倾斜等正向激励措施可以弥补惩罚型监管的不足，甚至达到更好的监管效果。具体而言，可从以下几个方面建立健全激励型监管措施：一是在市场准入方面，为优质医疗器械生产企业提供便利，优化其营商环境；二是建立健全医疗器械信用监管数据库，通过信用监管强化事中事后监管；三是与其他部门建立联动激励机制，在招投标、产业政策、融资等方面为生产优质医疗器械的企业"开绿灯"，以激励这类企业推动优质产品源源不断地涌入市场，满足人民群众对美好生活的需要。

第三，通过鼓励社会公众参与监督，提高医疗器械生产质量。尽管由监管部门独立监管也可以达到目标，但独立监管并不总是有效的。社会公众参与监督增加了劣质医疗器械进入市场的成本，在一定程度上可以避免监管部门独立监管可能陷入的监管困境。尤其是对于那些直接使用各类医疗器械的医疗机构和病患而言，其对医疗器械的质量具有切身体会。他们对医疗器械使用后的评价（如举报投诉）既可以为监管部门提供执法参考，也可以为相关医疗器械生产企业指明产品质量升级的方向。具体而言，可从以下几个方面提高社会公众参与监督的积极性：一是不断完善医疗器械生产质量举报投诉机制，降低公众举报投诉的难度；二是鼓励具备专业水平的第三方机构参与医疗器械的使用后评价，以此强化社会监督力量；三是鼓励相关行业自律组织不断完善相应的行业标准，以促进医疗器械生产质量的提高。

第八章　大数据及人工智能应用

第一节　大数据与人工智能

大数据掀起了继"物联网、云计算"后的又一次技术变革，并开启了一门新的科学——数据科学。在这样的背景下，人们进入了"数据时代"。自 2015 年起，我国食品药品监督管理总局及其直属单位已经先后建成相应的药品监管数据中心并逐步投入使用。在实践中，研究人员可有效利用各种算法，找到海量数据中的内在联系、规律，从而让药品监管工作能够更具针对性、实效性，并能够发现市场上药品存在的共性质量问题，分析药品在生产、贮存、流通中的隐患，从而为监管部门的决策、管理提供更为可靠的数据支撑。

随着信息化技术的不断发展，大数据应用被注入强劲动力，为监管领域带来机遇和挑战。食品药品监督管理系统在应用大数据技术方面做了积极探索，通过分析监管领域大数据的应用状况，从信息和技术两个层面对其进行了定义和描述，提出数据分析框架和预测分析方法模型等应用，为推动大数据在医疗器械监管科学领域的应用做出了示范。

一、大数据的定义和应用

自大数据概念诞生以来，学界对大数据的定义非常多样，为方便理解，可从信息和技术两个角度来理解其定义及特征。

（一）大数据信息

作为信息层面的大数据，较权威的定义是指大小超出了典型数据库软件的采集、储存、管理和分析等能力的数据集。对其特征的描述从"3V"，即数据量大（volume）、数据处理速度快（velocity）、数据具有多样性（variety），扩展到"4V"，即增加数据价值密度低（value），又扩展到准确性（veracity）、易变性（variability）、灵活性（vender）以及处理和分析难度大（complexity）等。

（二）大数据技术

技术层面的大数据是指为更经济地从高频率的、大容量的、不同结构和类型的数据中获取价值，对海量、复杂数据进行采集、储存、管理和分析，获得信息和知识的技术手段。其核心理论是人工智能、机器学习、模式识别等，核心技术是数据挖掘（data mining），通过已知的数据发现未知的事实和规律，既涉及数理统计学等基础学科，又涉及生物学、神经网络、遗传算法、群体智能、Kernel 方法、支持向量机（SVM）等，是跨学科的综合性技术。

（三）大数据的应用

2012 年，联合国发布《大数据促发展：挑战与机遇》白皮书，提倡数据驱动发展。大数据是人们获得新的认知、创造新的价值的源泉，也是改变市场、组织结构以及政府与公民关系的方法。大数据的发展为数据的获取、存储、处理、分析各环节的理念和技术带来变革，人类正在从中发现新知识、创造新价值、提升新能力。存储数据从结构化向半结构化、非结构化拓展，基于 Web 异构环境下的网页、文档、报表、多媒体信息的非结构化数据的挖掘工具应运而生。数据库从关系型向非关系型、分布式拓展，改变了数据分析的现状；数据处理从静态向实时交互拓展，并从封闭、断点、静态向开放、海量、实时转变。

总体而言，大数据给科学研究、商业活动、政府管理等带来的机遇和挑战都是巨大的。大数据的发展已改变了科学研究的思维方式，赋予了市场主体和社会组织更大的权力，使他们在多元利益需求的驱动下，要求参与对市场规则、社会公共服务等的管理，以寻求自身利益的最大化。对于医疗器械监管科学领域，大数据对生物医药领域传统的研究理念和技术产生冲击，也为医疗器械监管科学带来了新的机遇和挑战。机遇在于数据更加丰富，数据的获取和分析技术迅速发展，基于数据技术的科学监管成为可能；挑战在于医疗器械监管科学领域数据化基础薄弱，信息化体系建设相对滞后，大数据开发和应用能力还相对缺乏，与保障医疗器械安全性、有效性、可及性的目标之间存在较为明显的差距。

大数据应用领域的方向主要有大数据底层技术研发、高性能大数据设备研发、大数据采集与预处理、云存储与数据库等技术，支持数据安全、数据可视化、大数据算法、大数据基础设施产品研发，支持大数据在交通、金融、教育、医疗、政务、工业、农业、零售等行业场景的应用创新。云计算领域主要方向包括 IaaS、PaaS、SaaS 层技术研发应用，如网络设备、存储设备、服务器、虚拟化、数据中心、云操作系统、云管理平台、云安全等，支持标准中间件、云应用基础设施产品研发和产业化。

二、人工智能的定义与应用

人工智能属于自然科学和社会科学的交叉性学科，它与计算机科学、信息学、数学、神经生理学、认知科学、心理学等众多学科有极强的关联性。目前，人工智能在计

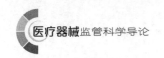

算机领域受到了广泛重视，并在机器人、经济政治决策、控制系统、仿真系统等方面得到应用。

（一）人工智能的定义

人工智能（Artificial Intelligence，AI）是研究、开发用于模拟、延伸和扩展人的智能的理论、方法、技术及应用系统的一项新的科学技术。人工智能是计算机科学的一个分支，它企图了解智能的实质，并生产出一种新的能以相似于人类智能的方式作出反应的智能机器。该领域的研究包括机器人、语音识别、图像识别、自然语言处理和专家系统等。

人工智能是一项极富挑战的科学技术，从事这项工作的人必须懂得计算机、心理学和相关哲学知识。人工智能由不同的领域组成，如机器学习、计算机视觉等。总的说来，人工智能研究的一个主要目标是使机器能够胜任一些通常需要人类智能才能完成的复杂工作。但不同的时代、不同的人对这种"复杂工作"的理解是不同的。

人工智能的定义可以分为两部分，即"人工"和"智能"。"人工"比较好理解，争议性也不大。有时我们需要考虑什么是人力所能及制造的，或者人自身的智能程度有没有高到可以创造人工智能的地步。总的来说，"人工系统"就是通常意义下的人造系统。

事实上，我们日常生活中已经在频繁使用人工智能了，只不过大部分人没有意识到这一点。例如，新闻资讯类 APP 的推荐算法就属于人工智能的范畴，人们每天上下班打卡所用的人脸识别系统、各大地铁站的安检系统、多家银行推出的智能语音服务系统等都应用了人工智能技术。

（二）人工智能的应用

应用层：属于场景行业＋人工智能，如智能医疗、智能安防、智能家居等，同时也是产品经理和项目经理的主战场。

技术层：主要研究通用技术，如图像识别、语音识别、自然语言处理等，离不开机器学习和深度学习。

基础层：主要做人工智能芯片、云计算等方向。从人工智能的底层平台需求出发，构建完整的人工智能计算平台的硬件单元研发、数据治理、人工智能建模以及平台部署的人工智能的"基础设施"。基础层主要布局一些 PaaS 形态的基础计算平台和算法平台供其他 APP 直接调用，减少其人工智能的研发成本和周期。

（三）人工智能基本技术、研究及应用领域

人工智能的基本技术包括知识表示、推理、搜索、规划，主要研究及其应用领域如下：

机器感知：机器视觉、机器听觉、自然语言理解、机器翻译。

机器思维：机器推理。

机器学习：符号学习、连接学习。

机器行为：智能控制、智能机器人、机器智能。

智能应用：博弈、自动定理证明、自动程序设计。

专家系统：智能决策、智能检索、智能 CAD、智能 CAI、智能交通、智能电力、智能产品、智能建筑等。

人工智能新技术包括：

计算智能：神经计算、模糊计算、进化计算、自然计算。

人工生命：人工脑、细胞自动机。

分布智能：多 Agent、群体智能。

数据挖掘：知识发现、数据挖掘。

一个新兴人工智能的"智能科学与技术学科"正在兴起。

第二节　监管科学中的大数据应用

大数据引起了人们的高度关注，随着大数据的发展、应用，逐步衍生出有关大数据的学科——数据科学。大数据技术要在海量数据中发现问题、提出问题、解决问题，通过搜集、分析、比较、分类、归纳，找到数据之间的关联性。

一、欧美大数据在药品监管科学领域的应用情况

（一）美国

2008 年，美国食品药品管理局（FDA）启动"哨点计划"（the sentinelinitiative），建立了与医疗数据系统并存且相互连接的主动监测系统，通过分布式数据库开发分布式查询工具，以对药品安全进行综合全面、持续实时的主动监测。截至 2012 年，该系统已获得 1 亿多人口健康医疗数据的访问权，实现了药品信息数据库与美国国家电子病历、电子处方系统的对接，提升了对不良事件的监测分析能力。2009 年，美国政府启动"政府大数据计划"，FDA 逐步加大了对数据的开发力度；2014 年 6 月建成了公共数据开放项目"开放的 FDA"（open FDA）；2015 年成立了健康数据办公室（Office of Health Infor-matics），建立起数据标准管理团队，完善了数据标准体系，统一了数据标准，汇总了相关技术指南。2014 年，FDA 发布相关手机软件，基于数据挖掘技术，通过社交媒体数据识别不良事件。2017 年，FDA 要求必须采用电子通用技术文档（electronic common technical document，eCTD）提交大部分新药临床研究和上市申请、原料药主控文件，以方便数据的收集和处理。

（二）欧盟

欧洲多个国家共同参与"探索和理解药品不良反应（exploring and understanding adverse drug reaction，EU-ADR）项目"建设，形成了药品安全性研究协作框架；汇集研究机构、医疗保健、制药企业等相关数据，建立了电子化监测系统，通过提取的电

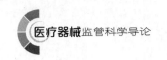

子医疗数据来监测药品不良事件，并对其组合进行统计、分析和验证，开展药物警戒综合性研究。

二、我国大数据在药品监管科学领域的应用情况

（一）文献研究情况

以"大数据"和"药品监管"为检索项在中国知网进行主题检索，共检索到 2014—2017 年 11 月间的相关文献 39 篇，总被引用 36 次，篇均参考文献数 13 篇。其中期刊文献 30 篇，学位论文 3 篇，报纸 6 篇。研究机构以国家和省级政府监管机构为主，内容主要包括监督抽检数据分析、不良反应监测、监管数据平台建设及国外相关经验介绍等。总体而言，大数据在药品监管领域的应用已经起步，相关实践应用取得初步成果。

（二）专题研究和实践

2013 年，国家食品药品监督管理局印发《国家食品药品监督管理局关于进一步加强食品药品监管信息化建设的指导意见》（国食药监办〔2013〕32 号），提出加快建设食品药品监管数据中心，按照统一的信息化标准规范体系，建设国家、省两级数据中心，实现资源整合和数据共享，为科学决策和监管提供数据支撑。国家食品药品监督管理总局官网已公开药品查询、药品广告查询、网上药店查询等多个数据库。

在药品检验方面，中国食品药品检定研究院于 2015 年建成国家药品抽检数据共享平台，汇总了历年国家药品抽检数据，向大众提供抽检信息查询、数据分析等功能。建成的国家药品快检数据库网络平台可以加强对基层执法的技术指导。北京市药品检验所建成药品检验数据管理平台，使用 NuGene-sis 软件为深入分析抽检数据提供技术支撑。

广东省食品药品检验所采用分布式网络，建立了 pipeline pi-lot，为平台构建质量分析报告系统。在不良反应监测方面，国家药品不良反应监测中心组织开展了国家药品不良反应监测系统和现有的医院信息系统（hospital information system，HIS）的对接研究，探索利用相关数据开展药品安全性监测与评价，加强主动监测；并且，还研究探讨了使用比值失衡测量法在疫苗风险监测中进行数据挖掘。

也有专题研究提出，基于 Hadoop 集群，运用 Ma-pReduce 并行处理技术对药品安全指数所需内容进行映射与化简，从指标、因素、项目、指数 4 个层次分析药品安全指数。此外，运用 ICTCLAS 和 AntConc 等工具提取评论文本中的热点词，通过 Chameleon 聚类算法实现热点评论的聚类和话题抽取，可以帮助开展网上药店热点评论分析，获取消费者角度的主观药品安全大数据。

（三）应用中的问题与不足

1. 理念认识层面的不足

某些药品监管研究对大数据的特征把握还不够全面、准确，研究视野尚停留在对已有传统监管数据的汇集和分析层面，未能真正使用大数据技术处理分析多渠道来源的复

杂数据，对食品药品监管系统外的政府、商业企业、网络数据源缺乏了解，对相关数据获取和处理的研究也缺乏深度。在前瞻性方面，未见相关权利责任等法规制度问题的研究报道。安全、监管、产业方面大数据的共享不够。

2. 技术实现层面的不足

由于机构设置和条块分割的管理模式，部门之间、区域之间、部门内部相对独立地采集数据，缺乏统一的规划和标准，业务应用系统之间存在数据孤岛，数据采集和获取困难。医疗机构、保险机构、药品生产经营企业等数据关联性不强，信息化建设大多停留在基本应用层面，对数据的挖掘不够。基于大数据思维进行的数据库建设、数据分析平台的研究还不够系统和深入。

3. 目标设置层面的不足

由于信息技术发展迅速，食品药品监管科学工作要求专业性强，但相当数量的监管人员对大数据技术的认知不够，对使用大数据实现监管目标缺乏经验，难以基于大数据技术提出具体的监管需求，准确定义目标任务，提出分析指标。目前，在监督抽检和分析监测等领域可见相应的研究和运用，在日常检查、稽查办案、广告监管、绩效评估等领域的研究和应用不够深入。如何利用大数据实现智慧监管是监管机构当前亟待研究的问题之一。

三、构建医疗器械监管大数据应用的理论框架

（一）大数据与医疗器械监管科学

医疗器械监管是指我国器械监管机构对器械生产、流通、销售、使用等环节的管理监督，所以器械监管工作可细分为上市前监管、上市后监管、生产过程监管三方面内容。上市前监管主要是制度方面的制约；上市后监管主要是通过器械质量管理标准来约束器械生产厂商的行为，让其按照批准的工艺进行生产，同时通过一定的检测方法来发现器械存在的不安全因素，发现市场上的假冒伪劣产品；生产过程监管主要是依靠GMP审查来实现的。

大数据在医疗器械监管方面的应用主要体现在以下几个方面：第一，器械监管机构对市场器械数据进行抽查，如省级检验数据、国家评价抽检数据等；第二，对市场上的器械不良反应事件的数据进行分析；第三，对器械注册审批数据资料进行分析；第四，对历年来市场上器械的销售数据进行分析；第五，对器械相关文献进行评价分析。医疗器械监管大数据既有描述性数据，也有抽检报告等资料数据，这些数据信息都有着明显的时效性特征，所以应用价值会随着时间的推移逐渐降低。

（二）应用目标

"十三五"国家药品安全规划提出，要依托国家统一的电子政务网络和现有资源，建设国家、省两级药品安全监管大数据中心，以及药品安全监管信息平台，完善药品监管信息化标准体系、药品监管信息资源管理体系、政务服务信息化体系、网络安全体

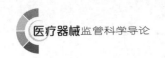

系、信息化绩效评价体系，建设互联协同、满足监管需求的行政审批、监管检查、稽查执法、应急管理、检验监测、风险分析、信用管理、公共服务等应用系统。

中共中央、国务院印发的《"健康中国2030"规划纲要》提出，消除数据壁垒，建立跨部门跨领域密切配合、统一归口的健康医疗数据共享机制，以实现数据采集、集成共享和业务协同。《国务院关于印发促进大数据发展行动纲要的通知》（国发〔2015〕50号）提出，建立"用数据说话、用数据决策、用数据管理、用数据创新"的管理机制，实现基于数据的科学决策，推动政府管理理念和社会治理模式进步。借鉴药品监管领域的成功经验，综合国家层面大数据战略部署，医疗器械监管科学大数据应用的目标就是通过大数据技术的应用，提高对医药卫生相关的数据收集、处理和分析能力，实现医疗器械监管科学的数字化、网络化、智能化，全面提升医疗器械监管效能，提高安全用械水平。

（三）框架构建

1. 数据来源

收集医疗器械监管相关大数据，需要突破传统思维，将医疗器械全生命周期产生的数据都纳入监管范围，这样才能最大限度地获取数据源。从环节来看，包括研究机构的研发数据，企业的生产数据、储运数据、销售数据，医疗机构、患者的使用数据，以及伴随医疗器械全生命周期产生的质量管理数据和其他相关数据。从数据拥有者来看，包括医疗器械监管机构数据、其他政府部门数据、研究机构数据、上市持有人数据、医疗器械生产经营企业数据、医疗机构数据、保险机构数据、患者评价数据、媒体网络数据等。不同来源的数据可以形成不同角度分析医疗器械安全性、有效性、可及性、经济性等的数据集，发挥不可替代的作用。尤其是医疗机构对医疗器械的应用数据和公共卫生相关数据，对医疗器械监管尤为重要。

2. 数据类型

从特征看，数据可以分为结构化数据、半结构化数据、非结构化数据；从其产生来源看，数据可以分为传统数据、机器和传感器数据、社交网络数据。如监管机构的评价性抽检和监督抽检数据、现有的医疗器械安全风险监测数据大多属于结构化数据，也是传统数据；医疗器械安全舆情监测、投诉举报等数据属于非结构化数据，大部分来自网络。医疗器械研究机构的仪器设备数据和企业的生产经营过程数据与前两者又有很大差异。

3. 数据的采集和处理

数据的采集方法有日志采集、网络数据采集、物联网数据采集等，数据的处理方法有实时数据处理、流式数据处理、开源集群计算、快速交互式数据分析、图形数据处理等。

4. 数据存储

一般大数据分析所用的源数据都存在分布式数据平台中，如 MPP appliance 或 Hadoop。从数据性质来看，可分为关系型数据库（SQL）、非关系型数据库（NoSQL）、兼具关系型易查询和非关系型高扩展的新型云数据库（NewSQL）。

（四）预测分析

大数据分析主要应用于预测、解释、预报、发现、文本和文件识别处理、分类、关联、违规监测、图形和网络分析、模拟、优化等，主要分析方法有 SAS、SEMMA 和 CRISPDM 等。预测分析的架构有独立分析、部分集成分析、基于数据库的分析、基于 Hadoop 的分析。医疗器械监管的本质是风险管理，通过已有的医疗器械数据分析，实现对未来风险事件的识别意义重大。以预测分析为例，一般步骤为定义业务需求，建立分析数据集，建立预测模型，部署预测模型。

四、大数据监管展望

（一）确立大数据理念，创新监管方式

相关部门应加强政策引导，增强大数据意识，使用大数据技术，实现监管方式的创新，更加注重全程医疗器械监管相关数据的收集，加强实时风险预测和及时处置，实现数据驱动决策，将大数据分析结果与药品安全风险预测预警有效衔接。完善政策措施，引导市场力量推进大数据发展，充分发挥信息研究机构、互联网企业在技术实现方面的优势，推动大数据在药品研发、生产、流通、使用全链条的覆盖，促进相关政府机构、企业、社会组织、患者融入数据治理体系，加强顶层设计。

（二）确立共建共享的目标，加强顶层设计

相关部门应加强对医疗器械监管大数据研究和应用的统一领导，积极出台医疗器械监管安全数据管理办法、技术规范，加强顶层设计，制定大数据总体发展战略，统筹规划监管数据资源和社会数据资源，完善智慧监管的信息基础，开发信息资源。制定数据标准，设置网络协议、信息产权、操作系统等规范，统一数据采集、编码、处理、共享、交换等标准，跨越政府部门间、机构间的信息峡谷，协调卫生、工信等部门，实现数据共享。协调解决部门间、区域间信息化建设不平衡不充分的问题，实现跨层级、跨地域、跨系统、跨部门、跨业务的医疗器械大数据协同管理。

（三）加强立法保障，规范开发使用

相关部门应加强法规制度研究，充分研判医疗器械大数据技术应用的需要和可能产生的影响，结合医疗器械监管工作的特殊性，研究制定一些发展急需的、针对性强的规范要求，明确数据持有者、使用者、发布者、相关者等各方权利义务，规范医疗器械大数据平台、数据库数据安全保护，在保守国家机密、保护商业秘密和个人隐私与加强数据使用方面确定平衡点，有效规范信息产生、传输、使用行为，加强新技术的研究应用。

（四）注重人才培养，提高分析能力

相关部门应着力构建多层次的医疗器械监管科学人才培养体系，大力培养懂软件开

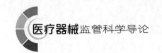

发、数据分析和信息管理等综合性监管科学专业人才。结合医疗器械监管工作需要，培养具有一定医疗器械监管科学专业背景的信息化人才，准确描述业务需求，对接相关技术，提高获取数据、分析数据、运用数据的能力。在入职监管培训和能力培训、执法资质考试内容中增加监管信息化方面的内容，提升医疗器械智慧监管的意识和能力。

第三节　监管科学中的人工智能应用

一、概述

（一）基本概念

狭义的人工智能是指可完成特定任务（如自然语言理解、图像识别等）的智能，这种智能区别于经典自动控制系统，它可在相当大的空间范围内，将特定任务求解准确率提升到与人类水平相近的程度；广义的人工智能是指具备类似人的认知和对新环境、知识的反应、推理能力。人工智能是一门交叉学科，它建立在计算机基础科学、数学、哲学、语言学、经济学、心理学和认知科学之上，并应用于系统控制、自然语言处理、人脸识别、语音识别、模式识别与分析、数据挖掘等场景。作为学科，它是研究、开发用于模拟、延伸和扩展人的智能的理论、方法、技术及应用系统的统称。人工智能应用研究的目的是使系统（机器）具备感知环境和采取相应行动的能力，并以此达到系统（机器）工作的目标。

当下越来越多的人工智能产品走进千家万户，给人们的工作和生活带来了便利，也对社会产生了深远的影响。在医疗器械领域，越来越多的人工智能产品被应用到临床，对医学的进步和发展有着巨大的现实意义。

（二）发展过程

人工智能（AI）在经历了早期探索、正式诞生、两次繁荣发展与低谷之后，发展出以机器学习为主的实现方式。人工智能在早期探索过程中的代表性成果有拉蒙·柳利的"逻辑机"，其试图通过逻辑方法获取知识，将所有真理通过机械手段，以简单逻辑操作生成所有可能的知识；17 世纪，莱布尼茨、笛卡尔等尝试将理性思考转化为类似代数学或几何学之类的体系；20 世纪二三十年代，希尔伯特、哥德尔等的探索证实了任何数学形式推理都有在一定限制下机械化的可能性。

20 世纪 80 年代，人工智能进入了以专家系统、第五代工程、联结主义重生为代表的第二次繁荣发展时期。其间，Hofield 网络和反向传播算法的发明，为人工神经网络的后续发展奠定了基础。然而，第二次繁荣发展时期并未使人工智能系统的能力有质的提升，随之而来的是第二次低谷。在此之后，虽也出现了智能代理、贝叶斯网络、马尔科夫模型、信息论、随机模型等理论研究成果，但仍未出现能够满足实际应用的成果。

伴随着高性能计算机、互联网、大数据、传感器的普及，以及计算成本的下降，"机器学习"兴起，人工智能进入第三次繁荣发展时期。与前两次不同，以机器学习为代表的人工智能技术已被应用于许多领域，特别是图像、影像、语音的识别，语音、语言的生成，翻译等技术已能达到相当高的成熟度，判别准确率甚至超过了人类。特别地，计算设备的专用化发展使得面向神经网络的人工智能算力大幅增长，人工智能计算成本大幅下降；另外，人工智能平台和云化高性能人工智能计算设施的发明降低了人工智能应用门槛，并进一步降低了成本，为人工智能技术的应用和普及创造了更为有利的条件。然而，当前的人工智能技术仅能代替人做一些重复性的工作，并依赖大规模训练数据在封闭空间内工作。如何将知识与神经网络相结合，在弱/无训练数据的条件下举一反三，值得深入研究。

（三）主要技术分支

当前，人工智能的主流技术分支包含机器学习、知识图谱、任务规划等。在现代的金融监管科技领域应用中，人工智能的这三个分支都有相当程度的应用。

机器学习是人工智能的一种实现形式，它可使计算机从历史数据（经验数据、错误数据）中总结规律，具备识别、分类、预测、生成的能力，而非以手动编程实现。计算机系统在学习过程中，随着时间的推移，判断能力可逐步提高。机器学习可分为无监督学习、有监督学习和强化学习。知识图谱本质上是基于语义网络的知识库。从实践角度来讲，它描述了实体间的关系。实体指现实世界中的事物，如人、地、物、现象、组织等，关系则用来表达不同实体之间的联系，如（人）居住（地）、（组织）含有（人）等。知识图谱可抽象为方向图，实体以节点来表示，关系以有向边来表示。任务规划是一种人工智能方法，其将可用的行动自动编排成可接连执行的序列以达到要求的状态。这里的行动是指系统或子系统能够发出的动作（或服务），该动作（或服务）可在某种状态下得以执行，并改变系统状态。按照系统状态空间的封闭性，人工智能的任务规划可分为有状态规划和无状态规划。按照规划者对行动知识的掌握情况，也可分为封闭（有穷）解空间规划和开放（无穷）解空间规划。

（四）机器学习的发展情况

在医疗器械监管系统应用人工智能技术，不仅要考虑适当性、安全性，也要考虑所使用技术配套处理硬件、平台等方面的支撑。

机器学习在医疗器械监管中的应用方兴未艾，它是监管科学的主要支撑技术之一。机器学习使用数学方法，从对数据的分析观察中产生模型，以满足特定业务的逻辑要求。下面以当前的研究、应用为基础，介绍三种机器学习方法的发展情况。

1. 无监督学习

在缺乏先验知识或成本受限的情况下，数据样本没有标签，其规律隐含地被数据自身反映。无监督学习是机器学习的一个重要分支，利用数据自身隐含的规律对数据进行聚类、异常离群点分析、关联规则学习、潜变量模型分析、数据降维（编码）等。

（1）聚类：是无监督学习范畴内的经典问题，即根据数据自身情况和综合分布，将数据归为若干类别，使类内样本距离远小于类间样本距离。按照聚类模型，聚类算法可分为基于连接的聚类（如自下向上 Agglomerative 或自上而下 Divisive 的方法）、基于中心的聚类（如 K-mean）、基于数据分布的聚类、基于密度的聚类（如 DBSCAN、OPTICS）。聚类技术常被监管科学用作数据分析工具，帮助数据控制者、处理者了解数据的类型和分布情况。近年来，聚类的发展向极大数据量和极高维度倾斜。特别地，聚类经常作为一种数据先期分类方法，将大量数据分为可进一步分析的子集；对于极高维度数据，也可使用子空间或关联（Correlation）聚类方法，只考虑部分高区分度维度，而忽略与类型关系不大的维度。

（2）异常离群点分析：对不匹配预期模式的样本的识别。在监管科学领域，异常样本可以很自然地对应药械突发事件报告。为此，可以根据具体场景来使用基于密度的聚类和自动编码器异常点检测等。无监督学习范畴下的异常离群点分析，是通过寻找与其他数据最不匹配的实例，来检测未标记的异常数据。较正常监管领域的异常检测出现的概率很低，在这种数据分布情况下，有监督学习往往容易产生过拟合现象，而无监督学习却可以发挥其长处。

（3）关联规则学习：从数据中发觉数据内部结构特性之间的关联性，即关联规则。广义上的关联规则包含简单关联和序列关联。在监管科技领域，分析关联关系可帮助监管者、合规者发现药械监管数据中存在的时间或行为上的潜在关系（规则），在一定的置信度和支持度检验条件下，提炼出反映真实数据内在联系的规则。常用的关联规则学习方法有 Apriori 算法、Eclat 算法、FP（频繁模式）算法等。

（4）潜变量模型分析：潜变量模型是将一组显变量与一组潜变量（不可直接测量的变量）相关联的统计模型。潜变量模型在监管科学应用中常被用来描述无法直接测得的数据，如患者对药械使用的商业信心、价值、风险预测等。推断潜变量的常用方法有因子分析、主成分分析、最小二乘回归、EM 算法、贝叶斯算法等。

（5）数据降维（编码）：降维是指降低随机变量个数，选择、提取"不相关"主变量的过程。它被普遍地运用在包括药械监管在内的各个领域，分为变量选择和特征提取两部分。变量选择旨在识别主要变量，排除冗余、无关变量的干扰，代表性策略有过滤器（filter）策略（基于信息论）、包装（wrapper）策略（基于精度驱动的搜索）和嵌入式（embedded）策略（基于错误预测）；特征提取是将高维特征空间映射到低维特征空间的过程，可借助线性映射（如主成分分析 PCA 或核 PCA、非负矩阵分解 NMF 线性判别分析 LDA 等）或非线性映射（如泛化判别分析 GDA、自动编解码器 Autoencoder 等）完成。从应用情况来看，无监督学习经常作为神经网络应用的前导过程，帮助数据控制者、处理者了解数据情况，降低数据维度，为后续数据处理和利用创造条件。

2. 有监督学习

如果数据存在标签，机器学习则可通过标注的训练数据学到一个模式，并依据此模式推测新的实例。在监管科学领域，有监督学习经常作为识别、判断、预测组件，在人脸识别、语音识别、翻译、文本理解、监管领域合规检查等场景中发挥作用。典型的有监督学习方法包括（人工）深度神经网络（DNN）、支持向量机（SVM）、朴素贝叶斯分类器、决策树/随机森林等。

（1）（人工）深度神经网络（DNN）：是当前最流行、应用最广的有监督学习方法。DNN模拟人脑神经元、突触的连接，建立分层网络，每层网络含有神经元，层与层之间、层内各神经元之间可由突触（边）相连接，边上存在权值，表明上一层神经元输出信号作用在下一层神经元时被放大（缩小）的程度。DNN的训练过程就是不断迭代调整，最终得到网络权值的过程。当前，DNN在图像分类、目标检测、语音识别等场景中应用广泛。

（2）支持向量机（SVM）：是一种非概率二元分类器。通常，可将实例表示为空间中的点，而SVM就被视为点的一种表示方法。这些点通过SVM定义的边界分成两类，并尽可能地分开。新的实例点可通过SVM计算，找到其所属的区域。通过使用核技巧（Kernel Trick），SVM允许形成非线性空间与线性空间的映射，这种映射可以是高维度的。特征空间的维度越高，SVM的泛化误差越大，但在给予足够的训练样本后，SVM分类器仍然能保持高精度的输出。SVM在风控、风险预警、不良事件分类等场景中应用效果较好。

（3）朴素贝叶斯分类器：是以贝叶斯定理为基础，基于强独立特征假设的简单概率分类器。与DNN、SVM不同，朴素贝叶斯分类器要求实例的每个特征都不相关。朴素贝叶斯模型是一个条件概率模型，可由条件概率数学形式来表达，能应用在高维度场景中。在模型训练时，可使用最大似然估计法。类的先验概率可通过训练集中各类样本出现的次数来估算和预测。在药械监管系统中，朴素贝叶斯分类器可用来预测药械成员的关系，为预测药械应用风险提供预警模式。另外，它还可被应用在药械信用评级、风险趋势估计、不良事件估计等场景中。

（4）决策树/随机森林：决策树通过建立树来辅助决策，将特征空间分为一系列矩阵，为每一个矩阵安置一个简单模型，完成简单分裂。分裂产生分支，将某一类对象继续细分，直到达到预置的最大深度或分裂最小样本数为止。随机森林是决策树的扩展，它允许多个决策树同时存在，通过随机扰动使所有的决策树去相关，从而减低过拟合，提高泛化能力。在药械监管科技应用中，决策树/随机森林常被用在风控、不良事件估计等场景中。有监督学习的一个重点是学习过程之前的数据分析和预处理。对于药械监管领域来说，这个过程又附加了患者对药械使用隐私数据保护的要求。特别是在跨时间段、跨区域的不良事件估计等数据分析过程中，需要多个机构共享数据，联合完成分析。因此，需要使用数据脱敏、隔离、分布式训练等技术手段，在跨区域学习与保守患者对药械使用的秘密之间取得平衡。

3. 强化学习

强化学习是机器学习中一个特殊的领域。它强调基于环境反馈的行动，以获得最大化收益。其核心是使得计算机在环境给予的奖励或惩罚刺激下，逐步形成对刺激的预期，产生能获得最大总收益的惯性行为。强化学习在监督学习之后得到发展，其解决的问题也不同。强化学习有两个重要分支，即深度强化学习及逆强化学习。

（1）深度强化学习：将强化学习与深度学习结合在一起，用强化学习定义问题和优化目标，用深度学习来解决策略和策略评估函数建模问题，以突破原有强化学习理论中

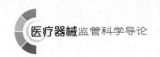

对离散巨量任务、状态的表达瓶颈。深度强化学习在一定程度上具备解决复杂问题的通用智能，并在很多任务中都取得了成功。

（2）逆强化学习：是强化学习的一个衍生分支，它针对没有显式奖惩的情况，基于人（专家）的行为，进行奖惩估计。在得到奖惩函数评估后，进行策略函数的估计，即给定一个人（专家）后，通过不断寻找奖惩函数来支撑（解释）给定的人（专家）的行为。逆强化学习作为模仿学习的一种实现方法，解决传统强化学习中多步决策搜索空间爆炸性增长的问题。当前，药械监管信息系统中需要处理大量监管数据，数据的整理和标注是一个难题。强化学习为无标注监管数据、不适用非监督学习的监管科技应用场景（如法规的机器解读和自动应用等）提供了相对良好的解决思路。

（五）监管平台的发展情况

智能药械监管应用系统的开发运维涉及大量监管科学数据、多个环节，从人工智能硬件的选配、调试，到数据的采集、分析、筛选、过滤，模型的设计、开发、训练、调优、测试，再到系统集成、上线运行、维护、升级、撤销，需要种类繁多的支撑技术和第三方组件。这在很大程度上造成了药械监管应用系统智能规模化的障碍。人工智能药械监管平台为这个困境提供了解决方案选项：一方面，它可使用自动化建模、调优等手段提升开发效率；另一方面，它解决了人工智能算力稀缺及复用性水平低的问题，提供快速按需匹配、快速形成算力支持能力。

人工智能药械监管平台是人工智能、大数据及其周边支撑技术群发展整合的产物。相较于应用独立的机器学习框架或组件库，人工智能药械监管平台可提供全场景，即包括公有云、私有云、边缘计算、物联网行业终端以及患者可穿戴类自主检测终端的部署环境，以支持全系列人工智能技术应用。

（1）整合数据框架，以人工智能的机制来治理数据，用迭代训练来解决标注的监管数据量问题。

（2）整合各种异构人工智能计算设备，形成统一的、可扩展的、可调度的系列化人工智能计算资源池。

（3）配以芯片及算法库和高度自动化的算法开发工具，方便用户进行深层次优化，提升模型运行效率，以响应领域应用的实时性要求。

（4）支持多种机器学习框架，算法模型库，数据预处理、后处理组件，并扩展支持云、边、端应用的独立或协同的统一训练和推理，提供基于 GUI 的智能处理工作流构建的自适应学习、自动调优能力。

（5）向上提供人工智能应用以制定全流程开发服务、分层 API 和总集成方案。

二、人工智能医疗器械的发展状况

近年来，在数字经济不断推进的大背景下，人工智能发展迅速，并与多种应用场景深度融合，逐渐成为推动经济创新发展的重要技术。人工智能医疗器械作为与社会经济和人民生活关系最密切的场景之一，使器械与医疗应用场景之间的联系越发紧密。IDC

的数据显示，2025 年人工智能应用市场的总值预计将达到 1270 亿美元，其中人工智能医疗器械与医疗行业在应用市场的总规模占比将达到百分之三十以上。

人工智能医疗器械产业上游主要为行业提供基础技术支持，如人工智能医疗器械研发、医疗数据挖掘、算法等。下游主要为医疗器械人工智能技术的应用层，主要的应用场景有人工智能器械应用、医学影像辅助诊断、虚拟手术助手、药物辅助研发、慢病健康管理、疾病风险预测、电子病历与询证医学文献分析的快速检索与分析等。

人工智能已经运用于医疗器械行业，走向数字健康已经成为一个不可避免的趋势，这其中主要有三个推动因素：第一，数据存储的成本越来越低。成本接近上千倍的降低，使无限的数据存储变为可能。第二，数据量的拓展非常迅速。全球 90％ 的数据是在过去两年间产生的，且数据的增长仍然在加速。第三，数据越来越"聪明"，计算机越来越快。计算机的运算能力在近五年内迅速增长，而且还会继续增加，这肯定会推动大数据与人工智能的持续发展。目前医疗器械与医疗行业在运用人工智能方面仍处于初级阶段，因此还有很大的成长空间。人工智能在医疗器械行业的发展现状如下：

（1）政策助推，促行业快速发展。近年来，国家发布了多条全国性政策和医疗人工智能专项政策，充分体现国家层面上对人工智能器械＋医疗领域的重视。2018 年 4 月，国务院办公厅印发了《国务院办公厅关于促进"互联网＋医疗健康"发展的意见》（以下简称《意见》），释放出多重政策利好：承认"互联网医院"的合法性；支持处方外流；推进"互联网＋"医保结算服务。

此外，医疗电子信息的"确权"研究工作正在进行；《意见》明确，到 2020 年，二级以上医院普遍提供分时段预约诊疗、智能导医分诊、候诊提醒、检验检查结果查询、诊间结算、移动支付等线上服务。在国家政策及医疗各领域需求的推动下，我国医疗器械与医疗人工智能行业市场规模得到了快速扩容，2017—2019 年的复合增长率达到了 31.98％，由此可以看出行业潜力巨大。中国电子学会的统计数据显示，到 2021 年，医疗人工智能行业市场规模将达到 75.3 亿元。

（2）人工智能医疗器械在业内受资本青睐。目前，我国人工智能医疗器械处于成长期，投融资市场发展迅速。医疗机器人作为人工智能医疗主要细分应用领域之一，2019年市场规模达 43.2 亿元，其中康复机器人、手术机器人、辅助机器人和医疗服务机器人占比分别为 47％、17％、23％ 和 13％。据不完全统计，2020 年，国内医疗健康的人工智能医疗器械与医疗领域共发起 65 项融资，其中医学影像约占总融资数的 1/3。从融资轮次看，部分企业开始步入发展成熟阶段，产品技术得到市场认可、商业模式趋于成熟的企业也更易得到资本的青睐。各企业也纷纷加大技术研发力度，以创新厚植竞争优势，加快发展的步伐。

除此之外，2020 年，人工智能三类器械的成功过审，对于人工智能医疗器械行业来说是一个里程碑的事件。2020 年，共有 9 项人工智能医学影像产品通过国家药品监督管理局批准，从"应用落地"步入"商业化"。

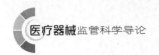

三、人工智能在医疗器械各端的核心应用价值

人工智能医疗器械在患者端、医院端和生态端均有较为广泛的应用场景，可从不同角度分析其核心应用价值：

患者端：人工智能重塑就医体验，利用人工智能技术，使医疗服务可以突破医院的物理边界，以患者为中心，延伸到诊前、诊中、诊后就医全流程。

医院端：人工智能重构管理体系，深入病人管理（电子病历）、AI 药械管理（器械设备与药品智能化闭环管理）、病房管理（智能手术排班）、绩效管理（DRGs 绩效）、后台管理（人力财税等智能后台综合管理）等方面，为医院管理体系带来整体升级重构。

生态端：可穿戴人工智能医疗器械正完善医疗服务生态。在整个医疗服务体系中，医院处于核心位置，是各项信息数据汇聚与整合的中间枢纽。此外，还有其他医疗服务机构、医疗健康产品提供方、支付方、监管方等。

四、人工智能应用于医疗器械行业的优劣与壁垒

目前，由于人工智能图像识别技术发展相对更快，因此医疗影像和病理诊断将成为数字技术最早应用的领域。人工智能不仅可以辅助提高诊断的准确率，提升工作效率，还可以降低医疗人员成本，为医保控费节省资金。国内语音识别、自然语言处理技术在医疗中的应用和探索已经初步成型。目前，国内已有语音电子病例系统，例如科大讯飞为口腔科医生在检查、治疗过程中配备了麦克风，口述所见结果，系统就会自动生成一个电子病例，极大地提升了医生电子病例的书写效率。智能语音交互技术已可以模仿家庭医生进行慢病随访，帮助医生做大量的数据收集和询问工作，改善家庭医生工作量大的现状；同时，语音技术的不断干预和提醒可提高医生对慢病患者管理的效率。

目前，人工智能在医疗器械中的作用主要体现在三个方面：第一，辅助医生，让诊疗变得更容易；第二，辅助病人，让他们能及时获取专业、科学的知识及最有效的诊断和治疗建议，方便就医；第三，辅助基层提升医疗水平。虽然人工智能在器械与医疗领域的应用有广阔前景，但仍处于初期发展阶段，人工智能短期内不能取代医生，在很长一段时间内都将以智能诊断辅助为主。

（一）优势

在传统医疗模式下，医疗资源紧张，人工智能在医疗领域的出现可谓雪中送炭：

人工智能医疗器械及自动化的工作流程可以大幅减轻医生、护士们的工作强度，优先处理紧急事件，并且可以自动化地分析病人的诊疗数据，甚至将界面图形化。

人工智能手术辅助系统可以给医生提供更清晰的视角，让医生可以更为精准快捷地进行手术，使病人的伤痕更小、恢复时间更快。

人工智能在药物研发方面可以提高研发阶段的效率，降低成本。

（二）壁垒

由于医学是经验科学，本身存在着不确定性和开放性，决策路径复杂，所以人工智能在医疗器械行业还存在着发展壁垒。这也是其发展过程中需要解决的难题：

第一，数据库的数量问题。不同病种的数据量参差不齐，并未进行细致划分和增补，甚至有些病种的健康数据缺乏，整体上数据库还未满足人工智能及深度学习的数据需求范围。

第二，数据库的质量问题。人工智能数据的获取和处理方式会影响结果的准确性，暂且不谈各个企业自发搭建的局域客户数据库、专家知识库等，单就区域公共数据而言，其中数据的准确性也无法断定。

第三，人才匹配问题。针对同一个技术难题，人工智能算法工程师与医学专业人士的分析角度不同，解决方法和效果也会不同。如何合理匹配人工智能人才与医学人才，融合各自学科优势，聚力智能诊断与健康管理，值得我们研究思考。

五、人工智能面临医疗器械行业的监管问题

人工智能正越来越多地应用于医疗器械行业，它有望提高产品开发的效率，为延长患者生命提供创新的解决方案。然而，这一新兴领域将对现有监管科学提出挑战。

第一，考虑出台战略性的引导和支持政策。

国家层面应尽快出台战略性政策，明确人工智能药械与医疗相关研发、应用和产业发展的方向和重点，并提供多种引导和支持，推动人工智能医疗产品和服务大众化，惠及每一个国民。

第二，建立健全医疗数据开放共享机制，强化信息安全和隐私保护。

国家层面应加快制定统一的医疗数据开放共享政策和标准，统一医疗器械数据互联互通标准，确保医疗器械数据开放的集中管理，并明确医疗器械数据开放的对象、方式、条件等。为健康医疗大数据的开放共享和多主体参与数据增值利用提供依据，推动人工智能可穿戴设备端及电子病历、健康档案个人可携，支持人工智能医疗器械健康服务模式创新。此外，鉴于医疗器械数据的敏感性，应探索制定特别法规保障医疗器械数据安全和保护个人隐私。

第三，探索与人工智能医疗器械应用相关的法律法规，指导和引导人工智能在医疗器械行业应用的发展。

国家层面应制定测评标准，建设医疗器械行业人工智能测试平台，提高公众信任度。探索医疗器械行业人工智能算法开源、透明、可解释、验证和审计标准，建立追溯体系。此外，在法律方面，确定人工智能相关的医疗械器损害法律责任主体，明确研发者、运营者和使用者各自的权利和义务，并探索建立人工智能医疗器械的责任保险制度，解决受害者的赔偿问题。

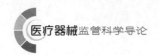

六、人工智能医疗器械标准化发展状况

2021年，新修订的《医疗器械监督管理条例》施行后，企业的质量主体责任更加突出，产品的验证与确认活动趋于多元化，对标准规范的需求更加强烈。在人工智能医疗器械监管研究方面，国家药监局取得了丰硕的成果，围绕产品的分类界定、审评审批等发布了多个指导原则的征求意见稿。在国家政策与监管科学的支持下，国内获批上市的人工智能器械产品数量持续增加，影响力不断增强，临床转化与推广步伐加快。与此同时，国外法规、监管与标准化研究处于新的活跃期，给国内的医疗器械监管工作带来有益启示。

在此背景下，人工智能医疗器械标准化技术归口单位（以下简称归口单位）紧跟监管需求和行业动态，在国家药监局的领导下积极开展工作。

（一）国外动态与分析

当前，人工智能医疗器械作为热点创新技术，广泛应用于包括医疗器械在内的各行各业。各国针对人工智能本身的监管认识与法规建设不断升级。2021年4月，欧盟发布了人工智能立法框架，提出了人工智能风险分级管理的理念。其中，人工智能的医学应用被划入高风险等级，预示着对人工智能医疗器械的监管将趋于严格。该立法框架与欧盟在2019年提出的"可信赖的人工智能"理念一脉相承，从患者与人工智能医疗器械的关系出发，旨在强调和保护患者的安全、权益、隐私和公平。

美国FDA在2021年1月发布了《基于人工智能/机器学习的医疗器械软件行动计划》，回应了2019年FDA发布的《基于人工智能/机器学习的医疗器械软件变更监管框架》收到的社会反馈。在质量管理方面，该计划继续研究软件持续学习中预定义的变更控制的指导草案，开发良好的机器学习规范来评估和改进机器学习算法。在监管要求方面，该计划提倡以患者为中心的路径，包括器械对用户的透明度，与欧盟的立法框架存在相通之处。在质量评价方面，该计划重视对算法偏倚和鲁棒性的评价，推动真实世界性能监测的试点。

国际医疗器械监管者论坛（International Medical Device Regulators Forum，IMDRF）的人工智能医疗器械工作组在2021年组织了多次线上会议。各国监管机构的代表围绕基于人工智能/机器学习的医疗器械术语文稿的编制展开了细致讨论。其中，欧美各国关注持续学习、算法变更等关键词，重视良好机器学习规范在医疗器械监管中的作用。

根据国外的发展趋势，人工智能伦理思想、全生命周期质量管理的理念、产品快速更新的需求等因素对人工智能医疗器械的标准化及其产品监管产生了较大影响，产品的测试思路也在转型，与传统计算机辅助诊断软件产品的差异越来越大。

（二）国内标准化进展

2020年，我国首批人工智能医疗器械行业标准《人工智能医疗器械　质量要求和

评价 第 1 部分：术语》和《人工智能医疗器械 质量要求和评价 第 2 部分：数据集通用要求》进入报批阶段。《人工智能医疗器械 质量要求和评价 第 1 部分：术语》旨在为人工智能医疗器械的质量评价提供基础通用的术语，为后续标准的起草提供字典。该标准在基础共性技术、数据集、质量评价指标、质量评价方法、应用场景等方面给出了一百多个词条及定义，并以附录的形式给出了部分公式。《人工智能医疗器械 质量要求和评价 第 2 部分：数据集通用要求》旨在把数据集纳入人工智能医疗器械的质量评价体系，明确数据集的评价对象及技术路径。该标准借鉴医疗器械领域、信息技术领域、临床试验领域等对数据质量的管理思路，结合人工智能可解释性、可溯源性等方面的需要，提出了数据集的描述文档、质量特性、风险分析文档等方面的要求，并给出了评价方法。同时，中国食品药品检定研究院（以下简称中检院）联合中华医学会放射学分会、国家卫生健康委能力建设与继续教育中心等共同发布了《胸部 CT 肺结节数据集构建及质量控制专家共识》，为标准的落地提供参考。

根据国家药监局公示的标准制修订计划，2021 年中检院作为归口单位，围绕《人工智能医疗器械 质量要求和评价 第 3 部分：数据标注通用要求》和《人工智能医疗器械肺部影像辅助分析软件算法性能测试方法》两个主题开展标准立项起草工作。数据标注是影响人工智能医疗器械质量的重要技术服务，直接关系到算法研发与测试所依据的参考标准的准确性和可靠性。

目前，业内在数据标注环节的差异较大，标注的实施主体、工作流程、质控与验收等环节参差不齐，急需标准规范。《人工智能医疗器械 质量要求和评价 第 3 部分：数据标注通用要求》在参照国内临床领域人工智能数据标注专家共识的基础上，对标注任务的定义、描述、组织等相关内容进行了规定，把相关的技术工具、平台纳入考量。该标准草案也是对《人工智能医疗器械 质量要求和评价 第 2 部分：数据集通用要求》的呼应和补充，有助于促进数据集的开发活动。

《人工智能医疗器械肺部影像辅助分析软件算法性能测试方法》是中检院归口单位标准立项的第一个方法标准草案，面向肺结节、肺炎等临床用途的人工智能医疗器械软件的测试需求，描述了辅助诊断、辅助检测等场景下的常见指标与测试方法。同时，该标准草案根据近年来人工智能软件测试的发展趋势，对人工智能医疗器械软件的一些特殊性能提出考量，包括对抗测试、压力测试等。

2021 年 3 月，中检院归口单位召集来自临床、教育、科研、企业等领域的专家，形成了标准草案的框架。在起草组的配合下，标准草案的初稿已完成编制，在归口单位内部进行了研讨。下一步，归口单位将结合具体的产品开展技术验证工作。与此同时，中检院归口单位在年初面向社会启动了 2022 年度医疗器械标准立项征集工作，共收到立项提案 20 余份，内容涉及基础通用要求、临床试验特殊要求、软件开发管理、算法性能测试、数据集应用要求等。年度的部分提案内容参考了国外 2020 年发布的技术文献，与国际前沿的接轨程度有所提升，反映了国内各界对标准研究的热情和投入。为了确保提案遴选的科学性和效率，依据医疗器械标准制修订工作规范，中检院归口单位于 2022 年 6 月底举行了线上线下相结合的标准研讨会，组织归口单位专家组进行专题研究和投票，下一步将按照标准制定程序办理后续事宜。

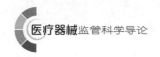

（三）国际标准合作进展

在推进国内标准研究的同时，归口单位也在积极拓展国际合作。2021 年 3 月，国家药监局和国家标准委批复同意由中检院专家加入国际电工委员会 IEC 的软件网络与人工智能顾问团，参与 IEC 在医疗器械创新领域的国际标准研究。在顾问团的首个正式研究报告中，中检院承担了部分章节的编写和校对任务，宣传了我国在人工智能医疗器械监管与标准化方面取得的研究成果，获得了顾问团的认可。

中检院牵头的 IEEE 人工智能医疗器械标准也取得了显著的进展。在近期的工作组会议上，来自中国、美国、德国、荷兰等国的十余个成员单位对 IEEE P2802 人工智能医疗器械质量评价术语标准的技术内容进行了审议并达成共识，即将提交 IEEE 进行文稿格式审查，启动外部投票与征求意见进程。该标准在起草阶段即获得了国际同行的关注，已被美国 NIST 的人工智能标准体系规划、美国 FDA 的机器学习/人工智能行动计划、美国 ANSI CTA 2089-1 标准等文件引用。该标准在凝聚我国国内行业共识的基础上形成初稿，在国际交流的背景下进行了修改完善。它的起草与发布有助于增进国内外的标准协调与合作。IEEE P2801 数据集质量管理标准草案在 2021 年也推出了新的版本，即将进行组内的技术审议。

（四）人工智能医疗器械标准化进展

为了促进标准的落地应用、提升产品检测服务能力，中检院在科技部重点研发计划项目的资助下，正在建设医学人工智能产品检测平台，面向科研院所、企业、临床机构、检测机构等开展应用示范。该平台采用中心化云端部署的模式，使用私用数据和公有数据相结合的渠道，打通数据集开发与质控、数据标注、测试方案定制、算法指标评估、对抗测试等关键环节，形成可定制、标准化的产品测试服务模式，满足人工智能器械产品上市前测试、临床在用质控、真实世界性能监测、算法更新与再评价等阶段的评价需求，从而支持人工智能产品的全生命周期质量控制。

在开发阶段，项目组集成了智能检索、智能标注、对抗攻击等先进技术，扩展了产品鲁棒性、临床性能动态评估等方面的评价能力。在项目参与单位的共同努力下，包含数据入库、人员管理、检测业务申请、待测算法部署、数据中台、检测报告编辑等在内的主要模块基本达到中期设计指标，平台处于联合调试和内测阶段。截至 2020 年，已有十余家来自企业、检测机构、临床机构的用户参与平台的调试，待测产品涉及人工智能肺部影像、眼底彩照、心电、血糖、电子病历等数据模态。同时，项目组完成 4 个单模态典型样板数据集、2 个多模态典型样板数据集，为数据集的社会共筹共建模式提供了参照。该平台在 2020 年 10 月已正式上线并面向社会征集应用示范单位，提供公益技术服务，支持标准的应用落地和宣贯培训。

综上所述，我国人工智能医疗器械标准化工作在理论与实践两方面协同推进，密切关注国内外行业与监管形势的变化。随着我国人工智能医疗器械产业的发展壮大和监管科学研究的推进，我国人工智能医疗器械标准化工作逐步走向自主创新的道路，为行业和监管需求提供技术保障。

七、人工智能在医疗器械领域的应用

目前，相关的医疗器械法规及指导性文件基本都是针对人工智能在医疗器械领域应用的现状及其特性，通过产品研究资料、临床应用等方面对该类产品在医疗器械领域的重点问题进行探讨分析。

（一）人工智能在医疗器械领域的研究及应用

目前，国内申报人工智能项目的数量排前 4 位的省级行政单位分别是广东、北京、上海和浙江。其中，深圳市申报的项目占广东省所有项目的一半以上。人工智能在医疗健康领域的应用涵盖医学图像处理、医疗大数据分析、健康管理等多个方面。基于机器视觉的医疗图像处理是人工智能在医疗领域应用的热点。机器视觉是人工智能的一个重要分支，其核心是使用"机器眼"来替代人眼。机器视觉系统通过图像/视频采集装置，将采集到的图像/视频输入视觉算法中进行计算，最终得到需要的信息。视觉算法有很多种，例如，传统的图像处理方法以及近些年的深度学习方法等。

（二）人工智能在智慧医疗方面的应用

人工智能的应用可以帮助医生提高医疗诊断速度和准确率，可以提高患者自查、自诊、自我管理的比例，可以更早地发现病情并及早就医检查，同时可以提高医疗机构和医生的工作效率，优化医院的管理水平，帮助医生对患者进行个性化分析，优化治疗方案。

（三）国内注册人工智能医疗器械概况及注册审评关注点

目前，国内申报人工智能应用较多的人工智能产品集中在图像识别（如病灶识别、三维影像重建）、智能预诊分诊系统、语音识别（如电子病历、虚拟助手等）、语言处理（如数据结构化）、数据挖掘（如靶点发现、适应证筛查）等。注册过程中困扰多数企业的难题是算法的等同性证明，即如何证明申报产品与对比产品的核心算法基本等同，这是人工智能软件产品对比差异性的核心。企业在开发新产品和设计研发初期就应将已上市同品种软件成熟的应用纳入研发环节，注册法规应及时关注行业类优秀上市产品最新进展及上市情况，这些前期研究做得到位了，注册申报环节就不会出现申报以后找不到同品种比对的情况。图像处理系统软件核心算法多数由成像算法和图像后处理构成，注册过程中关注重点多在算法的对比分析上。公认成熟算法的对比，建议申报企业列明申报产品和对比产品的算法用途和临床功能，两相比较各自的图像呈现效果，做差异性分析，提供佐证资料；全新算法在公认成熟算法的基础上提供安全性与有效性的验证资料。

（四）人工智能的智慧医疗应用

目前的患者医疗数据中 90% 以上来自医学影像，医疗影像领域拥有孕育深度学习

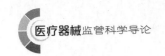

的海量数据。医疗影像诊断可以辅助医生作出判断，提升医生的诊断效率。目前，医疗影像诊断的主要应用场景：实现患者与医务人员、医疗机构、医疗设备之间的互动，达到信息智能化。未来智慧医疗行业将融入更多的人工智能及科技创新技术，使医疗服务走向真正意义上的智能化。

（五）人工智能与深度学习的医疗器械不断涌现

近年来，随着新一代人工智能技术的快速发展，采用深度学习技术的医疗器械软件日益增多。深度学习辅助决策医疗器械软件即基于医疗器械数据（医疗器械所生成的医学图像、医学数据，统称数据），使用深度学习技术进行辅助决策的软件。用户可以通过语言或文字两种模式来输入信息，人工智能通过自然语言处理，再根据疾病数据库、医疗信息数据库或者外部的医疗数据库进行对比和深度学习，为患者提供医疗和护理建议。在目前的分级诊疗中，社区医疗的发展瓶颈在于全科医生的数量及诊疗经验的不足，人工智能医疗器械可以帮助全科医生快速做小病的筛查，以及重大疾病和传染病的预警，深度学习的人工智能医疗器械在便利性上占较大优势。

随着人工智能医疗器械的快速发展，注册申报人工智能产品的企业逐年增多。为应对深度学习技术带来的监管挑战，并为相应医疗器械软件注册申报提供专业建议，2019年国家药品监督管理局医疗器械技术审评中心发布《深度学习辅助决策医疗器械软件审评要点》（以下简称《要点》），为相应医疗器械软件注册申报提供专业建议。《要点》明确审评要点应适用于深度学习辅助决策医疗器械软件（含独立软件、软件组件）的注册申报。

（六）数据安全成为人工智能产品监管的关注重点

人工智能医疗器械应受到严格监管，医疗责任主体应细化明确，因为患者并不完全了解自己身体所出现的状况，主诉表达时会漏掉一些关键信息，同时咨询时会使用大量的非专业词汇，甚至进行错误描述。此类产品的数据安全成为人工智能面临的一大挑战。在器审中心的指导下，根据《医疗器械网络安全注册技术审查指导原则》《人工智能医疗器械注册审查指导原则》等文件相继发布，用于指导涉及人工智能、深度学习类软件的数据安全，指导医疗器械网络安全测评。人工智能医疗器械生产企业在设计时应多考虑网络的安全性问题，同时结合临床机构具体应用过程中可能会遇到的网络安全问题，尽量降低产品上市后因为网络安全带来的监管风险、临床应用风险。部分人工智能医疗器械生产企业未考虑健康数据传输过程中的保密性问题。网信办安全中心曾就这一安全保密问题做过测试，测试过程中可以轻易捕获大量的明文健康数据。对于这一状况，医疗机构在对健康数据进行归档、备份等操作时，尤其通过公共网络传输敏感数据时，应该对敏感数据进行加密处理，否则可能造成医疗健康数据信息泄露。

对人工智能医疗器械生产企业的要求：①多研究面向人工智能医疗器械的网络安全相关标准和可操作的测评方法，研究相关标准规范，构建网络安全测试技术体系。②多关注医疗领域采用的重要系统与关键设备，关注入网安全检测与认证，关注医疗行业网络安全威胁情报库。③产品上线前的风险评估：对于有联网（外）或入网（内）需求的医疗器械，须具备必要的网络安全风险防控能力。④产品上线后运行中的安全检查：对已联网（外）或入网（内）的医疗器械，要求进行不定期的远程检查或现场检查，以全面掌握医疗器械的整体安全性状况。同时，人工智能医疗器械生产企业应时刻关注国家政策法规的动态。数据中心应整合临床资源，结合人工智能医疗器械产品的特点，建设面向医疗器械审评的测评数据库。

（七）正在逐步开展的相关数据库的建设

医疗器械监管数据库的建立是人工智能产品审批的先行之举，过去仅存在肺结节和眼底两类影像。目前，相关部门正着手建立用于人工智能研发的专用"人工智能＋医学影像类系统的审评技术及专业数据库"标准、规范管理条例以及伦理学标准。数据库的数据主要来自真实世界数据库，应保证：采集三甲医院的全量诊疗数据＋合作单位医疗数据目录库（动态增长）；全面满足多中心、多设备、多模态等要求（多中心）；未来测试数据具有多样、真实、可靠的来源（多样性）；医疗数据的标准、种类、体量能满足各类数据抽样方法的要求（超大样本）。人工智能医疗器械生产企业可间接参与建设医疗大数据管控平台，在参与的过程中可以更好地了解大数据的标准规范；同时可以学习完善数据的治理制度、标准、流程和安全可控系统。

（八）医疗器械智能化趋势带来的器械监管需求

随着人工智能技术在医疗领域的应用、上市许可持有人制度的推进，医疗器械智能化监管问题受到多方关注。国家药品监督管理局发布的"中国药品监管科学行动计划"指出：在未来的3~5年时间，要成立3~5个药品监管科学研究基地，在细胞和基因治疗、药械组合产品及人工智能医疗器械等九大领域率先创新监管科学制度。

人工智能医疗器械的数据安全是困扰监管人员的一个问题。大量智能化的医疗器械依赖海量数据，科研人员需要通过数据和算法来训练人工智能设备，让它们进行更加精准的识别和判断。在器械监管方面，需要追问这些数据从何而来、是否可靠、背后是否有伦理问题、是否缺乏隐私保护等，如何对算法进行验证，方法是否可靠；在监管方面，能否形成标准化的体系，形成中国的相关法律法规体系。

未来，医疗设备的智能化趋势不可避免。在监管中，监管部门进行更加严格的技术评估，确保数据的安全性和有效性；应加强产品上市后监管，做回顾性分析和再评价。另外，数据的使用权限也是一个值得探讨的话题。医院和企业有没有使用这些数据的权力？现在很多医院处于数据孤岛的状态，怎么让医疗数据联网？公办医院的海量医疗数据提供给医疗器械生产企业投入商业化运行的条件是什么？数据使用权限的边界在哪里？由此获得的商业利益应如何分配？

目前，从美国批准上市的人工智能医疗器械来看，以采用监督学习方法来设计的图像识别类为主。这类器械通过对前期数据的研究分析形成算法，再通过医生的标记训练形成产品，以图像判断疾病。例如，有一款糖尿病视网膜病变筛查软件就是根据眼底图像来判断患者是否有轻度糖尿病性视网膜病变。但是，任何技术都不可能达到100%的准确率，因为产品设计本身源自一个相对模糊的判断标准。监管人员需要注意的是，一

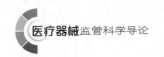

且出现评价错误，认定不良事件、产品质量责任或医生责任的界限在哪里？责任是由医生承担，还是由研发设备的企业承担？

尽管过去的诊断类医疗器械的很多指标都是量化的，比如尿液检查、血液检查，医生通过这些数据和经验进行疾病诊断，医疗设备只起到辅助作用。器械生产企业对数据的准确性负责。但是未来，越来越多的疾病可能要通过智能化的医疗器械进行诊断，比如针对糖尿病性视网膜病变、川崎病等的智能诊断等。

（九）国内人工智能医疗器械注册将迎来高峰

国家药品监督管理局发布公示信息，拟成立全国人工智能医疗器械等 3 个医疗器械标准化技术归口单位。成立人工智能医疗器械标准化技术归口单位，一方面，说明国家将持续完善人工智能医疗器械行业标准体系建设，加大行业监管力度，促使整个行业更加规范；另一方面，可以看出国家对人工智能医疗器械这个重点领域的关注和重视，支持新兴技术优先发展。作为我国人工智能医疗器械重要的审评部门，国家药品监督管理局医疗器械技术审评中心（以下简称器审中心）一直关注人工智能医疗器械的发展动向，在国家药品监督管理局的领导下积极推进人工智能医疗器械监管科学研究。

器审中心于 2017 年正式成立人工智能工作组，研究人工智能医疗器械监管科学。工作组成员来自器审中心相关审评部门、创新器械审查部门以及国家药品监管部门医疗器械注册和检测机构，涵盖了人工智能医疗器械上市前监管的全部环节。人工智能工作组成立后，开展了多方面产业调研：一是通过文献查阅了解国外人工智能医疗器械监管政策和产品审评审批等情况，包括美国、欧盟和日本等国家和地区的监管情况；二是与相关企业、研究机构、医疗机构开展多次交流，全面了解人工智能技术特性、产品特点、行业发展现状和临床使用风险等；三是征集人工智能医疗器械生产企业信息，深入了解人工智能医疗器械的产品集中度、产品研发阶段和生产企业类型。这些调研为后续人工智能医疗器械监管科学的研究工作打下了坚实基础。

在前期调研的基础上，人工智能工作组结合医疗器械软件相关指导原则和审评经验，经多次修改形成《深度学习辅助决策医疗器械软件审评要点》（以下简称《要点》），以深度学习辅助决策医疗器械软件为切入点，重点关注人工智能医疗器械的数据质量控制、算法泛化能力和临床使用风险，明确了人工智能医疗器械全生命周期审评要点，经专家研讨修改完善形成征求意见稿。考虑到后续会有相当数量的生产企业申请人工智能医疗器械创新医疗器械特别审查，人工智能工作组在《要点》的基础上制定了人工智能医疗器械创新特别审查要点，以促进技术创新。

2018 年 4 月，美国 FDA 批准 IDx-DR 糖尿病视网膜病变筛查软件上市，引发业界广泛关注。人工智能工作组通过器审中心发表了《美国 IDx-DR 人工智能糖网筛查软件上市情况简介》，以审评视角分析了美国 FDA 对于人工智能医疗器械的审评要求，引导生产企业正确理解美国 FDA 的审评思路。《中国医药报》刊发的《深度学习，AI 医疗器械"学然后知不足"》剖析了采用深度学习技术医疗器械的发展瓶颈，引导生产企业关注产品的数据质量控制、算法泛化能力以及临床使用风险等问题。

除此之外，器审中心还多次参加人工智能医疗器械论坛活动，如国际医疗器械监管机构论坛（IMDRF）上海会议、中国生物医学工程学会医疗器械创新创业大会、中国医疗器械监督管理国际会议（CIMDR）、中国数字医学高峰论坛博鳌会议等，积极向业界传达中国人工智能医疗器械监管思路，与行业共同发展。2018 年 12 月 25 日，器审中心联合中国健康传媒集团成功举办人工智能类医疗器械注册申报公益培训班，围绕生产企业所关注的问题进行了全方位解读。来自全国各地医疗器械、人工智能、互联网等企业的近千名技术人员和管理人员参加了培训。

未来，预计器审中心将进一步开展人工智能医疗器械监管科学研究，制定人工智能医疗器械通用审评指导原则和重点产品审评指导原则，兼顾公众健康保护与促进技术创新，推动我国人工智能医疗器械产业健康发展。

八、人工智能医疗器械研发实例

当前，人工智能医疗器械产业蓬勃发展，产品的安全有效性评价问题成为全球医疗器械监管的难点，亟待建立对产品测试方法、网络安全测试方法、测评数据库、监管技术等方面的要求和体系。为此，由国家药品监督管理局医疗器械注册司牵头，器审中心联合中国食品药品检定研究院、中国信息通信研究院、中国生物医学工程学会、上海申康医院发展中心、北京协和医院、浙江大学、四川大学等机构开展研究，力争在人工智能医疗器械安全有效性评价方面有所突破，产生一批新标准、新方法、新工具。

"人工智能医疗器械安全有效性评价研究"是我国第一批药品监管科学重点研究项目，首期主要任务包括：制定人工智能通用审评要点；针对 3 项发展较快产品，即糖尿病视网膜眼病辅助诊断产品、CT 肺结节辅助诊断产品、病理图像人工智能分析软件，制定审评要点；针对各类在建数据库满足什么条件可作为测评数据库，完成数据库质量研究报告。制定人工智能通用审评要点方面，《深度学习辅助决策医疗器械软件审评要点》已于 2019 年 7 月发布。后续随着产品申报数量的增加，在积累更多审评经验后，拟将审评要点适时转化为指导原则。

2020 年 1 月，国家药品监督管理局发布消息——冠脉血流储备分数计算软件产品获批上市。这是国内首款获批上市的 CT 血流储备分数（CT-FFR）产品，同时也是国内首款获批上市的采用新一代人工智能技术的三类辅助决策独立软件。器审中心审评一部评价：冠脉血流储备分数计算软件（商品名：深脉分数）是由北京昆仑医云科技有限公司研制生产的第三类医疗器械。该产品基于冠状动脉 CT 血管影像，采用自主研发的深度学习技术进行血管分割与重建以及血流储备分数计算，预期在进行冠状动脉血管造影检查之前，辅助培训合格的医技人员评估稳定性冠心病患者的功能性心肌缺血症状。

为加快创新医疗器械审批进程，早在 2014 年 2 月，国家药品监管部门就发布了《创新医疗器械特别审批程序（试行）》，开通了创新医疗器械产品审评审批绿色通道。器审中心按照早期介入、专人负责、科学审批的原则，对创新医疗器械予以优先办理；同时，加强与申请人的沟通交流，从而加快其上市进程。2018 年 11 月，国家药品监督管理局发布新修订的《创新医疗器械特别审查程序》，进一步鼓励医疗器械研发创新，促进医疗器械新技术的推广和应用，推动医疗器械产业高质量发展。正是按照《创新医

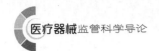

疗器械特别审查程序》的要求，北京市药监局负责了冠脉血流储备分数计算软件的申报材料初审工作，多次对企业进行申报资料撰写指导及技术问题解答。

目前，国内有多家生产企业正在研发 CT-FFR 产品，一些产品已进入创新医疗器械特别审查通道，预计陆续还有很多人工智能医疗器械在我国注册上市，让国产高端医疗器械在全球实现从跟跑到并跑、领跑的跨越。

2017 年 9 月由国家食品药品监督管理总局发布、2018 年 8 月 1 日起施行的新版《医疗器械分类目录》（以下简称新《分类目录》）对诊断功能软件进行了界定，这意味着医疗 AI 影像公司有了"持证上岗"要求，不能再停留在医院"免费试用"阶段。这对推动产业规范化发展提出了新要求。

根据新《分类目录》，诊断功能软件风险程度按照其采用算法的风险程度、成熟程度、公开程度等为判定依据。若诊断软件通过其算法提供诊断建议，仅具有辅助诊断功能，不直接给出诊断结论，按第二类医疗器械管理。若诊断软件通过其算法对病变部位进行自动识别，并提供明确的诊断提示，由于风险级别相对较高，按第三类医疗器械管理。

从国内监管层面来看，审评审批一款人工智能器械产品的路径还处于探索阶段，自 2020 年开始，国家药品监督管理局加速推进三类证审评，人工智能影像器械产品进入审批快车道。为了推动人工智能医疗器械的发展，国家药品监督管理局不断完善产品的上市审批制度，在人工智能医疗器械产品注册审批方面，已公布分类目录、审批流程及要点等相关文件。以 FDA 的经验为例，继对糖尿病患者视网膜病变检测的人工智能医疗器械产品 IDx-DR 获批之后，2018 年 5 月又批准了一款影像人工智能医疗器械产品——OsteoDetect 软件。Imagen 公司向 FDA 提交了一份包括对 1000 张 X 光图像的研究，评估了 OsteoDetect 这款检测手腕骨折的图像分析算法软件的独立性，以及其识别骨折的准确性，并将算法得出的结果与三位专业骨科医生的判断结果进行比较。同时还提交了另外一份关于 200 例患者的回顾性研究。医疗器械本身更新快，人工智能医疗器械更新更快，因此监管这类医疗器械不能延续传统的思路，需要做适当调整。但相同的理念是基于风险，即不管哪类医疗器械，都要考虑风险性。

FDA 局长 Scott Gottlieb 在华盛顿举行的 2018 Health Datapalooza 大会表示，在保护患者的前提下，FDA 正在扩大数字医疗工具的机会，并积极开发新的监管框架，用新的方法来审查人工智能。FDA 预计未来几年将会有越来越多基于人工智能的工具提交审核申请，首当其冲的是医疗影像设备。FDA 对人工智能，将着重关注其处理现实世界数据的方法，包括来自病理幻灯片、电子病历、可穿戴设备和保险索赔数据的结构化和非结构化数据。为此，FDA 对人工智能制定和采用了 Pre-Cert 计划，允许公司对其设备做小的改进，而不必每次都提交审核申请。而且，FDA 将确保监管框架的其他方面（如新的软件验证工具）具有足够的灵活性，以跟上这个迅速发展领域的独特属性。FDA 对人工智能的监管要确保这些新技术能够达到其安全性和有效性标准。

人工智能医疗器械产品需要通过临床试验来获得审批，目前国内外标准不一。传统的器械是基于产品本身的监管，而人工智能医疗器械的监管分为两个方面，一个方面是产品本身的风险，另一个方面是厂家即制造商的风险控制。所以，FDA 也有一项预先认证来认证厂家。从认识人工智能医疗器械产品到最后接受、支付体系完善、医保介入，过程时间较长。但国家食品药品监督管理局在监管方面越来越重视，对报送的审批流程也非常关注。不同于 FDA 在人工智能医疗器械方面有全新的加速审批通道，国家食品药品监督管理局是按照新药或新医疗器械进行审批，较为谨慎。并非所有的人工智能医疗器械产品都需要做临床试验，应根据风险及用途来判定。国家食品药品监督管理局监管的关键在于产品的临床医疗价值和作用，再根据作用来设计详细的临床评价过程。

第四节　监管科学中的循证医学应用

一、循证医学介绍

（一）循证医学的概念

循证医学（Evidence-based Medicine，EBM）即遵循证据的医学，是国际临床领域近年来迅速发展起来的一种新的医学模式。其核心思想是：任何医疗决策的确定都应基于客观的临床科学研究依据；任何临床的诊治决策必须建立在当前最好的研究证据与临床专业知识和患者的价值相结合的基础上。这是 David Sackett 教授对于循证医学的定义，它强调最佳证据、专业知识和经验、患者需求三者的结合，并且指出三者缺一不可，相辅相成，共同构成循证思维的主体。医学的循证化要求临床医生从更多方面来把握疾病，把握医患关系。其结果是医生和患者形成诊治联盟，使患者获得最好的临床结果和生命质量。

任何医疗决策的确定都要基于临床科研所取得的最佳证据，即无论临床医生确定治疗方案和专家确定治疗指南，都应依据现有的最佳证据。证据是循证医学的基石，其主要来源是医学期刊的研究报告，特别是临床随机对照试验（RCT）的研究成果，以及对这些研究的 Meta 分析。运用循证医学思想指导临床实践，最关键的内容是根据临床所面临的问题进行系统的文献检索，了解相关问题的研究进展，对研究结果进行科学评价以获得最佳证据。

（二）循证医学"两核心"

循证医学两大核心："证据要分级，推荐有级别"。循证医学的证据要不断地"与时俱进"。临床研究证据分级别是循证医学所提出的要求，按质量和可靠程度可分为五级（可靠性依次降低），即大样本多中心 RCT 或者收集这些 RCT 所作的系统评价和/或 Meta 分析，单个的大样本 RCT，设有对照组的临床试验，无对照组的系列研究，专家意见、描述性研究和病案报告。

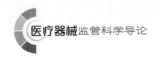

（三）循证医学"三要素"

要素一，参考当前所能得到的最好的临床研究证据。要素二，参照医师自己的临床经验和在检查病人过程中获得的第一手临床资料。临床医学是一个高度实践的科学，医师的经验和技能在任何时候都必不可少。要素三，尊重病人的选择，将病人的意愿提到很高的程度上。

（四）循证医学"四原则"

循证医学"四原则"，即基于问题（临床关注的问题或重大的科学问题）的研究，参考当前最好的证据决策，关注实践的效果，后效评价、止于至善。

二、循证医学产生的背景和发展

（一）循证医学产生的背景

1. 疾病谱的改变

20 世纪中叶，随着经济社会发展和医学进步，传染性疾病发病率有所下降，与心理和社会因素有关的疾病显著增加，健康问题已从传染病和营养缺乏等转变为肿瘤、心脑血管疾病和糖尿病等多因素疾病。由于病因的多样化，疾病的发病机制、病理表现、临床预后等各不相同，需要获取最新的临床证据，针对具体病例作出切合实际的临床决策。由于人类疾病谱发生了变化（从单因性疾病向多因性疾病发展），相应的治疗变成了综合性治疗。

2. 随机对照试验

在综合性治疗中，每一种干预措施可能只产生很小的疗效，因此对其评价就必须借助特定方法，即大样本、多中心临床试验。1948 年，英国医学研究会组织实施了全球第一个随机对照试验——以链霉素治疗结核病的随机对照试验（RCT），结果证实链霉素疗效非常好。如此确切的疗效，再加上严格的研究方法，其结果很快得到公认。从此，RCT 被确立为评价临床疗效的最有效方法。但是，尽管使用的都是 RCT，不同研究者针对同一个问题得出的结果可能大相径庭。面对各不相同的结果，临床医师应该相信谁？类似的问题越积越多，方法学便应运而生。方法学可以保证把应用相同干预措施治疗相同疾病的所有高质量临床研究集中起来，最终得出一个结论，从而解决临床医师无所适从的问题。大规模的临床随机对照试验作为一种临床科研方法和标准，被广泛接受，迅速发展起来。

3. Meta 分析

Meta 分析是 1976 年由心理学家 Glass 首次提出的统计学方法，并首次将其运用于教育学研究领域中对多个研究结果的综合定量。后来，这一研究方法被应用于医学领域，并日益受到重视。Meta 分析的基础建立在全面、系统的对文献研究质量的评价上。因此，学术界也把对医学文献全面系统的评价称为"系统分析"。当应用特定的统计方法定量地进行系统分析时，就称为 Meta 分析。20 世纪 80 年代后，Meta 分析逐步被引入临床随机对照试验，取得了一大批成果并作为可靠证据，使循证医学有证可循。

4. 计算机和网络技术

计算机和网络技术是 20 世纪科技发展的重要标志之一。计算机和网络技术、国际 Cochrane 协作网和世界各国 Cochrane 中心的建立与发展，为临床医生快速地从光盘数据库及网络中获取循证医学证据提供了现代化技术手段。

5. 临床流行病学

流行病学研究方法的迅速发展与日益成熟不仅为预防医学提供了开展人群研究的技术，也被临床各学科开展研究所青睐。临床流行病学成为循证医学的基础，也为开展循证医学研究提供了高质量证据来源。

（二）循证医学的发展进程

数十年来，循证医学的发展历经了三个阶段。

第一个阶段为 1992—1996 年，由加拿大人首先提出循证医学的概念。当时是针对"如何评价临床多因性疾病及其综合性治疗的疗效"而提出的。循证医学提出之初，非常强调对随机对照试验（RCT）的系统评价。但时至今日研究者发现，大样本多中心 RCT 数量很少，而且有些情况下根本不可能做 RCT。此外，临床研究中存在着大量设有对照组的临床试验（CCT）。

第二个阶段为 20 世纪 90 年代中后期（1996—1998 年），英国人运用循证医学理念、方法和证据进行政府决策，解决公共卫生、公共产品、公共服务和公共体系中的问题，提出了循证卫生保健的概念，将高级别证据用于社区人群和大众。

第三个阶段为 2000 年至今，国际 Cochrane 协作网中国中心主任李幼平教授根据循证医学的哲学理念，将其外延到各个需要证据决策的领域，提出广义循证观，并定义广义的循证观三要素为：①凡事都要循证决策；②要与时俱进，根据新出现的高级别证据不断补充和完善现有评价；③后效评价，止于至善。2003 年，该概念首次在 Cochrane 年会上被提出，即被全世界循证医学同行所认可。

（三）循证医学的开创性研究

循证医学的开创性研究是与英国著名流行病学家、内科医生阿尔希·考科蓝（Archie Cochrane，1909—1988）的名字相联系的。1972 年，他撰写的《疗效与效益：健康服务中的随机反应》出版，明确提出由于资源终将有限，因此应该使用已被恰当证明有明显效果的医疗保健措施，并强调应用随机对照试验证据之所以重要，是因为它比其他任何证据来源都更为可靠。医疗保健有关人员应收集所有随机对照试验结果进行评价，为临床治疗提供当前最好的证据。考科蓝的创新性研究对健康服务领域存在的如何达到既有疗效又有效益的争论产生了积极的影响。1979 年，考科蓝又提出应根据特定病种/疗法将所有相关的随机对照试验联合起来进行综合分析，并随着新临床试验的出现不断更新，从而得出更为可靠的结论。1987 年，考科蓝根据超过 20 年对妊娠和分娩后随访大样本随机对照试验结果的系统评价研究，获得了令人信服的证据，向世人揭示

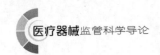

了循证医学的实质。他认为这些研究成为临床研究和医疗保健评估方面的一个真正的里程碑，其他专业也应遵循这种方法。考科蓝被公认为循证医学的先驱，他的姓氏"Cochrane"成为循证医学的同义词。

20 世纪 80 年代初期，在临床流行病学发源地的麦克马斯特大学（McMaster University），以 Sackett 教授为首的一批临床流行病学家，在临床流行病学系和内科系率先对年轻的住院医师进行循证医学培训，取得了很好的效果。1992 年起，他们陆续在 JAMA 等杂志上发表了一系列循证医学论文，受到广泛关注。此外，由 Brian Haynes 和 Sackett 发起，在美国内科医师学院组织了一个杂志俱乐部（ACPJC），开始对国际上 30 余种著名杂志发表的论文进行系统评价，并以专家述评的形式在 *Annals of Internal Medicine* 上发表。1992 年，Sackett 教授及其同事正式提出了"循证医学"概念，普及了医学文献严格评价的原理。Brian Haynes 开创性地建立了结构式文摘二次文献数据库及 Cochrane 协作网，成为循证医学早期发展史上的重要里程碑，而循证医学原理和思想则直接源自他们的工作。

1993 年，国际上正式成立权威循证医学学术组织——考科蓝协作组织（Cochrane Collaboration），广泛地收集临床随机对照试验（RCT）的研究结果。在严格的质量评价基础上，进行系统评价（RS）以及 Meta 分析，将有价值的研究结果推荐给临床医生以及相关专业的实践者，以帮助实践循证医学。1996 年，Sackett 教授在《英国医学杂志》上发表专论，将循证医学明确定义为"明确、明智、审慎地应用最佳证据作出临床决策的方法"。2000 年，Sackett 教授在新版《怎样实践和讲授循证医学》中再次定义循证医学为"慎重、准确和明智地应用当前所能获得的最好的研究依据，同时结合临床医师的个人专业技能和多年临床经验、考虑病人的价值和愿望，将三者完美地结合制定出病人的治疗措施"。

1992 年，英国成立了"英国 Cochrane 中心"，全世界的循证医学中心包括中国 Cochrane 中心在内已发展到 15 个。"循证医学协作网"和"Cochrane 中心"的建立和发展，以及循证医学研究成果的扩大和应用，有力地促进了临床医学从经验医学模式向循证医学模式转变，促进了循证医学的发展。1995 年，美国医学会和英国医学杂志联合创办《循证医学》杂志。

（四）我国循证医学的发展

从 20 世纪 80 年代开始，我国连续派出数批临床医师到加拿大、美国、澳大利亚学习临床流行病学，有多名医师跟随 Dr. Sackett 查房，学习如何用流行病观点解决临床问题（循证医学的雏形），并在上海医科大学和华西医科大学分别建立了临床流行病培训中心，开展相关研究工作。1996 年，上海医科大学的王吉耀教授在《临床》杂志上发表了我国第一篇关于循证医学的文章——"循证医学的临床实践"；1997 年，四川大学华西医院神经内科医生刘鸣教授在 Cochrane 图书馆发表了第一篇关于 Cochrane 系统的综述——"循证医学最好的证据"；1996 年，四川大学华西医院（原华西医科大学附属第一医院）引进循证医学和 Cochrane 系统，创建了中国循证医学/Cochrane 中心，1997 年 7 月获卫生部正式批准。1999 年 3 月，中国循证医学中心正式注册成为国际

Cochrane 协作网的第 14 个成员国之一，这也是中国和亚洲的第一个中心。作为国际 Cochrane 协作网的成员之一和中国与国际协作网的唯一接口，该中心的主要任务是：建立中国循证医学临床试验资料库，为中国和世界各国提供中国的临床研究信息；开展系统评价、随机对照试验、卫生技术评估，以及循证医学有关的方法学研究，为临床实践和政府的卫生决策提供可靠依据；提供循证医学方法与技术培训，传播循证医学学术思想，推动循证医学在中国的发展。2000 年 11 月，广州成立了广东省循证医学科技中心。目前，国内已有 60 余种医学杂志发表循证医学文章。循证医学专著、循证医学普及读物、循证医学杂志、循证医学信息、循证医学网页等传播载体相继出台，推动了我国循证医学的发展。

三、询证科学与医疗器械监管科学

医疗器械与药品都是保障人类健康的必需品和健康产业的重要物质基础。随着世界经济的复苏和增长、现代科学技术的迅猛发展及人口老龄化，医疗器械科学与产业的变革势在必行。一方面，医疗器械产业持续增长，正成长为世界经济的一个支柱性产业和我国国民经济的一个新的增长点；另一方面，医疗器械科学与产业的技术及其结构正在发生革命性变革。大量现代科学技术前沿成果的汇集，使医疗器械创新产品不断涌现，研究与检验手段日新月异。例如，对于人体损坏组织及器官的修复与替换已从简单的形态和力学功能的修复发展到再生人体组织或器官、个性化和微创伤精准治疗；对于疾病的诊断已从病理组织形态及一般性生化检验发展到高精度的分子影像及基因诊疗；互联网、大数据、人工智能技术已进入医疗器械售前售后的实时监管、风险预测和评估；真实世界与模拟技术的结合正在改变医疗器械临床试验的规模和周期，加速创新产品的临床转化；可穿戴柔性生物电子器件、智能手机和云端软件的结合，对智慧医疗模式的变革产生了巨大影响。

（一）循证科学

循证科学（Evidence-based Science）的概念是 2004 年由卫生部中国循证医学中心主任、循证医学教育部网上合作研究中心主任李幼平教授提出的。循证科学主要基于以下内涵：①各行各业、各种层面都在强调决策的科学性和其成本效益比；②重视信息的采集、加工、挖掘和合成；③由第三方进行权威评价。即目前各个行业都重视数据库建设、评价标准、体系建设和第三方的权威评价。

循证科学是当代科学综合化趋势的体现，也是学科间交叉会聚的载体和机制。

循证科学是理念上的飞跃：强调做任何事情都应以事实为根据，进行循证决策；同时不断补充新证据，与时俱进；强调后效评价实践效果，止于至善。其结果是强调实事求是，提高了决策的科学性，同时也注重决策质量，提高了决策的成本效果。

（二）医疗器械监管科学与循证科学评价结合

医疗器械监管科学与循证科学都是近些年新涌现的学科领域。医疗器械监管科学服务于医疗器械监管活动的科学研究，其确保医疗器械产品的安全、有效，为监管决策提供科学依据、方法、工具与标准。循证科学源于循证医学的科学内涵，可成为解决不同领域问题的有效工具和方法。医疗器械监管科学与循证科学结合的相关概念、理论与研究实践活动有待进一步发掘与开拓。器械监管将从医疗器械、医疗器械监管科学、循证科学、医疗器械监管科学与循证科学结合等开展研讨，旨在将循证科学评价作为一个有效的工具与方法用于医疗器械监管科学研究。

循证科学评价有助于医疗器械监管科学的发展。循证科学评价的方法和工具可实现需求导向和全程质控下的高质量数据和证据。通过数据和证据（含基础、临床、转化证据、整合等）来建议指南和政策。作为新技术的大数据工程（涵盖基础、公共卫生、临床、医保费用、质效、风险等），在国产人工智能保障信息安全的前提下，通过信息实时采集、分类汇总、清洗甄别、分类分级来实现证据合成，从而为知证决策、临床指南、风险预测、新产品开发、老产品改进和撤市、动态监测、可视化分级展示共享等提供支持。

医疗器械监管科学与循证科学的学科交叉、合作融合，可进一步完善医疗器械监管科学的内容。建立与国内优势大院大所、科研机构的长期合作；借鉴发达国家同类机构同类产品的监管标准、规范、模式和流程，做监管产品的全背景、全要素、全过程评价；从重大疾病防治需求角度，分类分级，利用国内数据的体量优势，开展临床验证，作出监管创新，使管理走到全球前端；从重大疾病防治的创新医疗器械角度，分类分级，开展监管评价，提出医疗器械的研发需求，助力创新医疗器械的研、学、产、监、用一体化发展。

循证科学评价在医疗器械监管科学建设中起着重要的作用：建立评价指标体系，可与同期、同类产品的全球、全国评价标准和监管流程做比较；针对复杂监管问题，进行综合干预的评价；实现临床验证的全程质控，形成动态监测、后效评价、持续改进的模式；培养能胜任医疗器械审评、监管的跨学科研究和管理人才。

医疗器械监管科学与循证科学评价的有效结合可以实现以下目标：①依据循证证据来制定监管决策；②通过循证手段来评价产品实验依据的合理性和结果的可靠性；③将循证与风险评估结合起来评价产品的生物相容性；④通过循证方法来验证产品动物试验设计和结果，从而考虑是否需要采用临床试验来确保产品的安全有效；⑤通过循证方法来指导医疗器械临床试验设计，预测及监控医疗器械临床试验的有效性；⑥通过全方位分析真实世界数据等，实现对产品上市后多个领域的综合指标体系的全流程主动监管。

参考文献

［1］李幼平. 实用循证医学［M］. 北京：人民卫生出版社，2018.

［2］李琰，喻佳洁，陈雯雯，等. 循证医学的科学观和人文观［J］. 中国循证医学杂志，2019，19（1）：114－118.

［3］孙磊. 医疗器械生产质量管理规范检查指南［M］. 北京：中国医药科技出版社，2019.

［4］翁开源，孙必婷. 大数据在药品安全监管中的应用研究［J］. 卫生经济研究，2020，37（11）：42－44.

［5］张士侠. 大数据在药品监管领域的应用研究［J］. 中国医药导刊，2017（12）：1412－1416.

［6］严舒，徐东紫，欧阳昭连. 美国人工智能医疗器械监管与应用分析［J］. 中国医疗设备，2021，36（2）：117－122.

［7］张成梅，王雅洁，陶衡，等. 人工智能与大数据在食品安全信息监管中的应用［J］. 电子技术与软件工程，2021（6）：2.

［8］曹晓琦，符海芳. 人工智能在监管科技中的应用［C］//中国监管科技发展报告（2019）. 北京：社会科学文献出版社，2019：81－99.

［9］刘伶俐，王端，王力钢. 医疗人工智能应用中的伦理问题及应对［J］. 医学与哲学，2020，41（14）：28－32.

［10］高峰，罗雪琼，张建伟. 医院大数据平台建设及其在医疗行为监管中的应用［J］. 中国医学装备，2019，16（3）：168－171.

［11］曹萌，葛渊源，张景辰，等. 药物分析新技术在药品科学监管中的应用［J］. 中国药事，2021，35（6）：614－623.

［12］郭宇航. 大数据在药品监管领域的应用［J］. 智慧健康，2019，5（27）：23－24.

［13］赵嘉，谭德讲，高泽诚，等. 监管科学的起源、定义及作用［J］. 中国药事，2014，28（12）：1290－1293.

［14］李静莉，郑佳，余新华. 在用医疗器械科学监管的形势分析与建议［J］. 中国医疗设备，2015，30（1）：68－70.

［15］王娜，朱闳敏，张新平. 我国基层药品及医疗器械上市后监管中存在的问题及对策［J］. 中国卫生经济，2008（4）：63－65.

［16］王雯. 医疗器械上市后的监督管理如何面对入市后的挑战［J］. 中国医疗器械信息，2002（2）：5，27.

［17］厚生劳动省医药和生活卫生局. 关于医疗器械上市后风险管理计划的制定［EB/OL］.（2017－07－31）［2021－08－10］. https：//www. mhlw. go. jp/web/t＿doc?dataId＝00tc2887&dataType＝1&pageNo＝1.

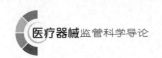

[18] 苑富强，李非. 日本医疗器械上市后风险管控计划研究及其对我国的启示［J］. 医疗卫生装备，2021（11）：72—75.

[19] 医疗器械产业实现"国产化"突围［N］. 经济日报，2017—03—01.

[20] 王者雄. 加强医疗器械上市后监管，保障公众用械质量安全［J］. 中国食品药品监管，2019（11）：65—72.

[21] 金碚. 关于"高质量发展"的经济学研究［J］. 中国工业经济，2018（4）：5—18.

[22] 李军林，姚东旻，李三希，等. 分头监管还是合并监管：食品安全中的组织经济学［J］. 世界经济，2014，37（10）：165—192.

[23] Vickers J. Competition and Regulation in Vertically Related Markets［J］. Review of Economic Studies，1995，62（1）：1—17.

[24] Armstrong M，Sappington D E M. Regulation，Competition，and Liberalization［J］. Journal of Economic Literature，2006，44（2）：325—366.

[25] 龚强，雷丽衡，袁燕. 政策性负担、规制俘获与食品安全［J］. 经济研究，2015，50（8）：4—15.

[26] 张霖琳，刘峰，蔡贵龙. 监管独立性、市场化进程与国企高管晋升机制的执行效果——基于2003～2012年国企高管职位变更的数据［J］. 管理世界，2015（10）：117—131.

[27] Estache A，Wren-Lewis L. Toward a theory of regulation for developing countries：Following jean-jacques laffont's lead［J］. Journal of Economic Literature，2009，47（3）：729—770.

[28] 刘伟，夏立秋，王一雷. 动态惩罚机制下互联网金融平台行为及监管策略的演化博弈分析［J］. 系统工程理论与实践，2017，37（5）：1113—1122.

[29] Schultze C L. The Public Use of Private Interest［M］. Washington：The Brookings Institution，1977.

[30] Oates W E，Portney P R，Mcgartland A M. The net benefits of incentive-based regulation：A case study of environmental standard setting［J］. American Economic Review，1989，79（5）：1233—1242.

[31] Peltzman S. George stigler's contribution to the economic analysis of regulation［J］. Journal of Political Economy，1993，101（5）：818—832.

[32] Becker R，Henderson V. Effects of air quality regulations on polluting industries［J］. Journal of Political Economy，2000，108（2）：379—421.

[33] Kumaranayake L. The role of regulation：Influencing private sector activity within health sector reform［J］. Journal of International Development，1997，9（4）：641—649.

[34] 蒋海，朱滔，李东辉. 监管、多重代理与商业银行治理的最优激励契约设计［J］. 经济研究，2010，45（4）：40—53.

[35] 彭红枫，杨柳明，王黎雪. 基于演化博弈的金融创新与激励型监管关系研究［J］. 中央财经大学学报，2016（9）：92—100.

[36] Atkinson S，Tietenberg T. Market failure in incentive-based regulation：The case of emissions trading［J］. Journal of Environmental Economics and Management，1991，21（1）：17—31.

[37] 全世文，曾寅初，朱勇. 我国食品安全监管者激励失灵的原因——基于委托代理理论的解释［J］. 经济管理，2015，37（4）：159—167.

[38] Marshall W J，Yawitz J B，Greenberg E. Optimal regulation under uncertainty［J］. The Journal of Finance，1981，36（4）：909—921.

[39] Atkeson A，Hellwig C，Ordonez G. Optimal regulation in the presence of reputation concerns

［J］. The Quarterly Journal of Economics，2015，130（1）：415－464.

［40］谢康，赖金天，肖静华，等. 食品安全、监管有界性与制度安排［J］. 经济研究，2016，51（4）：174－187.

［41］Taylor P D，Jonker L B. Evolutionary stable strategies and game dynamics［J］. Mathematical Biosciences，1978，40（1－2）：145－156.

［42］Friedman D. Evolutionary games in economics［J］. Econometrica，1991，59（3）：637－666.

［43］Friedman D. On economic applications of evolutionary game theory［J］. Journal of Evolutionary Economics，1998，8（1）：15－43.

［44］谢识予. 经济博弈论［J］. 4版. 上海：复旦大学出版社，2017.

［45］李安渝，张昭. 社会共治视角下的医疗器械监管模式研究［J］. 中国市场监管研究，2022（2）：70－73.

［46］丰伟刚，赵瑜，赵宗阁，等. 利用大数据推进食品药品"智慧监管"研究［J］. 食品安全质量检测学报，2015（1）：354－360.

［47］汉无为. 结构化大数据和非结构化大数据的管理［EB/OL］.（2017－06－14）［2020－04－21］. http://www.360doc.com/content/17/0614/21/99071_663182531.shtml.

［48］卢日刚，陈薇，苏浩. 基于大数据的食品药品检测数据管理系统构建设想［J］. 中国药事，2016，30（7）：661－665.

［49］乔淑英，谢洪彬，朱素蓉，等. 卫生计生监督"双随机"原则合理运用的探讨［J］. 中国卫生监督杂志，2017，24（2）：132－135.

［50］张士侠. 大数据在药品监管领域的应用研究［J］. 中国医药导刊，2017（12）：1412－1416.

［51］廉克普. 大数据时代药品质量监管体系发展趋势［J］. 现代养生，2017（18）：276－276.

［52］胡小崧，汪海萍，戴震. 大数据在食品药品检验中的应用策略［J］. 科学大众（科学教育），2017（10）：150，191.

［53］宗欣，王迎利. 浅谈大数据时代食品药品监管数据资源的综合管理［J］. 中国药物评价，2017，34（1）：71－73.

［54］赵燕. 在线医疗大数据在用药安全管理中的应用［J］. 管理观察，2018，704（33）：179－180.

［55］夏新，刘博，王珏，等. 大数据分析在医院医保管理中的应用研究［J］. 中国数字医学，2017，12（1）：9－11.

［56］洪超善，李洁，陈方. 大数据人工智能一体化在医院建设中的应用［J］. 数字通信世界，2018（9）：157，178.

［57］何秀丽，任智源，史晨华，等. 面向医疗大数据的云雾网络及其分布式计算方案［J］. 西安交通大学学报，2016，50（10）：71－77.

［58］王才有. 大数据时代的医院数据平台建设［J］. 中国医院，2016，20（1）：15－17.

［59］段金宁. "互联网+"医疗环境下的健康医疗大数据应用［J］. 中华医学图书情报杂志，2018，27（6）：49－53.

［60］杨薇，崔英子，杨海淼，等. 医疗大数据在中医药研究领域的应用与思考［J］. 长春中医药大学学报，2016，32（3）：625－627.

［61］何英剑，李晓婷，李金锋，等. 大数据时代信息化管理平台在医院专科建设中的价值［J］. 中国医院管理，2017，37（3）：64－65.

［62］刘宇飞，周源，廖岭. 大数据分析方法在战略性新兴产业技术预见中的应用［J］. 中国工程科学，2016，18（4）：121－128.

［63］刘洁，吴慧，仇晓春. 全球精准医疗研究的热点分析［J］. 上海交通大学学报（医学版），

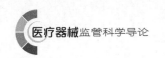

2018，38（12）：1504－1508.

[64] 李志勇，李鹏伟，高小燕，等. 人工智能医学技术发展的聚焦领域与趋势分析［J］. 中国医学
装备，2018，15（7）：136－145.

[65] 黄莉婷，董齐，陆朝甫. 我国医疗器械临床应用监测与评价现状［J］. 中国医疗设备，2013，
28（11）：63－66.

[66] 张松. 大数据背景下计算机信息技术在食品企业食品安全管理中的应用［J］. 食品安全导刊·
下旬刊，2019（4）：58.

[67] 王黎. 大数据时代人工智能在计算机网络技术中的应用［J］. 信息与电脑，2020，32（3）：
99－101.

[68] 蒋海洪. 医疗器械管理与法规［M］. 2版. 北京：人民卫生出版社，2018.

[69] 中华人民共和国国家质量监督检验检疫总局，中国国家标准化管理委员会. 医疗器械生物学评
价 第1部分：风险管理过程中的评价与试验：GB/T 16886.1—2011［S］. 北京：中国标准出
版社，2011.

[70] 中华人民共和国国家质量监督检验检疫总局，中国国家标准化管理委员会. 医疗器械生物学评
价 第2部分：动物福利要求：GB/T 16886.2—2011［S］. 北京：中国标准出版社，2011.

[71] 国家市场监督管理总局，中国国家标准化管理委员会. 医疗器械生物学评价 第3部分：遗传
毒性、致癌性和生殖毒性试验：GB/T 16886.3—2019［S］. 北京：中国标准出版社，2019.

[72] 中华人民共和国国家质量监督检验检疫总局. 医疗器械生物学评价 第4部分：与血液相互作
用试验选择：GB/T 16886.4—2003［S］. 北京：中国标准出版社，2003.

[73] 中华人民共和国国家质量监督检验检疫总局，中国国家标准化管理委员会. 医疗器械生物学评
价 第5部分：体外细胞毒性试验：GB/T 16886.5—2017［S］. 北京：中国标准出版社，2017.

[74] 中华人民共和国国家质量监督检验检疫总局，中国国家标准化管理委员会. 医疗器械生物学评
价 第6部分：植入后局部反应试验：GB/T 16886.6—2015［S］. 北京：中国标准出版
社，2015.

[75] 中华人民共和国国家质量监督检验检疫总局，中国国家标准化管理委员会. 医疗器械生物学评
价 第7部分：环氧乙烷灭菌残留量：GB/T 16886.7—2015［S］. 北京：中国标准出版
社，2015.

[76] 中华人民共和国国家质量监督检验检疫总局，中国国家标准化管理委员会. 医疗器械生物学评
价 第9部分：潜在降解产物的定性和定量框架：GB/T 16886.9—2017［S］. 北京：中国标准
出版社，2017.

[77] 中华人民共和国国家质量监督检验检疫总局，中国国家标准化管理委员会. 医疗器械生物学评
价 第10部分：刺激与皮肤致敏试验：GB/T 16886.10—2017［S］. 北京：中国标准出版
社，2017.

[78] 中华人民共和国国家质量监督检验检疫总局，中国国家标准化管理委员会. 医疗器械生物学评
价 第11部分：全身毒性试验：GB/T 16886.11—2011［S］. 北京：中国标准出版社，2011.

[79] 中华人民共和国国家质量监督检验检疫总局，中国国家标准化管理委员会. 医疗器械生物学评
价 第13部分：聚合物医疗器械的降解产物的定性与定量：GB/T 16886.13—2017［S］. 北京：
中国标准出版社，2017.

[80] 中华人民共和国国家质量监督检验检疫总局. 医疗器械生物学评价 第14部分：陶瓷降解产物
的定性与定量：GB/T 16886.14—2003［S］. 北京：中国标准出版社，2003.

[81] 中华人民共和国国家质量监督检验检疫总局. 医疗器械生物学评价 第15部分：金属与合金降
解产物的定性与定量：GB/T 16886.15—2003［S］. 北京：中国标准出版社，2003.

［82］ 中华人民共和国国家质量监督检验检疫总局，中国国家标准化管理委员会. 医疗器械生物学评价　第 16 部分：降解产物与可沥滤物毒代动力学研究设计：GB/T 16886.16—2013［S］. 北京：中国标准出版社，2013.

［83］ 中华人民共和国国家质量监督检验检疫总局，中国国家标准化管理委员会. 医疗器械生物学评价　第 17 部分：可沥滤物允许限量的建立：GB/T 16886.17—2005［S］. 北京：中国标准出版社，2005.

［84］ 中华人民共和国国家质量监督检验检疫总局，中国国家标准化管理委员会. 医疗器械生物学评价　第 18 部分：材料化学表征：GB/T 16886.18—2011［S］. 北京：中国标准出版社，2011.

［85］ 中华人民共和国国家质量监督检验检疫总局，中国国家标准化管理委员会. 医疗器械生物学评价　第 19 部分：材料物理化学、形态学和表面特性表征：GB/T 16886.19—2011［S］. 北京：中国标准出版社，2011.

［86］ 中华人民共和国国家质量监督检验检疫总局，中国国家标准化管理委员会. 医疗器械生物学评价　第 20 部分：医疗器械免疫毒理学试验原则和方法：GB/T 16886.20—2015［S］. 北京：中国标准出版社，2015.

附录 1　医疗器械监督管理条例

（国务院令第 739 号）

（2000 年 1 月 4 日中华人民共和国国务院令第 276 号公布　2014 年 2 月 12 日国务院第 39 次常务会议修订通过　根据 2017 年 5 月 4 日《国务院关于修改〈医疗器械监督管理条例〉的决定》修订　2020 年 12 月 21 日国务院第 119 次常务会议修订通过）

第一章　总　　则

第一条　为了保证医疗器械的安全、有效，保障人体健康和生命安全，促进医疗器械产业发展，制定本条例。

第二条　在中华人民共和国境内从事医疗器械的研制、生产、经营、使用活动及其监督管理，适用本条例。

第三条　国务院药品监督管理部门负责全国医疗器械监督管理工作。

国务院有关部门在各自的职责范围内负责与医疗器械有关的监督管理工作。

第四条　县级以上地方人民政府应当加强对本行政区域的医疗器械监督管理工作的领导，组织协调本行政区域内的医疗器械监督管理工作以及突发事件应对工作，加强医疗器械监督管理能力建设，为医疗器械安全工作提供保障。

县级以上地方人民政府负责药品监督管理的部门负责本行政区域的医疗器械监督管理工作。县级以上地方人民政府有关部门在各自的职责范围内负责与医疗器械有关的监督管理工作。

第五条　医疗器械监督管理遵循风险管理、全程管控、科学监管、社会共治的原则。

第六条　国家对医疗器械按照风险程度实行分类管理。

第一类是风险程度低，实行常规管理可以保证其安全、有效的医疗器械。

第二类是具有中度风险，需要严格控制管理以保证其安全、有效的医疗器械。

第三类是具有较高风险，需要采取特别措施严格控制管理以保证其安全、有效的医疗器械。

评价医疗器械风险程度，应当考虑医疗器械的预期目的、结构特征、使用方法等因素。

国务院药品监督管理部门负责制定医疗器械的分类规则和分类目录，并根据医疗器械生产、经营、使用情况，及时对医疗器械的风险变化进行分析、评价，对分类规则和分类目录进行调整。制定、调整分类规则和分类目录，应当充分听取医疗器械注册人、备案人、生产经营企业以及使用单位、行业组织的意见，并参考国际医疗器械分类实践。医疗器械分类规则和分类目录应当向社会公布。

第七条　医疗器械产品应当符合医疗器械强制性国家标准；尚无强制性国家标准的，应当符合医疗器械强制性行业标准。

第八条　国家制定医疗器械产业规划和政策，将医疗器械创新纳入发展重点，对创新医疗器械予以优先审评审批，支持创新医疗器械临床推广和使用，推动医疗器械产业高质量发展。国务院药品监督管理部门应当配合国务院有关部门，贯彻实施国家医疗器械产业规划和引导政策。

第九条　国家完善医疗器械创新体系，支持医疗器械的基础研究和应用研究，促进医疗器械新技术的推广和应用，在科技立项、融资、信贷、招标采购、医疗保险等方面予以支持。支持企业设立或者联合组建研制机构，鼓励企业与高等学校、科研院所、医疗机构等合作开展医疗器械的研究与创新，加强医疗器械知识产权保护，提高医疗器械自主创新能力。

第十条　国家加强医疗器械监督管理信息化建设，提高在线政务服务水平，为医疗器械行政许可、备案等提供便利。

第十一条　医疗器械行业组织应当加强行业自律，推进诚信体系建设，督促企业依法开展生产经营活动，引导企业诚实守信。

第十二条　对在医疗器械的研究与创新方面作出突出贡献的单位和个人，按照国家有关规定给予表彰奖励。

第二章　医疗器械产品注册与备案

第十三条　第一类医疗器械实行产品备案管理，第二类、第三类医疗器械实行产品注册管理。

医疗器械注册人、备案人应当加强医疗器械全生命周期质量管理，对研制、生产、经营、使用全过程中医疗器械的安全性、有效性依法承担责任。

第十四条　第一类医疗器械产品备案和申请第二类、第三类医疗器械产品注册，应当提交下列资料：

（一）产品风险分析资料；

（二）产品技术要求；

（三）产品检验报告；

（四）临床评价资料；

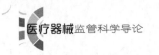

（五）产品说明书以及标签样稿；

（六）与产品研制、生产有关的质量管理体系文件；

（七）证明产品安全、有效所需的其他资料。

产品检验报告应当符合国务院药品监督管理部门的要求，可以是医疗器械注册申请人、备案人的自检报告，也可以是委托有资质的医疗器械检验机构出具的检验报告。

符合本条例第二十四条规定的免于进行临床评价情形的，可以免于提交临床评价资料。

医疗器械注册申请人、备案人应当确保提交的资料合法、真实、准确、完整和可追溯。

第十五条 第一类医疗器械产品备案，由备案人向所在地设区的市级人民政府负责药品监督管理的部门提交备案资料。

向我国境内出口第一类医疗器械的境外备案人，由其指定的我国境内企业法人向国务院药品监督管理部门提交备案资料和备案人所在国（地区）主管部门准许该医疗器械上市销售的证明文件。未在境外上市的创新医疗器械，可以不提交备案人所在国（地区）主管部门准许该医疗器械上市销售的证明文件。

备案人向负责药品监督管理的部门提交符合本条例规定的备案资料后即完成备案。负责药品监督管理的部门应当自收到备案资料之日起5个工作日内，通过国务院药品监督管理部门在线政务服务平台向社会公布备案有关信息。

备案资料载明的事项发生变化的，应当向原备案部门变更备案。

第十六条 申请第二类医疗器械产品注册，注册申请人应当向所在地省、自治区、直辖市人民政府药品监督管理部门提交注册申请资料。申请第三类医疗器械产品注册，注册申请人应当向国务院药品监督管理部门提交注册申请资料。

向我国境内出口第二类、第三类医疗器械的境外注册申请人，由其指定的我国境内企业法人向国务院药品监督管理部门提交注册申请资料和注册申请人所在国（地区）主管部门准许该医疗器械上市销售的证明文件。未在境外上市的创新医疗器械，可以不提交注册申请人所在国（地区）主管部门准许该医疗器械上市销售的证明文件。

国务院药品监督管理部门应当对医疗器械注册审查程序和要求作出规定，并加强对省、自治区、直辖市人民政府药品监督管理部门注册审查工作的监督指导。

第十七条 受理注册申请的药品监督管理部门应当对医疗器械的安全性、有效性以及注册申请人保证医疗器械安全、有效的质量管理能力等进行审查。

受理注册申请的药品监督管理部门应当自受理注册申请之日起3个工作日内将注册申请资料转交技术审评机构。技术审评机构应当在完成技术审评后，将审评意见提交受理注册申请的药品监督管理部门作为审批的依据。

受理注册申请的药品监督管理部门在组织对医疗器械的技术审评时认为有必要对质量管理体系进行核查的，应当组织开展质量管理体系核查。

第十八条 受理注册申请的药品监督管理部门应当自收到审评意见之日起20个工作日内作出决定。对符合条件的，准予注册并发给医疗器械注册证；对不符合条件的，不予注册并书面说明理由。

受理注册申请的药品监督管理部门应当自医疗器械准予注册之日起 5 个工作日内，通过国务院药品监督管理部门在线政务服务平台向社会公布注册有关信息。

第十九条　对用于治疗罕见疾病、严重危及生命且尚无有效治疗手段的疾病和应对公共卫生事件等急需的医疗器械，受理注册申请的药品监督管理部门可以作出附条件批准决定，并在医疗器械注册证中载明相关事项。

出现特别重大突发公共卫生事件或者其他严重威胁公众健康的紧急事件，国务院卫生主管部门根据预防、控制事件的需要提出紧急使用医疗器械的建议，经国务院药品监督管理部门组织论证同意后可以在一定范围和期限内紧急使用。

第二十条　医疗器械注册人、备案人应当履行下列义务：

（一）建立与产品相适应的质量管理体系并保持有效运行；

（二）制定上市后研究和风险管控计划并保证有效实施；

（三）依法开展不良事件监测和再评价；

（四）建立并执行产品追溯和召回制度；

（五）国务院药品监督管理部门规定的其他义务。

境外医疗器械注册人、备案人指定的我国境内企业法人应当协助注册人、备案人履行前款规定的义务。

第二十一条　已注册的第二类、第三类医疗器械产品，其设计、原材料、生产工艺、适用范围、使用方法等发生实质性变化，有可能影响该医疗器械安全、有效的，注册人应当向原注册部门申请办理变更注册手续；发生其他变化的，应当按照国务院药品监督管理部门的规定备案或者报告。

第二十二条　医疗器械注册证有效期为 5 年。有效期届满需要延续注册的，应当在有效期届满 6 个月前向原注册部门提出延续注册的申请。

除有本条第三款规定情形外，接到延续注册申请的药品监督管理部门应当在医疗器械注册证有效期届满前作出准予延续的决定。逾期未作决定的，视为准予延续。

有下列情形之一的，不予延续注册：

（一）未在规定期限内提出延续注册申请；

（二）医疗器械强制性标准已经修订，申请延续注册的医疗器械不能达到新要求；

（三）附条件批准的医疗器械，未在规定期限内完成医疗器械注册证载明事项。

第二十三条　对新研制的尚未列入分类目录的医疗器械，申请人可以依照本条例有关第三类医疗器械产品注册的规定直接申请产品注册，也可以依据分类规则判断产品类别并向国务院药品监督管理部门申请类别确认后依照本条例的规定申请产品注册或者进行产品备案。

直接申请第三类医疗器械产品注册的，国务院药品监督管理部门应当按照风险程度确定类别，对准予注册的医疗器械及时纳入分类目录。申请类别确认的，国务院药品监督管理部门应当自受理申请之日起 20 个工作日内对该医疗器械的类别进行判定并告知申请人。

第二十四条　医疗器械产品注册、备案，应当进行临床评价；但是符合下列情形之一，可以免于进行临床评价：

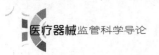

（一）工作机理明确、设计定型，生产工艺成熟，已上市的同品种医疗器械临床应用多年且无严重不良事件记录，不改变常规用途的；

（二）其他通过非临床评价能够证明该医疗器械安全、有效的。

国务院药品监督管理部门应当制定医疗器械临床评价指南。

第二十五条　进行医疗器械临床评价，可以根据产品特征、临床风险、已有临床数据等情形，通过开展临床试验，或者通过对同品种医疗器械临床文献资料、临床数据进行分析评价，证明医疗器械安全、有效。

按照国务院药品监督管理部门的规定，进行医疗器械临床评价时，已有临床文献资料、临床数据不足以确认产品安全、有效的医疗器械，应当开展临床试验。

第二十六条　开展医疗器械临床试验，应当按照医疗器械临床试验质量管理规范的要求，在具备相应条件的临床试验机构进行，并向临床试验申办者所在地省、自治区、直辖市人民政府药品监督管理部门备案。接受临床试验备案的药品监督管理部门应当将备案情况通报临床试验机构所在地同级药品监督管理部门和卫生主管部门。

医疗器械临床试验机构实行备案管理。医疗器械临床试验机构应当具备的条件以及备案管理办法和临床试验质量管理规范，由国务院药品监督管理部门会同国务院卫生主管部门制定并公布。

国家支持医疗机构开展临床试验，将临床试验条件和能力评价纳入医疗机构等级评审，鼓励医疗机构开展创新医疗器械临床试验。

第二十七条　第三类医疗器械临床试验对人体具有较高风险的，应当经国务院药品监督管理部门批准。国务院药品监督管理部门审批临床试验，应当对拟承担医疗器械临床试验的机构的设备、专业人员等条件，该医疗器械的风险程度，临床试验实施方案，临床受益与风险对比分析报告等进行综合分析，并自受理申请之日起 60 个工作日内作出决定并通知临床试验申办者。逾期未通知的，视为同意。准予开展临床试验的，应当通报临床试验机构所在地省、自治区、直辖市人民政府药品监督管理部门和卫生主管部门。

临床试验对人体具有较高风险的第三类医疗器械目录由国务院药品监督管理部门制定、调整并公布。

第二十八条　开展医疗器械临床试验，应当按照规定进行伦理审查，向受试者告知试验目的、用途和可能产生的风险等详细情况，获得受试者的书面知情同意；受试者为无民事行为能力人或者限制民事行为能力人的，应当依法获得其监护人的书面知情同意。

开展临床试验，不得以任何形式向受试者收取与临床试验有关的费用。

第二十九条　对正在开展临床试验的用于治疗严重危及生命且尚无有效治疗手段的疾病的医疗器械，经医学观察可能使患者获益，经伦理审查、知情同意后，可以在开展医疗器械临床试验的机构内免费用于其他病情相同的患者，其安全性数据可以用于医疗器械注册申请。

第三章　医疗器械生产

第三十条　从事医疗器械生产活动，应当具备下列条件：

（一）有与生产的医疗器械相适应的生产场地、环境条件、生产设备以及专业技术人员；

（二）有能对生产的医疗器械进行质量检验的机构或者专职检验人员以及检验设备；

（三）有保证医疗器械质量的管理制度；

（四）有与生产的医疗器械相适应的售后服务能力；

（五）符合产品研制、生产工艺文件规定的要求。

第三十一条　从事第一类医疗器械生产的，应当向所在地设区的市级人民政府负责药品监督管理的部门备案，在提交符合本条例第三十条规定条件的有关资料后即完成备案。

医疗器械备案人自行生产第一类医疗器械的，可以在依照本条例第十五条规定进行产品备案时一并提交符合本条例第三十条规定条件的有关资料，即完成生产备案。

第三十二条　从事第二类、第三类医疗器械生产的，应当向所在地省、自治区、直辖市人民政府药品监督管理部门申请生产许可并提交其符合本条例第三十条规定条件的有关资料以及所生产医疗器械的注册证。

受理生产许可申请的药品监督管理部门应当对申请资料进行审核，按照国务院药品监督管理部门制定的医疗器械生产质量管理规范的要求进行核查，并自受理申请之日起20个工作日内作出决定。对符合规定条件的，准予许可并发给医疗器械生产许可证；对不符合规定条件的，不予许可并书面说明理由。

医疗器械生产许可证有效期为 5 年。有效期届满需要延续的，依照有关行政许可的法律规定办理延续手续。

第三十三条　医疗器械生产质量管理规范应当对医疗器械的设计开发、生产设备条件、原材料采购、生产过程控制、产品放行、企业的机构设置和人员配备等影响医疗器械安全、有效的事项作出明确规定。

第三十四条　医疗器械注册人、备案人可以自行生产医疗器械，也可以委托符合本条例规定、具备相应条件的企业生产医疗器械。

委托生产医疗器械的，医疗器械注册人、备案人应当对所委托生产的医疗器械质量负责，并加强对受托生产企业生产行为的管理，保证其按照法定要求进行生产。医疗器械注册人、备案人应当与受托生产企业签订委托协议，明确双方权利、义务和责任。受托生产企业应当依照法律法规、医疗器械生产质量管理规范、强制性标准、产品技术要求和委托协议组织生产，对生产行为负责，并接受委托方的监督。

具有高风险的植入性医疗器械不得委托生产，具体目录由国务院药品监督管理部门制定、调整并公布。

第三十五条　医疗器械注册人、备案人、受托生产企业应当按照医疗器械生产质量

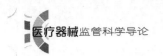

管理规范，建立健全与所生产医疗器械相适应的质量管理体系并保证其有效运行；严格按照经注册或者备案的产品技术要求组织生产，保证出厂的医疗器械符合强制性标准以及经注册或者备案的产品技术要求。

医疗器械注册人、备案人、受托生产企业应当定期对质量管理体系的运行情况进行自查，并按照国务院药品监督管理部门的规定提交自查报告。

第三十六条　医疗器械的生产条件发生变化，不再符合医疗器械质量管理体系要求的，医疗器械注册人、备案人、受托生产企业应当立即采取整改措施；可能影响医疗器械安全、有效的，应当立即停止生产活动，并向原生产许可或者生产备案部门报告。

第三十七条　医疗器械应当使用通用名称。通用名称应当符合国务院药品监督管理部门制定的医疗器械命名规则。

第三十八条　国家根据医疗器械产品类别，分步实施医疗器械唯一标识制度，实现医疗器械可追溯，具体办法由国务院药品监督管理部门会同国务院有关部门制定。

第三十九条　医疗器械应当有说明书、标签。说明书、标签的内容应当与经注册或者备案的相关内容一致，确保真实、准确。

医疗器械的说明书、标签应当标明下列事项：

（一）通用名称、型号、规格；

（二）医疗器械注册人、备案人、受托生产企业的名称、地址以及联系方式；

（三）生产日期，使用期限或者失效日期；

（四）产品性能、主要结构、适用范围；

（五）禁忌、注意事项以及其他需要警示或者提示的内容；

（六）安装和使用说明或者图示；

（七）维护和保养方法，特殊运输、贮存的条件、方法；

（八）产品技术要求规定应当标明的其他内容。

第二类、第三类医疗器械还应当标明医疗器械注册证编号。

由消费者个人自行使用的医疗器械还应当具有安全使用的特别说明。

第四章　医疗器械经营与使用

第四十条　从事医疗器械经营活动，应当有与经营规模和经营范围相适应的经营场所和贮存条件，以及与经营的医疗器械相适应的质量管理制度和质量管理机构或者人员。

第四十一条　从事第二类医疗器械经营的，由经营企业向所在地设区的市级人民政府负责药品监督管理的部门备案并提交符合本条例第四十条规定条件的有关资料。

按照国务院药品监督管理部门的规定，对产品安全性、有效性不受流通过程影响的第二类医疗器械，可以免于经营备案。

第四十二条　从事第三类医疗器械经营的，经营企业应当向所在地设区的市级人民政府负责药品监督管理的部门申请经营许可并提交符合本条例第四十条规定条件的有关资料。

受理经营许可申请的负责药品监督管理的部门应当对申请资料进行审查，必要时组织核查，并自受理申请之日起 20 个工作日内作出决定。对符合规定条件的，准予许可并发给医疗器械经营许可证；对不符合规定条件的，不予许可并书面说明理由。

医疗器械经营许可证有效期为 5 年。有效期届满需要延续的，依照有关行政许可的法律规定办理延续手续。

第四十三条　医疗器械注册人、备案人经营其注册、备案的医疗器械，无需办理医疗器械经营许可或者备案，但应当符合本条例规定的经营条件。

第四十四条　从事医疗器械经营，应当依照法律法规和国务院药品监督管理部门制定的医疗器械经营质量管理规范的要求，建立健全与所经营医疗器械相适应的质量管理体系并保证其有效运行。

第四十五条　医疗器械经营企业、使用单位应当从具备合法资质的医疗器械注册人、备案人、生产经营企业购进医疗器械。购进医疗器械时，应当查验供货者的资质和医疗器械的合格证明文件，建立进货查验记录制度。从事第二类、第三类医疗器械批发业务以及第三类医疗器械零售业务的经营企业，还应当建立销售记录制度。

记录事项包括：

（一）医疗器械的名称、型号、规格、数量；

（二）医疗器械的生产批号、使用期限或者失效日期、销售日期；

（三）医疗器械注册人、备案人和受托生产企业的名称；

（四）供货者或者购货者的名称、地址以及联系方式；

（五）相关许可证明文件编号等。

进货查验记录和销售记录应当真实、准确、完整和可追溯，并按照国务院药品监督管理部门规定的期限予以保存。国家鼓励采用先进技术手段进行记录。

第四十六条　从事医疗器械网络销售的，应当是医疗器械注册人、备案人或者医疗器械经营企业。从事医疗器械网络销售的经营者，应当将从事医疗器械网络销售的相关信息告知所在地设区的市级人民政府负责药品监督管理的部门，经营第一类医疗器械和本条例第四十一条第二款规定的第二类医疗器械的除外。

为医疗器械网络交易提供服务的电子商务平台经营者应当对入网医疗器械经营者进行实名登记，审查其经营许可、备案情况和所经营医疗器械产品注册、备案情况，并对其经营行为进行管理。电子商务平台经营者发现入网医疗器械经营者有违反本条例规定行为的，应当及时制止并立即报告医疗器械经营者所在地设区的市级人民政府负责药品监督管理的部门；发现严重违法行为的，应当立即停止提供网络交易平台服务。

第四十七条　运输、贮存医疗器械，应当符合医疗器械说明书和标签标示的要求；对温度、湿度等环境条件有特殊要求的，应当采取相应措施，保证医疗器械的安全、有效。

第四十八条　医疗器械使用单位应当有与在用医疗器械品种、数量相适应的贮存场所和条件。医疗器械使用单位应当加强对工作人员的技术培训，按照产品说明书、技术操作规范等要求使用医疗器械。

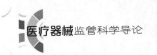

医疗器械使用单位配置大型医用设备，应当符合国务院卫生主管部门制定的大型医用设备配置规划，与其功能定位、临床服务需求相适应，具有相应的技术条件、配套设施和具备相应资质、能力的专业技术人员，并经省级以上人民政府卫生主管部门批准，取得大型医用设备配置许可证。

大型医用设备配置管理办法由国务院卫生主管部门会同国务院有关部门制定。大型医用设备目录由国务院卫生主管部门商国务院有关部门提出，报国务院批准后执行。

第四十九条　医疗器械使用单位对重复使用的医疗器械，应当按照国务院卫生主管部门制定的消毒和管理的规定进行处理。

一次性使用的医疗器械不得重复使用，对使用过的应当按照国家有关规定销毁并记录。一次性使用的医疗器械目录由国务院药品监督管理部门会同国务院卫生主管部门制定、调整并公布。列入一次性使用的医疗器械目录，应当具有充足的无法重复使用的证据理由。重复使用可以保证安全、有效的医疗器械，不列入一次性使用的医疗器械目录。对因设计、生产工艺、消毒灭菌技术等改进后重复使用可以保证安全、有效的医疗器械，应当调整出一次性使用的医疗器械目录，允许重复使用。

第五十条　医疗器械使用单位对需要定期检查、检验、校准、保养、维护的医疗器械，应当按照产品说明书的要求进行检查、检验、校准、保养、维护并予以记录，及时进行分析、评估，确保医疗器械处于良好状态，保障使用质量；对使用期限长的大型医疗器械，应当逐台建立使用档案，记录其使用、维护、转让、实际使用时间等事项。记录保存期限不得少于医疗器械规定使用期限终止后5年。

第五十一条　医疗器械使用单位应当妥善保存购入第三类医疗器械的原始资料，并确保信息具有可追溯性。

使用大型医疗器械以及植入和介入类医疗器械的，应当将医疗器械的名称、关键性技术参数等信息以及与使用质量安全密切相关的必要信息记载到病历等相关记录中。

第五十二条　发现使用的医疗器械存在安全隐患的，医疗器械使用单位应当立即停止使用，并通知医疗器械注册人、备案人或者其他负责产品质量的机构进行检修；经检修仍不能达到使用安全标准的医疗器械，不得继续使用。

第五十三条　对国内尚无同品种产品上市的体外诊断试剂，符合条件的医疗机构根据本单位的临床需要，可以自行研制，在执业医师指导下在本单位内使用。具体管理办法由国务院药品监督管理部门会同国务院卫生主管部门制定。

第五十四条　负责药品监督管理的部门和卫生主管部门依据各自职责，分别对使用环节的医疗器械质量和医疗器械使用行为进行监督管理。

第五十五条　医疗器械经营企业、使用单位不得经营、使用未依法注册或者备案、无合格证明文件以及过期、失效、淘汰的医疗器械。

第五十六条　医疗器械使用单位之间转让在用医疗器械，转让方应当确保所转让的医疗器械安全、有效，不得转让过期、失效、淘汰以及检验不合格的医疗器械。

第五十七条　进口的医疗器械应当是依照本条例第二章的规定已注册或者已备案的医疗器械。

进口的医疗器械应当有中文说明书、中文标签。说明书、标签应当符合本条例规定以及相关强制性标准的要求，并在说明书中载明医疗器械的原产地以及境外医疗器械注册人、备案人指定的我国境内企业法人的名称、地址、联系方式。没有中文说明书、中文标签或者说明书、标签不符合本条规定的，不得进口。

医疗机构因临床急需进口少量第二类、第三类医疗器械的，经国务院药品监督管理部门或者国务院授权的省、自治区、直辖市人民政府批准，可以进口。进口的医疗器械应当在指定医疗机构内用于特定医疗目的。

禁止进口过期、失效、淘汰等已使用过的医疗器械。

第五十八条 出入境检验检疫机构依法对进口的医疗器械实施检验；检验不合格的，不得进口。

国务院药品监督管理部门应当及时向国家出入境检验检疫部门通报进口医疗器械的注册和备案情况。进口口岸所在地出入境检验检疫机构应当及时向所在地设区的市级人民政府负责药品监督管理的部门通报进口医疗器械的通关情况。

第五十九条 出口医疗器械的企业应当保证其出口的医疗器械符合进口国（地区）的要求。

第六十条 医疗器械广告的内容应当真实合法，以经负责药品监督管理的部门注册或者备案的医疗器械说明书为准，不得含有虚假、夸大、误导性的内容。

发布医疗器械广告，应当在发布前由省、自治区、直辖市人民政府确定的广告审查机关对广告内容进行审查，并取得医疗器械广告批准文号；未经审查，不得发布。

省级以上人民政府药品监督管理部门责令暂停生产、进口、经营和使用的医疗器械，在暂停期间不得发布涉及该医疗器械的广告。

医疗器械广告的审查办法由国务院市场监督管理部门制定。

第五章 不良事件的处理与医疗器械的召回

第六十一条 国家建立医疗器械不良事件监测制度，对医疗器械不良事件及时进行收集、分析、评价、控制。

第六十二条 医疗器械注册人、备案人应当建立医疗器械不良事件监测体系，配备与其产品相适应的不良事件监测机构和人员，对其产品主动开展不良事件监测，并按照国务院药品监督管理部门的规定，向医疗器械不良事件监测技术机构报告调查、分析、评价、产品风险控制等情况。

医疗器械生产经营企业、使用单位应当协助医疗器械注册人、备案人对所生产经营或者使用的医疗器械开展不良事件监测；发现医疗器械不良事件或者可疑不良事件，应当按照国务院药品监督管理部门的规定，向医疗器械不良事件监测技术机构报告。

其他单位和个人发现医疗器械不良事件或者可疑不良事件，有权向负责药品监督管理的部门或者医疗器械不良事件监测技术机构报告。

第六十三条 国务院药品监督管理部门应当加强医疗器械不良事件监测信息网络建设。

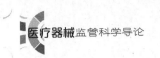

医疗器械不良事件监测技术机构应当加强医疗器械不良事件信息监测，主动收集不良事件信息；发现不良事件或者接到不良事件报告的，应当及时进行核实，必要时进行调查、分析、评估，向负责药品监督管理的部门和卫生主管部门报告并提出处理建议。

医疗器械不良事件监测技术机构应当公布联系方式，方便医疗器械注册人、备案人、生产经营企业、使用单位等报告医疗器械不良事件。

第六十四条　负责药品监督管理的部门应当根据医疗器械不良事件评估结果及时采取发布警示信息以及责令暂停生产、进口、经营和使用等控制措施。

省级以上人民政府药品监督管理部门应当会同同级卫生主管部门和相关部门组织对引起突发、群发的严重伤害或者死亡的医疗器械不良事件及时进行调查和处理，并组织对同类医疗器械加强监测。

负责药品监督管理的部门应当及时向同级卫生主管部门通报医疗器械使用单位的不良事件监测有关情况。

第六十五条　医疗器械注册人、备案人、生产经营企业、使用单位应当对医疗器械不良事件监测技术机构、负责药品监督管理的部门、卫生主管部门开展的医疗器械不良事件调查予以配合。

第六十六条　有下列情形之一的，医疗器械注册人、备案人应当主动开展已上市医疗器械再评价：

（一）根据科学研究的发展，对医疗器械的安全、有效有认识上的改变；

（二）医疗器械不良事件监测、评估结果表明医疗器械可能存在缺陷；

（三）国务院药品监督管理部门规定的其他情形。

医疗器械注册人、备案人应当根据再评价结果，采取相应控制措施，对已上市医疗器械进行改进，并按照规定进行注册变更或者备案变更。再评价结果表明已上市医疗器械不能保证安全、有效的，医疗器械注册人、备案人应当主动申请注销医疗器械注册证或者取消备案；医疗器械注册人、备案人未申请注销医疗器械注册证或者取消备案的，由负责药品监督管理的部门注销医疗器械注册证或者取消备案。

省级以上人民政府药品监督管理部门根据医疗器械不良事件监测、评估等情况，对已上市医疗器械开展再评价。再评价结果表明已上市医疗器械不能保证安全、有效的，应当注销医疗器械注册证或者取消备案。

负责药品监督管理的部门应当向社会及时公布注销医疗器械注册证和取消备案情况。被注销医疗器械注册证或者取消备案的医疗器械不得继续生产、进口、经营、使用。

第六十七条　医疗器械注册人、备案人发现生产的医疗器械不符合强制性标准、经注册或者备案的产品技术要求，或者存在其他缺陷的，应当立即停止生产，通知相关经营企业、使用单位和消费者停止经营和使用，召回已经上市销售的医疗器械，采取补救、销毁等措施，记录相关情况，发布相关信息，并将医疗器械召回和处理情况向负责药品监督管理的部门和卫生主管部门报告。

医疗器械受托生产企业、经营企业发现生产、经营的医疗器械存在前款规定情形的，应当立即停止生产、经营，通知医疗器械注册人、备案人，并记录停止生产、经营和通知情况。医疗器械注册人、备案人认为属于依照前款规定需要召回的医疗器械，应当立即召回。

医疗器械注册人、备案人、受托生产企业、经营企业未依照本条规定实施召回或者停止生产、经营的，负责药品监督管理的部门可以责令其召回或者停止生产、经营。

第六章　监督检查

第六十八条　国家建立职业化专业化检查员制度，加强对医疗器械的监督检查。

第六十九条　负责药品监督管理的部门应当对医疗器械的研制、生产、经营活动以及使用环节的医疗器械质量加强监督检查，并对下列事项进行重点监督检查：

（一）是否按照经注册或者备案的产品技术要求组织生产；

（二）质量管理体系是否保持有效运行；

（三）生产经营条件是否持续符合法定要求。

必要时，负责药品监督管理的部门可以对为医疗器械研制、生产、经营、使用等活动提供产品或者服务的其他相关单位和个人进行延伸检查。

第七十条　负责药品监督管理的部门在监督检查中有下列职权：

（一）进入现场实施检查、抽取样品；

（二）查阅、复制、查封、扣押有关合同、票据、账簿以及其他有关资料；

（三）查封、扣押不符合法定要求的医疗器械，违法使用的零配件、原材料以及用于违法生产经营医疗器械的工具、设备；

（四）查封违反本条例规定从事医疗器械生产经营活动的场所。

进行监督检查，应当出示执法证件，保守被检查单位的商业秘密。

有关单位和个人应当对监督检查予以配合，提供相关文件和资料，不得隐瞒、拒绝、阻挠。

第七十一条　卫生主管部门应当对医疗机构的医疗器械使用行为加强监督检查。实施监督检查时，可以进入医疗机构，查阅、复制有关档案、记录以及其他有关资料。

第七十二条　医疗器械生产经营过程中存在产品质量安全隐患，未及时采取措施消除的，负责药品监督管理的部门可以采取告诫、责任约谈、责令限期整改等措施。

对人体造成伤害或者有证据证明可能危害人体健康的医疗器械，负责药品监督管理的部门可以采取责令暂停生产、进口、经营、使用的紧急控制措施，并发布安全警示信息。

第七十三条　负责药品监督管理的部门应当加强对医疗器械注册人、备案人、生产经营企业和使用单位生产、经营、使用的医疗器械的抽查检验。抽查检验不得收取检验费和其他任何费用，所需费用纳入本级政府预算。省级以上人民政府药品监督管理部门应当根据抽查检验结论及时发布医疗器械质量公告。

卫生主管部门应当对大型医用设备的使用状况进行监督和评估；发现违规使用以及与大型医用设备相关的过度检查、过度治疗等情形的，应当立即纠正，依法予以处理。

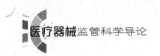

第七十四条　负责药品监督管理的部门未及时发现医疗器械安全系统性风险，未及时消除监督管理区域内医疗器械安全隐患的，本级人民政府或者上级人民政府负责药品监督管理的部门应当对其主要负责人进行约谈。

地方人民政府未履行医疗器械安全职责，未及时消除区域性重大医疗器械安全隐患的，上级人民政府或者上级人民政府负责药品监督管理的部门应当对其主要负责人进行约谈。

被约谈的部门和地方人民政府应当立即采取措施，对医疗器械监督管理工作进行整改。

第七十五条　医疗器械检验机构资质认定工作按照国家有关规定实行统一管理。经国务院认证认可监督管理部门会同国务院药品监督管理部门认定的检验机构，方可对医疗器械实施检验。

负责药品监督管理的部门在执法工作中需要对医疗器械进行检验的，应当委托有资质的医疗器械检验机构进行，并支付相关费用。

当事人对检验结论有异议的，可以自收到检验结论之日起 7 个工作日内向实施抽样检验的部门或者其上一级负责药品监督管理的部门提出复检申请，由受理复检申请的部门在复检机构名录中随机确定复检机构进行复检。承担复检工作的医疗器械检验机构应当在国务院药品监督管理部门规定的时间内作出复检结论。复检结论为最终检验结论。复检机构与初检机构不得为同一机构；相关检验项目只有一家有资质的检验机构的，复检时应当变更承办部门或者人员。复检机构名录由国务院药品监督管理部门公布。

第七十六条　对可能存在有害物质或者擅自改变医疗器械设计、原材料和生产工艺并存在安全隐患的医疗器械，按照医疗器械国家标准、行业标准规定的检验项目和检验方法无法检验的，医疗器械检验机构可以使用国务院药品监督管理部门批准的补充检验项目和检验方法进行检验；使用补充检验项目、检验方法得出的检验结论，可以作为负责药品监督管理的部门认定医疗器械质量的依据。

第七十七条　市场监督管理部门应当依照有关广告管理的法律、行政法规的规定，对医疗器械广告进行监督检查，查处违法行为。

第七十八条　负责药品监督管理的部门应当通过国务院药品监督管理部门在线政务服务平台依法及时公布医疗器械许可、备案、抽查检验、违法行为查处等日常监督管理信息。但是，不得泄露当事人的商业秘密。

负责药品监督管理的部门建立医疗器械注册人、备案人、生产经营企业、使用单位信用档案，对有不良信用记录的增加监督检查频次，依法加强失信惩戒。

第七十九条　负责药品监督管理的部门等部门应当公布本单位的联系方式，接受咨询、投诉、举报。负责药品监督管理的部门等部门接到与医疗器械监督管理有关的咨询，应当及时答复；接到投诉、举报，应当及时核实、处理、答复。对咨询、投诉、举报情况及其答复、核实、处理情况，应当予以记录、保存。

有关医疗器械研制、生产、经营、使用行为的举报经调查属实的，负责药品监督管理的部门等部门对举报人应当给予奖励。有关部门应当为举报人保密。

第八十条　国务院药品监督管理部门制定、调整、修改本条例规定的目录以及与医疗器械监督管理有关的规范，应当公开征求意见；采取听证会、论证会等形式，听取专家、医疗器械注册人、备案人、生产经营企业、使用单位、消费者、行业协会以及相关组织等方面的意见。

第七章 法律责任

第八十一条 有下列情形之一的，由负责药品监督管理的部门没收违法所得、违法生产经营的医疗器械和用于违法生产经营的工具、设备、原材料等物品；违法生产经营的医疗器械货值金额不足1万元的，并处5万元以上15万元以下罚款；货值金额1万元以上的，并处货值金额15倍以上30倍以下罚款；情节严重的，责令停产停业，10年内不受理相关责任人以及单位提出的医疗器械许可申请，对违法单位的法定代表人、主要负责人、直接负责的主管人员和其他责任人员，没收违法行为发生期间自本单位所获收入，并处所获收入30%以上3倍以下罚款，终身禁止其从事医疗器械生产经营活动：

（一）生产、经营未取得医疗器械注册证的第二类、第三类医疗器械；

（二）未经许可从事第二类、第三类医疗器械生产活动；

（三）未经许可从事第三类医疗器械经营活动。

有前款第一项情形、情节严重的，由原发证部门吊销医疗器械生产许可证或者医疗器械经营许可证。

第八十二条 未经许可擅自配置使用大型医用设备的，由县级以上人民政府卫生主管部门责令停止使用，给予警告，没收违法所得；违法所得不足1万元的，并处5万元以上10万元以下罚款；违法所得1万元以上的，并处违法所得10倍以上30倍以下罚款；情节严重的，5年内不受理相关责任人以及单位提出的大型医用设备配置许可申请，对违法单位的法定代表人、主要负责人、直接负责的主管人员和其他责任人员，没收违法行为发生期间自本单位所获收入，并处所获收入30%以上3倍以下罚款，依法给予处分。

第八十三条 在申请医疗器械行政许可时提供虚假资料或者采取其他欺骗手段的，不予行政许可，已经取得行政许可的，由作出行政许可决定的部门撤销行政许可，没收违法所得、违法生产经营使用的医疗器械，10年内不受理相关责任人以及单位提出的医疗器械许可申请；违法生产经营使用的医疗器械货值金额不足1万元的，并处5万元以上15万元以下罚款；货值金额1万元以上的，并处货值金额15倍以上30倍以下罚款；情节严重的，责令停产停业，对违法单位的法定代表人、主要负责人、直接负责的主管人员和其他责任人员，没收违法行为发生期间自本单位所获收入，并处所获收入30%以上3倍以下罚款，终身禁止其从事医疗器械生产经营活动。

伪造、变造、买卖、出租、出借相关医疗器械许可证件的，由原发证部门予以收缴或者吊销，没收违法所得；违法所得不足1万元的，并处5万元以上10万元以下罚款；违法所得1万元以上的，并处违法所得10倍以上20倍以下罚款；构成违反治安管理行

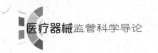

为的，由公安机关依法予以治安管理处罚。

第八十四条 有下列情形之一的，由负责药品监督管理的部门向社会公告单位和产品名称，责令限期改正；逾期不改正的，没收违法所得、违法生产经营的医疗器械；违法生产经营的医疗器械货值金额不足1万元的，并处1万元以上5万元以下罚款；货值金额1万元以上的，并处货值金额5倍以上20倍以下罚款；情节严重的，对违法单位的法定代表人、主要负责人、直接负责的主管人员和其他责任人员，没收违法行为发生期间自本单位所获收入，并处所获收入30％以上2倍以下罚款，5年内禁止其从事医疗器械生产经营活动：

（一）生产、经营未经备案的第一类医疗器械；

（二）未经备案从事第一类医疗器械生产；

（三）经营第二类医疗器械，应当备案但未备案；

（四）已经备案的资料不符合要求。

第八十五条 备案时提供虚假资料的，由负责药品监督管理的部门向社会公告备案单位和产品名称，没收违法所得、违法生产经营的医疗器械；违法生产经营的医疗器械货值金额不足1万元的，并处2万元以上5万元以下罚款；货值金额1万元以上的，并处货值金额5倍以上20倍以下罚款；情节严重的，责令停产停业，对违法单位的法定代表人、主要负责人、直接负责的主管人员和其他责任人员，没收违法行为发生期间自本单位所获收入，并处所获收入30％以上3倍以下罚款，10年内禁止其从事医疗器械生产经营活动。

第八十六条 有下列情形之一的，由负责药品监督管理的部门责令改正，没收违法生产经营使用的医疗器械；违法生产经营使用的医疗器械货值金额不足1万元的，并处2万元以上5万元以下罚款；货值金额1万元以上的，并处货值金额5倍以上20倍以下罚款；情节严重的，责令停产停业，直至由原发证部门吊销医疗器械注册证、医疗器械生产许可证、医疗器械经营许可证，对违法单位的法定代表人、主要负责人、直接负责的主管人员和其他责任人员，没收违法行为发生期间自本单位所获收入，并处所获收入30％以上3倍以下罚款，10年内禁止其从事医疗器械生产经营活动：

（一）生产、经营、使用不符合强制性标准或者不符合经注册或者备案的产品技术要求的医疗器械；

（二）未按照经注册或者备案的产品技术要求组织生产，或者未依照本条例规定建立质量管理体系并保持有效运行，影响产品安全、有效；

（三）经营、使用无合格证明文件、过期、失效、淘汰的医疗器械，或者使用未依法注册的医疗器械；

（四）在负责药品监督管理的部门责令召回后仍拒不召回，或者在负责药品监督管理的部门责令停止或者暂停生产、进口、经营后，仍拒不停止生产、进口、经营医疗器械；

（五）委托不具备本条例规定条件的企业生产医疗器械，或者未对受托生产企业的生产行为进行管理；

（六）进口过期、失效、淘汰等已使用过的医疗器械。

第八十七条 医疗器械经营企业、使用单位履行了本条例规定的进货查验等义务，有充分证据证明其不知道所经营、使用的医疗器械为本条例第八十一条第一款第一项、第八十四条第一项、第八十六条第一项和第三项规定情形的医疗器械，并能如实说明其进货来源的，收缴其经营、使用的不符合法定要求的医疗器械，可以免除行政处罚。

第八十八条 有下列情形之一的，由负责药品监督管理的部门责令改正，处1万元以上5万元以下罚款；拒不改正的，处5万元以上10万元以下罚款；情节严重的，责令停产停业，直至由原发证部门吊销医疗器械生产许可证、医疗器械经营许可证，对违法单位的法定代表人、主要负责人、直接负责的主管人员和其他责任人员，没收违法行为发生期间自本单位所获收入，并处所获收入30%以上2倍以下罚款，5年内禁止其从事医疗器械生产经营活动：

（一）生产条件发生变化、不再符合医疗器械质量管理体系要求，未依照本条例规定整改、停止生产、报告；

（二）生产、经营说明书、标签不符合本条例规定的医疗器械；

（三）未按照医疗器械说明书和标签标示要求运输、贮存医疗器械；

（四）转让过期、失效、淘汰或者检验不合格的在用医疗器械。

第八十九条 有下列情形之一的，由负责药品监督管理的部门和卫生主管部门依据各自职责责令改正，给予警告；拒不改正的，处1万元以上10万元以下罚款；情节严重的，责令停产停业，直至由原发证部门吊销医疗器械注册证、医疗器械生产许可证、医疗器械经营许可证，对违法单位的法定代表人、主要负责人、直接负责的主管人员和其他责任人员处1万元以上3万元以下罚款：

（一）未按照要求提交质量管理体系自查报告；

（二）从不具备合法资质的供货者购进医疗器械；

（三）医疗器械经营企业、使用单位未依照本条例规定建立并执行医疗器械进货查验记录制度；

（四）从事第二类、第三类医疗器械批发业务以及第三类医疗器械零售业务的经营企业未依照本条例规定建立并执行销售记录制度；

（五）医疗器械注册人、备案人、生产经营企业、使用单位未依照本条例规定开展医疗器械不良事件监测，未按照要求报告不良事件，或者对医疗器械不良事件监测技术机构、负责药品监督管理的部门、卫生主管部门开展的不良事件调查不予配合；

（六）医疗器械注册人、备案人未按照规定制定上市后研究和风险管控计划并保证有效实施；

（七）医疗器械注册人、备案人未按照规定建立并执行产品追溯制度；

（八）医疗器械注册人、备案人、经营企业从事医疗器械网络销售未按照规定告知负责药品监督管理的部门；

（九）对需要定期检查、检验、校准、保养、维护的医疗器械，医疗器械使用单位未按照产品说明书要求进行检查、检验、校准、保养、维护并予以记录，及时进行分析、评估，确保医疗器械处于良好状态；

（十）医疗器械使用单位未妥善保存购入第三类医疗器械的原始资料。

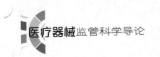

第九十条　有下列情形之一的，由县级以上人民政府卫生主管部门责令改正，给予警告；拒不改正的，处 5 万元以上 10 万元以下罚款；情节严重的，处 10 万元以上 30 万元以下罚款，责令暂停相关医疗器械使用活动，直至由原发证部门吊销执业许可证，依法责令相关责任人员暂停 6 个月以上 1 年以下执业活动，直至由原发证部门吊销相关人员执业证书，对违法单位的法定代表人、主要负责人、直接负责的主管人员和其他责任人员，没收违法行为发生期间自本单位所获收入，并处所获收入 30％以上 3 倍以下罚款，依法给予处分：

（一）对重复使用的医疗器械，医疗器械使用单位未按照消毒和管理的规定进行处理；

（二）医疗器械使用单位重复使用一次性使用的医疗器械，或者未按照规定销毁使用过的一次性使用的医疗器械；

（三）医疗器械使用单位未按照规定将大型医疗器械以及植入和介入类医疗器械的信息记载到病历等相关记录中；

（四）医疗器械使用单位发现使用的医疗器械存在安全隐患未立即停止使用、通知检修，或者继续使用经检修仍不能达到使用安全标准的医疗器械；

（五）医疗器械使用单位违规使用大型医用设备，不能保障医疗质量安全。

第九十一条　违反进出口商品检验相关法律、行政法规进口医疗器械的，由出入境检验检疫机构依法处理。

第九十二条　为医疗器械网络交易提供服务的电子商务平台经营者违反本条例规定，未履行对入网医疗器械经营者进行实名登记，审查许可、注册、备案情况，制止并报告违法行为，停止提供网络交易平台服务等管理义务的，由负责药品监督管理的部门依照《中华人民共和国电子商务法》的规定给予处罚。

第九十三条　未进行医疗器械临床试验机构备案开展临床试验的，由负责药品监督管理的部门责令停止临床试验并改正；拒不改正的，该临床试验数据不得用于产品注册、备案，处 5 万元以上 10 万元以下罚款，并向社会公告；造成严重后果的，5 年内禁止其开展相关专业医疗器械临床试验，并处 10 万元以上 30 万元以下罚款，由卫生主管部门对违法单位的法定代表人、主要负责人、直接负责的主管人员和其他责任人员，没收违法行为发生期间自本单位所获收入，并处所获收入 30％以上 3 倍以下罚款，依法给予处分。

临床试验申办者开展临床试验未经备案的，由负责药品监督管理的部门责令停止临床试验，对临床试验申办者处 5 万元以上 10 万元以下罚款，并向社会公告；造成严重后果的，处 10 万元以上 30 万元以下罚款。该临床试验数据不得用于产品注册、备案，5 年内不受理相关责任人以及单位提出的医疗器械注册申请。

临床试验申办者未经批准开展对人体具有较高风险的第三类医疗器械临床试验的，由负责药品监督管理的部门责令立即停止临床试验，对临床试验申办者处 10 万元以上 30 万元以下罚款，并向社会公告；造成严重后果的，处 30 万元以上 100 万元以下罚款。该临床试验数据不得用于产品注册，10 年内不受理相关责任人以及单位提出的医疗器械临床试验和注册申请，对违法单位的法定代表人、主要负责人、直接负责的主管人员和其他责任人员，没收违法行为发生期间自本单位所获收入，并处所获收入 30％以上 3 倍以下罚款。

第九十四条　医疗器械临床试验机构开展医疗器械临床试验未遵守临床试验质量管理规范的，由负责药品监督管理的部门责令改正或者立即停止临床试验，处 5 万元以上 10 万元以下罚款；造成严重后果的，5 年内禁止其开展相关专业医疗器械临床试验，由卫生主管部门对违法单位的法定代表人、主要负责人、直接负责的主管人员和其他责任人员，没收违法行为发生期间自本单位所获收入，并处所获收入 30％以上 3 倍以下罚款，依法给予处分。

第九十五条　医疗器械临床试验机构出具虚假报告的，由负责药品监督管理的部门处 10 万元以上 30 万元以下罚款；有违法所得的，没收违法所得；10 年内禁止其开展相关专业医疗器械临床试验；由卫生主管部门对违法单位的法定代表人、主要负责人、直接负责的主管人员和其他责任人员，没收违法行为发生期间自本单位所获收入，并处所获收入 30％以上 3 倍以下罚款，依法给予处分。

第九十六条　医疗器械检验机构出具虚假检验报告的，由授予其资质的主管部门撤销检验资质，10 年内不受理相关责任人以及单位提出的资质认定申请，并处 10 万元以上 30 万元以下罚款；有违法所得的，没收违法所得；对违法单位的法定代表人、主要负责人、直接负责的主管人员和其他责任人员，没收违法行为发生期间自本单位所获收入，并处所获收入 30％以上 3 倍以下罚款，依法给予处分；受到开除处分的，10 年内禁止其从事医疗器械检验工作。

第九十七条　违反本条例有关医疗器械广告管理规定的，依照《中华人民共和国广告法》的规定给予处罚。

第九十八条　境外医疗器械注册人、备案人指定的我国境内企业法人未依照本条例规定履行相关义务的，由省、自治区、直辖市人民政府药品监督管理部门责令改正，给予警告，并处 5 万元以上 10 万元以下罚款；情节严重的，处 10 万元以上 50 万元以下罚款，5 年内禁止其法定代表人、主要负责人、直接负责的主管人员和其他责任人员从事医疗器械生产经营活动。

境外医疗器械注册人、备案人拒不履行依据本条例作出的行政处罚决定的，10 年内禁止其医疗器械进口。

第九十九条　医疗器械研制、生产、经营单位和检验机构违反本条例规定使用禁止从事医疗器械生产经营活动、检验工作的人员的，由负责药品监督管理的部门责令改正，给予警告；拒不改正的，责令停产停业直至吊销许可证件。

第一百条　医疗器械技术审评机构、医疗器械不良事件监测技术机构未依照本条例规定履行职责，致使审评、监测工作出现重大失误的，由负责药品监督管理的部门责令改正，通报批评，给予警告；造成严重后果的，对违法单位的法定代表人、主要负责人、直接负责的主管人员和其他责任人员，依法给予处分。

第一百零一条　负责药品监督管理的部门或者其他有关部门工作人员违反本条例规定，滥用职权、玩忽职守、徇私舞弊的，依法给予处分。

第一百零二条　违反本条例规定，构成犯罪的，依法追究刑事责任；造成人身、财

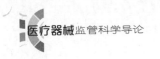

产或者其他损害的，依法承担赔偿责任。

第八章　附　则

第一百零三条　本条例下列用语的含义：

医疗器械，是指直接或者间接用于人体的仪器、设备、器具、体外诊断试剂及校准物、材料以及其他类似或者相关的物品，包括所需要的计算机软件；其效用主要通过物理等方式获得，不是通过药理学、免疫学或者代谢的方式获得，或者虽然有这些方式参与但是只起辅助作用；其目的是：

（一）疾病的诊断、预防、监护、治疗或者缓解；

（二）损伤的诊断、监护、治疗、缓解或者功能补偿；

（三）生理结构或者生理过程的检验、替代、调节或者支持；

（四）生命的支持或者维持；

（五）妊娠控制；

（六）通过对来自人体的样本进行检查，为医疗或者诊断目的提供信息。

医疗器械注册人、备案人，是指取得医疗器械注册证或者办理医疗器械备案的企业或者研制机构。

医疗器械使用单位，是指使用医疗器械为他人提供医疗等技术服务的机构，包括医疗机构、计划生育技术服务机构、血站、单采血浆站、康复辅助器具适配机构等。

大型医用设备，是指使用技术复杂、资金投入量大、运行成本高、对医疗费用影响大且纳入目录管理的大型医疗器械。

第一百零四条　医疗器械产品注册可以收取费用。具体收费项目、标准分别由国务院财政、价格主管部门按照国家有关规定制定。

第一百零五条　医疗卫生机构为应对突发公共卫生事件而研制的医疗器械的管理办法，由国务院药品监督管理部门会同国务院卫生主管部门制定。

从事非营利的避孕医疗器械的存储、调拨和供应，应当遵守国务院卫生主管部门会同国务院药品监督管理部门制定的管理办法。

中医医疗器械的技术指导原则，由国务院药品监督管理部门会同国务院中医药管理部门制定。

第一百零六条　军队医疗器械使用的监督管理，依照本条例和军队有关规定执行。

第一百零七条　本条例自 2021 年 6 月 1 日起施行。

附录 2 医疗器械经营监督管理办法

(2022 年 3 月 10 日国家市场监督管理总局令第 54 号公布 自 2022 年 5 月 1 日起施行)

第一章 总 则

第一条 为了加强医疗器械经营监督管理，规范医疗器械经营活动，保证医疗器械安全、有效，根据《医疗器械监督管理条例》，制定本办法。

第二条 在中华人民共和国境内从事医疗器械经营活动及其监督管理，应当遵守本办法。

第三条 从事医疗器械经营活动，应当遵守法律、法规、规章、强制性标准和医疗器械经营质量管理规范等要求，保证医疗器械经营过程信息真实、准确、完整和可追溯。

医疗器械注册人、备案人可以自行销售，也可以委托医疗器械经营企业销售其注册、备案的医疗器械。

第四条 按照医疗器械风险程度，医疗器械经营实施分类管理。

经营第三类医疗器械实行许可管理，经营第二类医疗器械实行备案管理，经营第一类医疗器械不需要许可和备案。

第五条 国家药品监督管理局主管全国医疗器械经营监督管理工作。

省、自治区、直辖市药品监督管理部门负责本行政区域的医疗器械经营监督管理工作。

设区的市级、县级负责药品监督管理的部门负责本行政区域的医疗器械经营监督管理工作。

第六条 药品监督管理部门依法设置或者指定的医疗器械检查、检验、监测与评价等专业技术机构，按照职责分工承担相关技术工作并出具技术意见，为医疗器械经营监督管理提供技术支持。

第七条 国家药品监督管理局加强医疗器械经营监督管理信息化建设，提高在线政务服务水平。

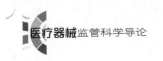

省、自治区、直辖市药品监督管理部门负责本行政区域医疗器械经营监督管理信息化建设和管理工作，按照国家药品监督管理局要求统筹推进医疗器械经营监督管理信息共享。

第八条　药品监督管理部门依法及时公开医疗器械经营许可、备案等信息以及监督检查、行政处罚的结果，方便公众查询，接受社会监督。

第二章　经营许可与备案管理

第九条　从事医疗器械经营活动，应当具备下列条件：

（一）与经营范围和经营规模相适应的质量管理机构或者质量管理人员，质量管理人员应当具有相关专业学历或者职称；

（二）与经营范围和经营规模相适应的经营场所；

（三）与经营范围和经营规模相适应的贮存条件；

（四）与经营的医疗器械相适应的质量管理制度；

（五）与经营的医疗器械相适应的专业指导、技术培训和售后服务的质量管理机构或者人员。

从事第三类医疗器械经营的企业还应当具有符合医疗器械经营质量管理制度要求的计算机信息管理系统，保证经营的产品可追溯。鼓励从事第一类、第二类医疗器械经营的企业建立符合医疗器械经营质量管理制度要求的计算机信息管理系统。

第十条　从事第三类医疗器械经营的，经营企业应当向所在地设区的市级负责药品监督管理的部门提出申请，并提交下列资料：

（一）法定代表人（企业负责人）、质量负责人身份证明、学历或者职称相关材料复印件；

（二）企业组织机构与部门设置；

（三）医疗器械经营范围、经营方式；

（四）经营场所和库房的地理位置图、平面图、房屋产权文件或者租赁协议复印件；

（五）主要经营设施、设备目录；

（六）经营质量管理制度、工作程序等文件目录；

（七）信息管理系统基本情况；

（八）经办人授权文件。

医疗器械经营许可申请人应当确保提交的资料合法、真实、准确、完整和可追溯。

第十一条　设区的市级负责药品监督管理的部门收到申请后，应当根据下列情况分别作出处理：

（一）申请事项属于本行政机关职权范围，申请资料齐全、符合法定形式的，应当受理申请；

（二）申请资料存在可以当场更正的错误的，应当允许申请人当场更正；

（三）申请资料不齐全或者不符合法定形式的，应当当场或者在 5 个工作日内一次告知申请人需要补正的全部内容。逾期不告知的，自收到申请资料之日起即为受理；

（四）申请事项不属于本行政机关职权范围的，应当即时作出不予受理的决定，并告知申请人向有关行政部门申请。

设区的市级负责药品监督管理的部门受理或者不予受理医疗器械经营许可申请的，应当出具加盖本行政机关专用印章和注明日期的受理或者不予受理通知书。

第十二条　法律、法规、规章规定实施行政许可应当听证的事项，或者药品监督管理部门认为需要听证的其他涉及公共利益的重大行政许可事项，药品监督管理部门应当向社会公告，并举行听证。医疗器械经营许可申请直接涉及申请人与他人之间重大利益关系的，药品监督管理部门在作出行政许可决定前，应当告知申请人、利害关系人享有要求听证的权利。

第十三条　设区的市级负责药品监督管理的部门自受理经营许可申请后，应当对申请资料进行审查，必要时按照医疗器械经营质量管理规范的要求开展现场核查，并自受理之日起20个工作日内作出决定。需要整改的，整改时间不计入审核时限。

符合规定条件的，作出准予许可的书面决定，并于10个工作日内发给医疗器械经营许可证；不符合规定条件的，作出不予许可的书面决定，并说明理由。

第十四条　医疗器械经营许可证有效期为5年，载明许可证编号、企业名称、统一社会信用代码、法定代表人、企业负责人、住所、经营场所、经营方式、经营范围、库房地址、发证部门、发证日期和有效期限等事项。

医疗器械经营许可证由国家药品监督管理局统一样式，由设区的市级负责药品监督管理的部门印制。

药品监督管理部门制作的医疗器械经营许可证的电子证书与纸质证书具有同等法律效力。

第十五条　医疗器械经营许可证变更的，应当向原发证部门提出医疗器械经营许可证变更申请，并提交本办法第十条规定中涉及变更内容的有关材料。经营场所、经营方式、经营范围、库房地址变更的，药品监督管理部门自受理之日起20个工作日内作出准予变更或者不予变更的决定。必要时按照医疗器械经营质量管理规范的要求开展现场核查。

需要整改的，整改时间不计入审核时限。不予变更的，应当书面说明理由并告知申请人。其他事项变更的，药品监督管理部门应当当场予以变更。

变更后的医疗器械经营许可证编号和有效期限不变。

第十六条　医疗器械经营许可证有效期届满需要延续的，医疗器械经营企业应当在有效期届满前90个工作日至30个工作日期间提出延续申请。逾期未提出延续申请的，不再受理其延续申请。

原发证部门应当按照本办法第十三条的规定对延续申请进行审查，必要时开展现场核查，在医疗器械经营许可证有效期届满前作出是否准予延续的决定。

经审查符合规定条件的，准予延续，延续后的医疗器械经营许可证编号不变。不符合规定条件的，责令限期整改；整改后仍不符合规定条件的，不予延续，并书面说明理由。逾期未作出决定的，视为准予延续。

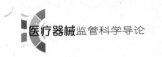

延续许可的批准时间在原许可证有效期内的，延续起始日为原许可证到期日的次日；批准时间不在原许可证有效期内的，延续起始日为批准延续许可的日期。

第十七条　经营企业跨设区的市设置库房的，由医疗器械经营许可发证部门或者备案部门通报库房所在地设区的市级负责药品监督管理的部门。

第十八条　经营企业新设立独立经营场所的，应当依法单独申请医疗器械经营许可或者进行备案。

第十九条　医疗器械经营许可证遗失的，应当向原发证部门申请补发。原发证部门应当及时补发医疗器械经营许可证，补发的医疗器械经营许可证编号和有效期限与原许可证一致。

第二十条　有下列情形之一的，由原发证部门依法注销医疗器械经营许可证，并予以公告：

（一）主动申请注销的；

（二）有效期届满未延续的；

（三）市场主体资格依法终止的；

（四）医疗器械经营许可证依法被吊销或者撤销的；

（五）法律、法规规定应当注销行政许可的其他情形。

第二十一条　从事第二类医疗器械经营的，经营企业应当向所在地设区的市级负责药品监督管理的部门备案，并提交符合本办法第十条规定的资料（第七项除外），即完成经营备案，获取经营备案编号。

医疗器械经营备案人应当确保提交的资料合法、真实、准确、完整和可追溯。

第二十二条　必要时，设区的市级负责药品监督管理的部门在完成备案之日起3个月内，对提交的资料以及执行医疗器械经营质量管理规范情况开展现场检查。

现场检查发现与提交的资料不一致或者不符合医疗器械经营质量管理规范要求的，责令限期改正；不能保证产品安全、有效的，取消备案并向社会公告。

第二十三条　同时申请第三类医疗器械经营许可和进行第二类医疗器械经营备案的，或者已经取得第三类医疗器械经营许可进行第二类医疗器械备案的，可以免予提交相应资料。

第二十四条　第二类医疗器械经营企业的经营场所、经营方式、经营范围、库房地址等发生变化的，应当及时进行备案变更。必要时设区的市级负责药品监督管理的部门开展现场检查。现场检查不符合医疗器械经营质量管理规范要求的，责令限期改正；不能保证产品安全、有效的，取消备案并向社会公告。

第二十五条　对产品安全性、有效性不受流通过程影响的第二类医疗器械，可以免予经营备案。具体产品名录由国家药品监督管理局制定、调整并公布。

第二十六条　从事非营利的避孕医疗器械贮存、调拨和供应的机构，应当符合有关规定，无需办理医疗器械经营许可或者备案。

第二十七条　医疗器械注册人、备案人在其住所或者生产地址销售其注册、备案的医疗器械，无需办理医疗器械经营许可或者备案，但应当符合规定的经营条件；在其他场所贮存并销售医疗器械的，应当按照规定办理医疗器械经营许可或者备案。

第二十八条　任何单位和个人不得伪造、变造、买卖、出租、出借医疗器械经营许可证。

第三章　经营质量管理

第二十九条　从事医疗器械经营，应当按照法律法规和医疗器械经营质量管理规范的要求，建立覆盖采购、验收、贮存、销售、运输、售后服务等全过程的质量管理制度和质量控制措施，并做好相关记录，保证经营条件和经营活动持续符合要求。

第三十条　医疗器械经营企业应当建立并实施产品追溯制度，保证产品可追溯。

医疗器械经营企业应当按照国家有关规定执行医疗器械唯一标识制度。

第三十一条　医疗器械经营企业应当从具有合法资质的医疗器械注册人、备案人、经营企业购进医疗器械。

第三十二条　医疗器械经营企业应当建立进货查验记录制度，购进医疗器械时应当查验供货企业的资质，以及医疗器械注册证和备案信息、合格证明文件。进货查验记录应当真实、准确、完整和可追溯。进货查验记录包括：

（一）医疗器械的名称、型号、规格、数量；

（二）医疗器械注册证编号或者备案编号；

（三）医疗器械注册人、备案人和受托生产企业名称、生产许可证号或者备案编号；

（四）医疗器械的生产批号或者序列号、使用期限或者失效日期、购货日期等；

（五）供货者的名称、地址以及联系方式。

进货查验记录应当保存至医疗器械有效期满后2年；没有有效期的，不得少于5年。植入类医疗器械进货查验记录应当永久保存。

第三十三条　医疗器械经营企业应当采取有效措施，确保医疗器械运输、贮存符合医疗器械说明书或者标签标示要求，并做好相应记录。

对温度、湿度等环境条件有特殊要求的，应当采取相应措施，保证医疗器械的安全、有效。

第三十四条　医疗器械注册人、备案人和经营企业委托其他单位运输、贮存医疗器械的，应当对受托方运输、贮存医疗器械的质量保障能力进行评估，并与其签订委托协议，明确运输、贮存过程中的质量责任，确保运输、贮存过程中的质量安全。

第三十五条　为医疗器械注册人、备案人和经营企业专门提供运输、贮存服务的，应当与委托方签订书面协议，明确双方权利义务和质量责任，并具有与产品运输、贮存条件和规模相适应的设备设施，具备与委托方开展实时电子数据交换和实现产品经营质量管理全过程可追溯的信息管理平台和技术手段。

第三十六条　医疗器械注册人、备案人委托销售的，应当委托符合条件的医疗器械经营企业，并签订委托协议，明确双方的权利和义务。

第三十七条　医疗器械注册人、备案人和经营企业应当加强对销售人员的培训和管理，对销售人员以本企业名义从事的医疗器械购销行为承担法律责任。

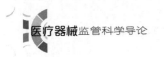

第三十八条 从事第二类、第三类医疗器械批发业务以及第三类医疗器械零售业务的经营企业应当建立销售记录制度。销售记录信息应当真实、准确、完整和可追溯。销售记录包括：

（一）医疗器械的名称、型号、规格、注册证编号或者备案编号、数量、单价、金额；

（二）医疗器械的生产批号或者序列号、使用期限或者失效日期、销售日期；

（三）医疗器械注册人、备案人和受托生产企业名称、生产许可证编号或者备案编号。

从事第二类、第三类医疗器械批发业务的企业，销售记录还应当包括购货者的名称、地址、联系方式、相关许可证明文件编号或者备案编号等。

销售记录应当保存至医疗器械有效期满后2年；没有有效期的，不得少于5年。植入类医疗器械销售记录应当永久保存。

第三十九条 医疗器械经营企业应当提供售后服务。约定由供货者或者其他机构提供售后服务的，经营企业应当加强管理，保证医疗器械售后的安全使用。

第四十条 医疗器械经营企业应当配备专职或者兼职人员负责售后管理，对客户投诉的质量问题应当查明原因，采取有效措施及时处理和反馈，并做好记录，必要时及时通知医疗器械注册人、备案人、生产经营企业。

第四十一条 医疗器械经营企业应当协助医疗器械注册人、备案人，对所经营的医疗器械开展不良事件监测，按照国家药品监督管理局的规定，向医疗器械不良事件监测技术机构报告。

第四十二条 医疗器械经营企业发现其经营的医疗器械不符合强制性标准、经注册或者备案的产品技术要求，或者存在其他缺陷的，应当立即停止经营，通知医疗器械注册人、备案人等有关单位，并记录停止经营和通知情况。医疗器械注册人、备案人认为需要召回的，应当立即召回。

第四十三条 第三类医疗器械经营企业停业一年以上，恢复经营前，应当进行必要的验证和确认，并书面报告所在地设区的市级负责药品监督管理的部门。可能影响质量安全的，药品监督管理部门可以根据需要组织核查。

医疗器械注册人、备案人、经营企业经营条件发生重大变化，不再符合医疗器械经营质量管理体系要求的，应当立即采取整改措施；可能影响医疗器械安全、有效的，应当立即停止经营活动，并向原经营许可或者备案部门报告。

第四十四条 医疗器械经营企业应当建立质量管理自查制度，按照医疗器械经营质量管理规范要求进行自查，每年3月31日前向所在地市县级负责药品监督管理的部门提交上一年度的自查报告。

第四十五条 从事医疗器械经营活动的，不得经营未依法注册或者备案，无合格证明文件以及过期、失效、淘汰的医疗器械。

禁止进口、销售过期、失效、淘汰等已使用过的医疗器械。

第四章　监督检查

第四十六条　省、自治区、直辖市药品监督管理部门组织对本行政区域的医疗器械经营监督管理工作进行监督检查。

设区的市级、县级负责药品监督管理的部门负责本行政区域医疗器械经营活动的监督检查。

第四十七条　药品监督管理部门根据医疗器械经营企业质量管理和所经营医疗器械产品的风险程度，实施分类分级管理并动态调整。

第四十八条　设区的市级、县级负责药品监督管理的部门应当制定年度检查计划，明确监管重点、检查频次和覆盖范围并组织实施。

第四十九条　药品监督管理部门组织监督检查，检查方式原则上应当采取突击性监督检查，现场检查时不得少于两人，并出示执法证件，如实记录现场检查情况。检查发现存在质量安全风险或者不符合规范要求的，将检查结果书面告知被检查企业。需要整改的，应当明确整改内容以及整改期限，并进行跟踪检查。

第五十条　设区的市级、县级负责药品监督管理的部门应当对医疗器械经营企业符合医疗器械经营质量管理规范要求的情况进行监督检查，督促其规范经营活动。

第五十一条　设区的市级、县级负责药品监督管理的部门应当结合医疗器械经营企业提交的年度自查报告反映的情况加强监督检查。

第五十二条　药品监督管理部门应当对有下列情形的进行重点监督检查：

（一）上一年度监督检查中发现存在严重问题的；

（二）因违反有关法律、法规受到行政处罚的；

（三）风险会商确定的重点检查企业；

（四）有不良信用记录的；

（五）新开办或者经营条件发生重大变化的医疗器械批发企业和第三类医疗器械零售企业；

（六）为其他医疗器械注册人、备案人和生产经营企业专门提供贮存、运输服务的；

（七）其他需要重点监督检查的情形。

第五十三条　药品监督管理部门对不良事件监测、抽查检验、投诉举报等发现可能存在严重质量安全风险的，原则上应当开展有因检查。有因检查原则上采取非预先告知的方式进行。

第五十四条　药品监督管理部门根据医疗器械质量安全风险防控需要，可以对为医疗器械经营活动提供产品或者服务的其他相关单位和个人进行延伸检查。

第五十五条　医疗器械经营企业跨设区的市设置的库房，由库房所在地药品监督管理部门负责监督检查。

医疗器械经营企业所在地药品监督管理部门和库房所在地药品监督管理部门应当加强监管信息共享，必要时可以开展联合检查。

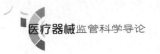

第五十六条　药品监督管理部门应当加强医疗器械经营环节的抽查检验，对抽查检验不合格的，应当及时处置。

省级以上药品监督管理部门应当根据抽查检验结论及时发布医疗器械质量公告。

第五十七条　经营的医疗器械对人体造成伤害或者有证据证明可能危害人体健康的，药品监督管理部门可以采取暂停进口、经营、使用的紧急控制措施，并发布安全警示信息。

监督检查中发现经营活动严重违反医疗器械经营质量管理规范，不能保证产品安全有效，可能危害人体健康的，依照前款规定处理。

第五十八条　药品监督管理部门应当根据监督检查、产品抽检、不良事件监测、投诉举报、行政处罚等情况，定期开展风险会商研判，做好医疗器械质量安全隐患排查和防控处置工作。

第五十九条　医疗器械注册人、备案人、经营企业对存在的医疗器械质量安全风险，未采取有效措施消除的，药品监督管理部门可以对医疗器械注册人、备案人、经营企业的法定代表人或者企业负责人进行责任约谈。

第六十条　设区的市级负责药品监督管理的部门应当建立并及时更新辖区内医疗器械经营企业信用档案。信用档案中应当包括医疗器械经营企业许可备案、监督检查结果、违法行为查处、质量抽查检验、自查报告、不良行为记录和投诉举报等信息。

对有不良信用记录的医疗器械注册人、备案人和经营企业，药品监督管理部门应当增加监督检查频次，依法加强失信惩戒。

第六十一条　药品监督管理部门应当公布接受投诉、举报的联系方式。接到举报的药品监督管理部门应当及时核实、处理、答复。经查证属实的，应当按照有关规定对举报人给予奖励。

第六十二条　药品监督管理部门在监督检查中，发现涉嫌违法行为的，应当及时收集和固定证据，依法立案查处；涉嫌犯罪的，及时移交公安机关处理。

第六十三条　药品监督管理部门及其工作人员对调查、检查中知悉的商业秘密应当保密。

第六十四条　药品监督管理部门及其工作人员在监督检查中，应当严格规范公正文明执法，严格执行廉政纪律，不得索取或者收受财物，不得谋取其他利益，不得妨碍企业的正常经营活动。

第五章　法律责任

第六十五条　医疗器械经营的违法行为，医疗器械监督管理条例等法律法规已有规定的，依照其规定。

第六十六条　有下列情形之一的，责令限期改正，并处 1 万元以上 5 万元以下罚款；情节严重的，处 5 万元以上 10 万元以下罚款；造成危害后果的，处 10 万元以上 20 万元以下罚款：

（一）第三类医疗器械经营企业擅自变更经营场所、经营范围、经营方式、库房地址；

（二）医疗器械经营许可证有效期届满后，未依法办理延续手续仍继续从事医疗器械经营活动。

未经许可从事第三类医疗器械经营活动的，依照医疗器械监督管理条例第八十一条的规定处罚。

第六十七条　违反医疗器械经营质量管理规范有关要求的，由药品监督管理部门责令限期改正；影响医疗器械产品安全、有效的，依照医疗器械监督管理条例第八十六条的规定处罚。

第六十八条　医疗器械经营企业未按照要求提交质量管理体系年度自查报告，或者违反本办法规定为其他医疗器械生产经营企业专门提供贮存、运输服务的，由药品监督管理部门责令限期改正；拒不改正的，处 1 万元以上 5 万元以下罚款；情节严重的，处5 万元以上 10 万元以下罚款。

第六十九条　第三类医疗器械经营企业未按照本办法规定办理企业名称、法定代表人、企业负责人变更的，由药品监督管理部门责令限期改正；拒不改正的，处 5000 元以上 3 万元以下罚款。

第七十条　药品监督管理部门工作人员违反本办法规定，滥用职权、玩忽职守、徇私舞弊的，依法给予处分。

第六章　附　则

第七十一条　本办法下列用语的含义是：

医疗器械批发，是指将医疗器械销售给医疗器械生产企业、医疗器械经营企业、医疗器械使用单位或者其他有合理使用需求的单位的医疗器械经营行为。

医疗器械零售，是指将医疗器械直接销售给消费者个人使用的医疗器械经营行为。

第七十二条　从事医疗器械网络销售的，应当遵守法律、法规和规章有关规定。

第七十三条　本办法自 2022 年 5 月 1 日起施行。2014 年 7 月 30 日原国家食品药品监督管理总局令第 8 号公布的《医疗器械经营监督管理办法》同时废止。